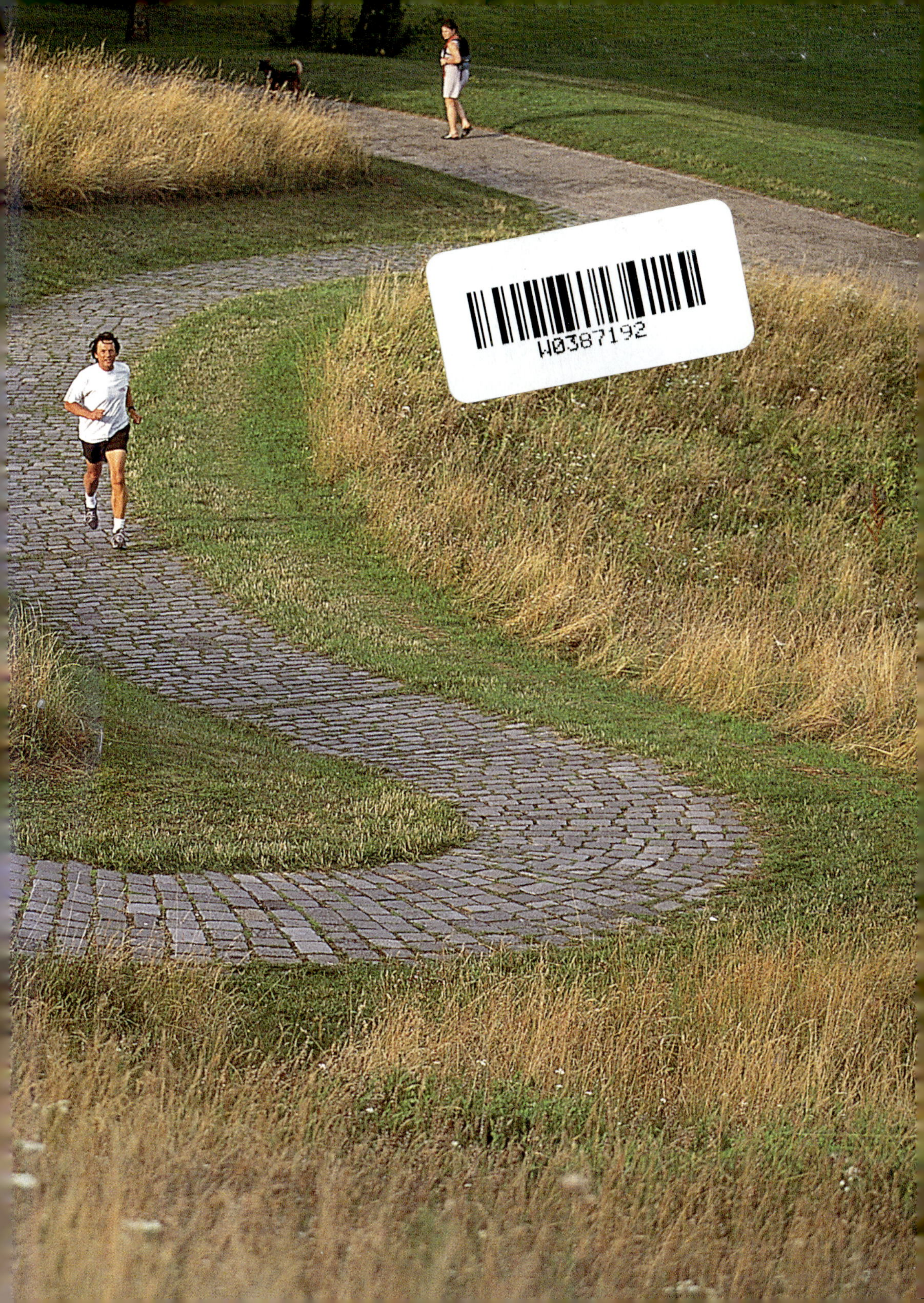

© Verlag Zabert Sandmann
München
3. Auflage 2002
ISBN 3-89883-013-6

Konzeption & Redaktion: Ulrich Pramann

Redaktionelle Mitarbeit: Janine Fritsch, Henriette Zeltner

Wissenschaftliche Mitarbeit: Dr. Petra Thorbrietz, Dr. Siegfried Schlett, Klaus Eder, Helmut Hoffmann

Grafische Gestaltung: Georg Feigl

Illustrationen: Altan Üze, Siri Mills

Fotos Buchumschlag: Hans Rauchensteiner

Herstellung: Karin Mayer, Peter Karg-Cordes

Lithografie: inteca Media Service GmbH, Rosenheim

Druck und Bindung: Mohn Media · Mohndruck GmbH, Gütersloh

Besuchen Sie uns auch im Internet unter www.zsverlag.de

Dr. Hans-Wilhelm Müller-Wohlfahrt

Mensch, beweg Dich!

So stärken Sie Ihr Bindegewebe

unter Mitarbeit von
Ulrich Pramann, Dr. Siegfried Schlett
und Dr. Petra Thorbrietz

herausgegeben von
Dr. Michael Scheele

ZABERT
SANDMANN

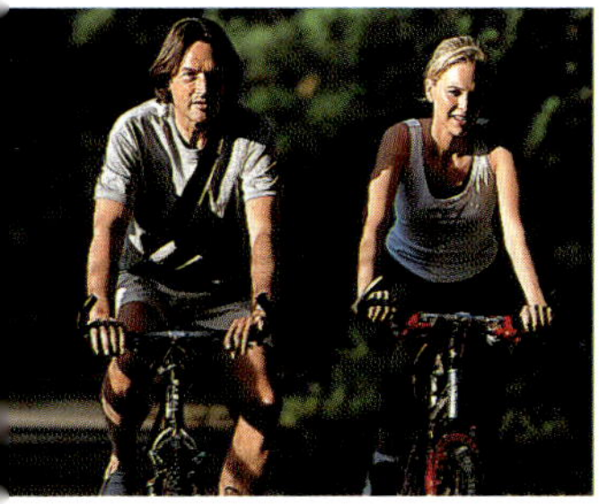

Der Inhalt

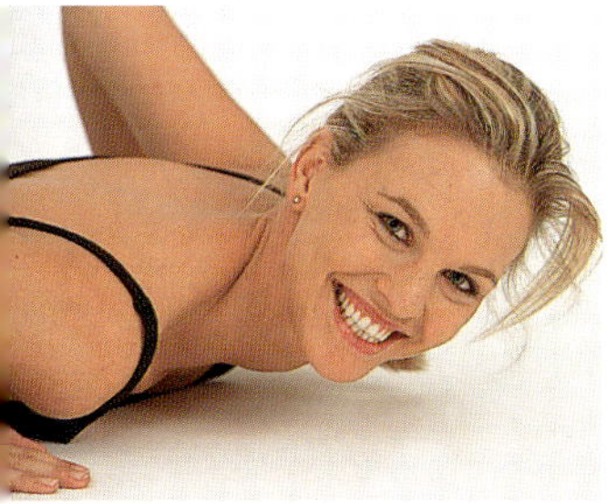

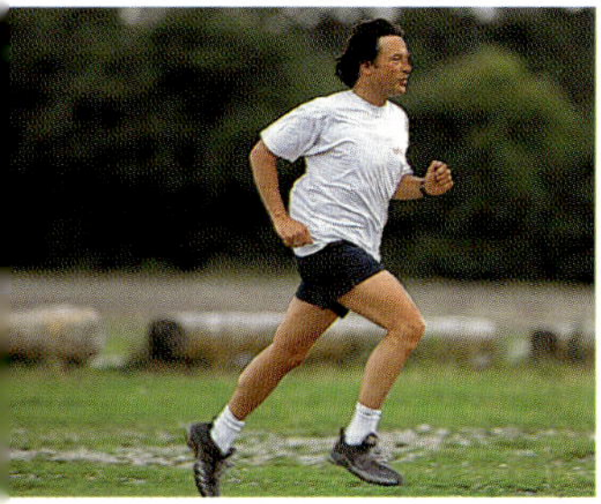

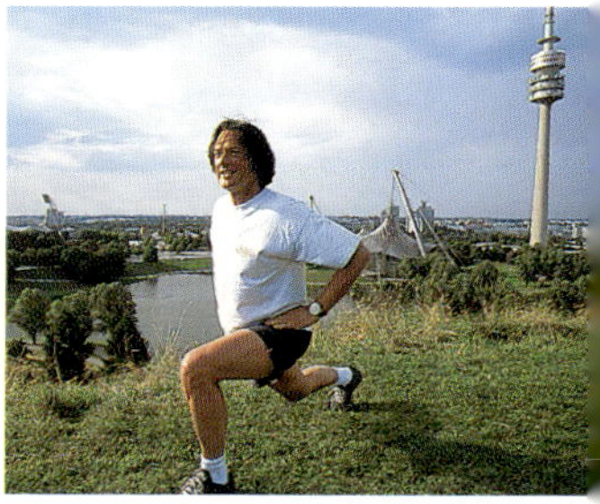

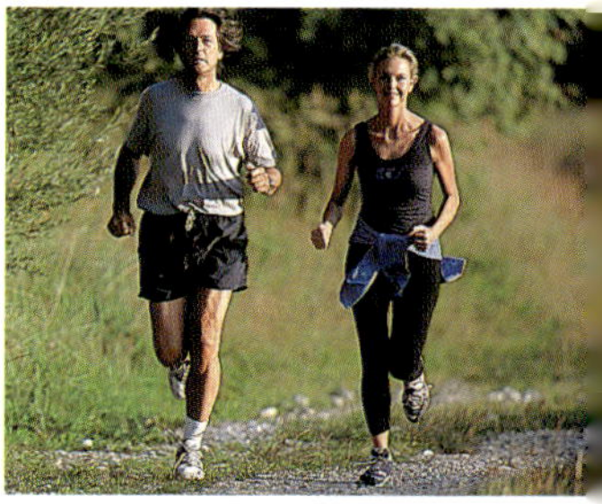

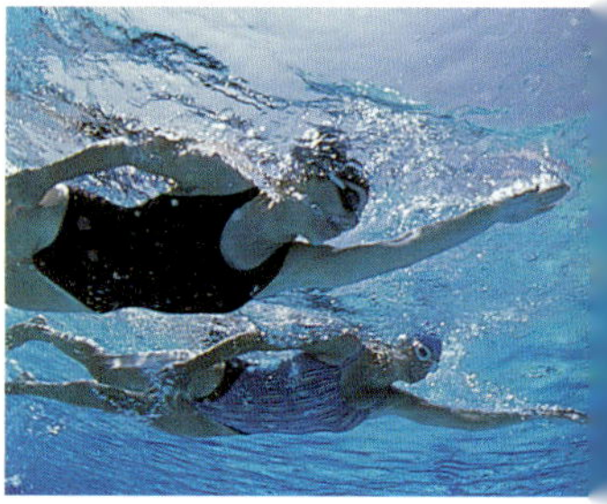

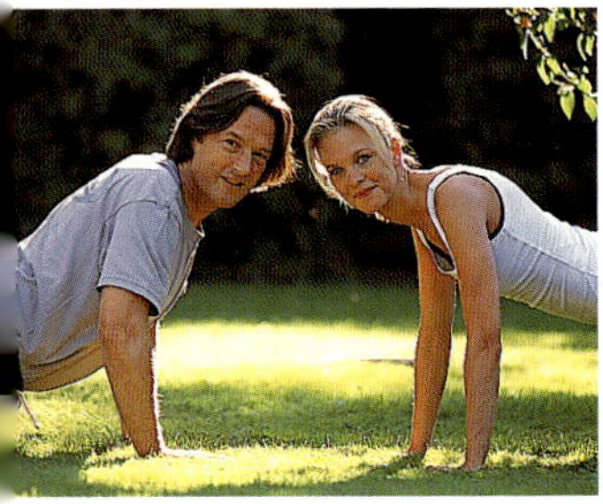

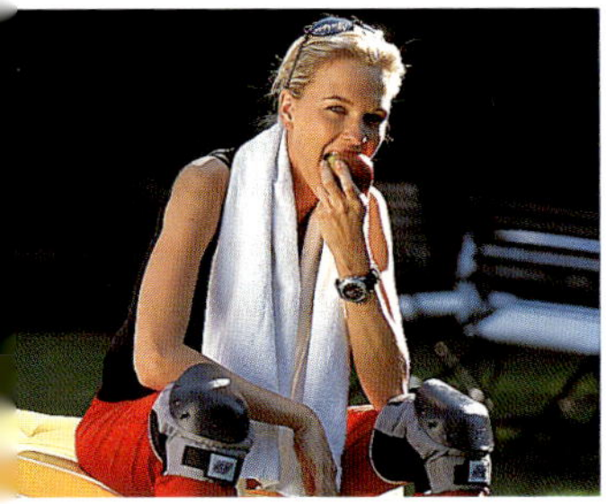

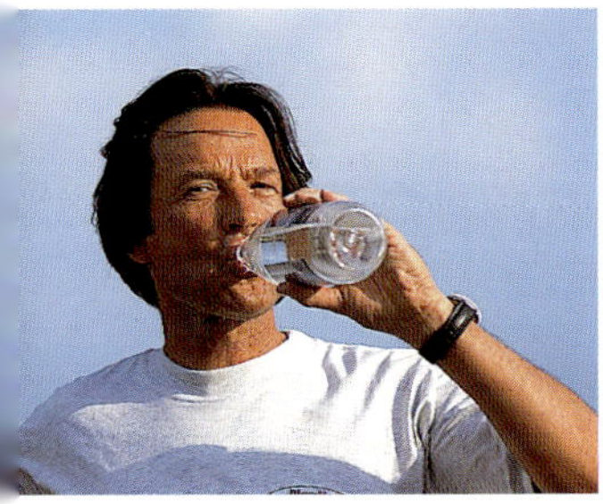

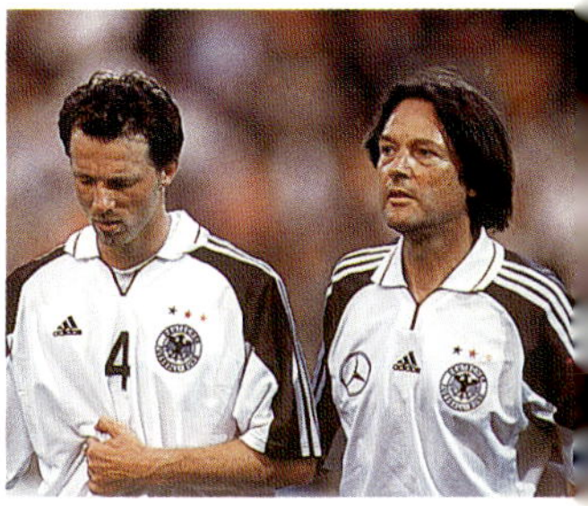

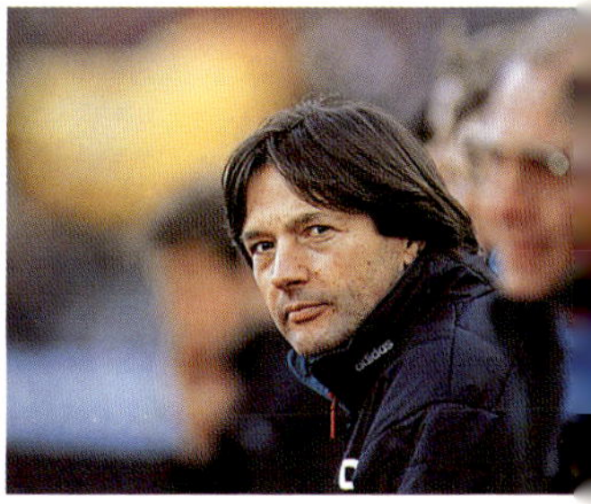

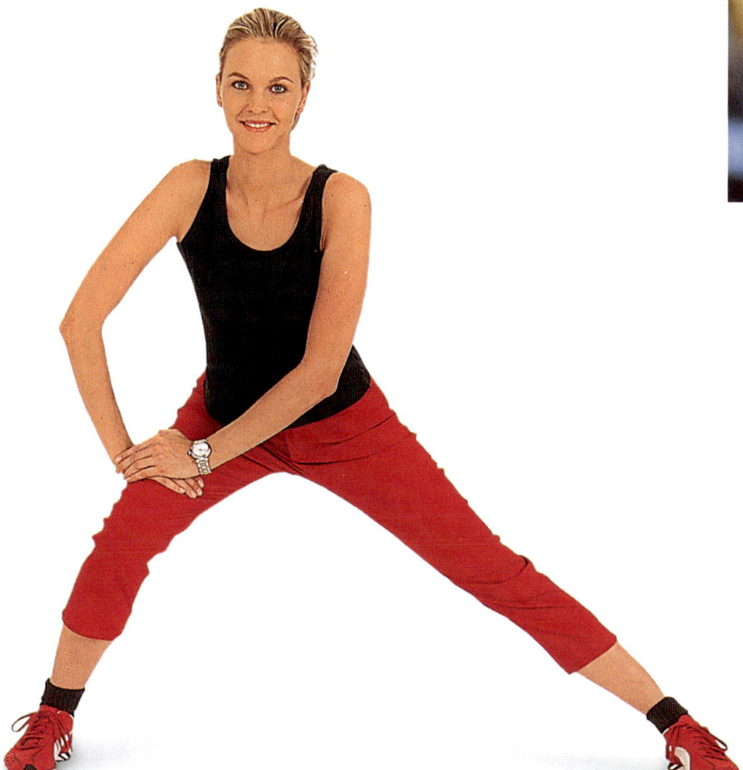

Ein verkanntes Thema wird populär

Mit dem Bestseller »So schützen Sie Ihre Gesundheit« gelang es Autor und Verlag bereits, ein Thema in das Bewusstsein und in das Blickfeld der Öffentlichkeit zu rücken, das bisher vorwiegend in Fachzeitschriften Beachtung gefunden hatte: chronisch oxidativer Stress, verursacht durch ein Ungleichgewicht zwischen freien Radikalen und Antioxidantien.
Auch das vorliegende Buch bereitet ein bislang kaum beachtetes oder zumindest weitgehend verkanntes Thema populär auf – die Bedeutung des Bindegewebes. So unterschiedlich beide Themen auf den ersten Blick erscheinen mögen, so verblüffend sind doch ihre Parallelen:

- Chronisch oxidativer Stress ist mitursächlich beteiligt an nahezu allen Krankheiten der Industrienationen und ein wesentlicher Faktor für vorzeitige Alterungsprozesse.
- Das Bindegewebe ist mit zuständig für alle Lebensgrundfunktionen. Ein schlecht versorgtes oder verschlacktes Bindegewebe führt zu Störungen der Funktionsabläufe und ist für zahlreiche Erkrankungen und für vorzeitige Alterungsprozesse mitverantwortlich.
- Beides – chronisch oxidativer Stress und Bindegewebsschwäche – werden u.a. von Umweltgiften, Stress, falscher Ernährung und Bewegungsarmut verursacht.
- Für beide Phänomene haben Bewegung, Ernährung und Nahrungsergänzung eine herausragende Bedeutung – sowohl bei der Prophylaxe als auch bei der Therapie.

Wer seine Lebensqualität sichern will, sollte sich aktiv um sein Bindegewebe kümmern

Ist aufgrund all dieser Parallelen eines der Bücher entbehrlich? Nein, sogar das Gegenteil ist der Fall. Das vorliegende Buch ist eine sinnvolle, wenn nicht gar unentbehrliche Ergänzung für all diejenigen, denen Ihr seelisches und körperliches Wohlbefinden wichtig ist, die bereit sind, aktiv zu werden und die Ihr Leben nicht ständig in einer konsumorientierten, bequemen und bewegungsarmen Haltung verbringen möchten. Denn wer seine Lebensqualität langfristig sichern und erhalten will, der muss nicht nur wissen, wie er oxidativen, gesundheits-

schädlichen Stress reduzieren kann, er sollte auch wissen, wie er Verschlackung und Übersäuerung des so wichtigen Organs »Bindegewebe« verhindern kann – denn es geht um mehr als um Cellulitis und Bandscheibenvorfälle.
Und es gibt noch eine weitere Parallele: Dr. Müller-Wohlfahrt setzt seit mehr als zehn Jahren bei seinen Patienten Antioxidantien ein, um den schädlichen Einfluss von freien Radikalen zu reduzieren. Vor zehn Jahren begann er auch mit der Entwicklung einer Nahrungsergänzung zur Stärkung des Bindegewebes. Beides tat er mit Erfolg. Und beides belegt die Kompetenz des Sportmediziners, der unermüdlich Ausschau hält nach Mitteln und Methoden, die eine Verbesserung der Lebensqualität und optimale Heilungsprozesse ermöglichen sollen.

Dr. Michael Scheele
Herausgeber

Mein Anliegen

Bindegewebe – fast jeder kennt diesen Begriff. Aber nur die wenigsten werden vermutlich wissen, was er wirklich bedeutet. Cellulitis, Leistenbruch, Krampfadern, schlaffe Haut – wir assoziieren immer nur Negatives mit dem Bindegewebe. Seine »Schwäche« ist uns bekannt, von seinen Stärken haben wir kaum etwas gehört. Dabei stellt das Bindegewebe ein bedeutendes, wenn auch in Vergessenheit geratenes Organ in unserem Körper dar. Entwicklungsgeschichtlich war es das erste Regulationssystem des Körpers. Es verbindet, wie das Wort schon sagt, die Körperstrukturen miteinander. Aber das ist längst nicht alles. Über das Bindegewebe werden die Zellen mit Nährstoffen versorgt und über das Bindegewebe gelangen Schlackenstoffe und Gifte in die Entsorgungskanäle (Lymphbahnen und Blutgefäße) des Körpers. Keine Zelle kann ohne das Bindegewebe überleben. Es schützt die Zellen und stützt den Organismus. Ohne das Bindegewebe wären die höher entwickelten Organsysteme wie unser zentrales Nervensystem nie entstanden.

Das Bindegewebe – ein unbekanntes und unterschätztes Organ

Es gibt keinen Teil unseres Bewegungsapparates, der nicht auch aus den vielfältigen Strukturen des Bindegewebes besteht: Knochen und Fettgewebe, Sehnen und Bänder, Nerven, Muskeln und Gelenkkapseln. Die vielen Bandscheibenvorfälle, mit denen immer mehr junge Menschen in meine Praxis kommen, werden nicht nur durch mangelnde Bewegung und Fehlhaltung (am Arbeitsplatz) ausgelöst. Die Ursache ist oft auch ein schwaches Bindegewebe, ob angeboren oder erworben. Als Sportmediziner weiß ich aus Erfahrung, dass das Thema des Buches fast jeden von uns angeht. Meine Empfehlungen, die nun nach langjähriger Praxiserfahrung in diesem Buch vorliegen, sollen Ihnen verdeutlichen

- wie wichtig das Bindegewebe für die Gesundheit ist, und
- was Sie selbst tun können, um Ihr Bindegewebe zu stärken und seine Funktionsfähigkeit zu erhalten.

»Mensch, beweg Dich!« – der Titel dieses Buches sagt ja schon, worauf es mir besonders ankommt. Bewegung ist einfach. Bewegung kann so viel Spaß machen. Und das Beste: Bewegung kann Wunder bewirken. Bewegung ist segensreich für den ganzen Organismus und Balsam für die Seele. Ihre Belastbarkeit, die Stresstoleranz, die Lebenslust – all das steigt spürbar, wenn Sie sich ausreichend bewegen. Für den weltweit geschätzten Sportwissenschaftler Professor Wildor Hollmann ist Bewegung das »Medikament des Jahrhunderts«. Bringen Sie mehr Bewegung in Ihren Alltag! Das ist die beste Investition, die Sie machen können. Richtig dosiertes Training zahlt sich immer aus, kurzfristig – und vor allem langfristig. Wer zum Beispiel drei- bis viermal in der Woche joggt, nur 30 Minuten lang, reduziert sein Risiko, herzkrank zu werden, um die Hälfte. Bewegung steigert die Abwehrfunktionen des Körpers, die Vitalität und Energie, Bewegung verbessert die Denkfähigkeit.

Bewegung ist die beste und wirksamste Medizin

Von der Wissenschaft wurde das Bindegewebe bislang als wenigstens zum Teil unbedeutendes Zwischengewebe (als »Lückenbüßer«) betrachtet. Doch es ist mehr, viel mehr: Es ist ein ganz wichtiger Aktivposten für die Gesundheit. Sein Zustand entscheidet darüber, welche Informationen zu den einzelnen Zellen gelangen. Wenn das Bindegewebe undurchlässig ist, wenn es verschlackt, mit Säuren oder Schadstoffen überlastet ist, werden wir krank. Dann leiden die Zellen und ganze Zellverbände wie innere Organe, Haut und Muskeln, Knochen und Gelenke oder auch unsere Zähne. Wenn das Bindegewebe aber gesund ist, hat der Körper eine gute Chance gesund zu bleiben.

»Mensch, beweg Dich!« Mit diesem Buch möchte ich motivieren und eine nützliche Orientierungshilfe bieten: wie Sie sich vernünftig bewegen und welcher Sport für Sie persönlich besonders geeignet ist. Gleichzeitig gebe ich Empfehlungen für eine sinnvolle Ernährung und eine optimale Nahrungsergänzung. Zusammen sind diese drei Säulen ein stabiles Fundament für ein gesundes Bindegewebe – und mithin für Ihre Gesundheit. Zugegeben, das Thema ist nicht immer eine leichte Kost. Aber eines war mir wichtig: Die Lektüre sollte eine lohnende Anleitung für ein bewegtes Leben werden.

Herzlichst
Ihr Hans-Wilhelm Müller-Wohlfahrt

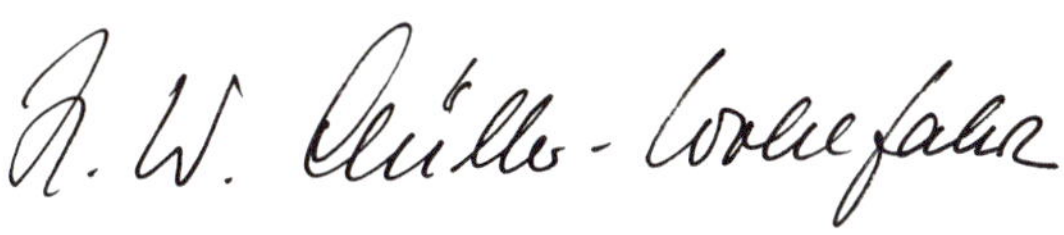

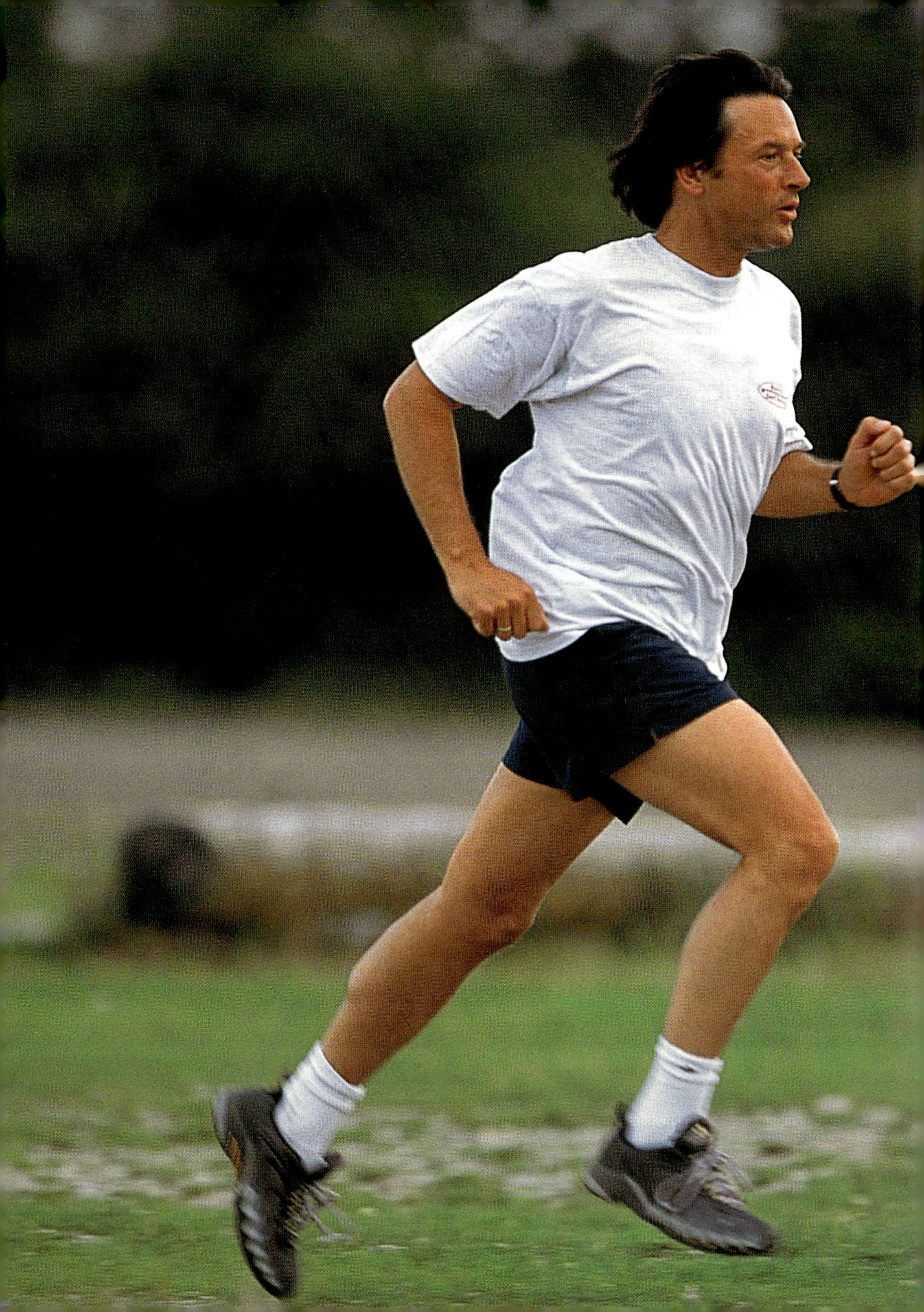

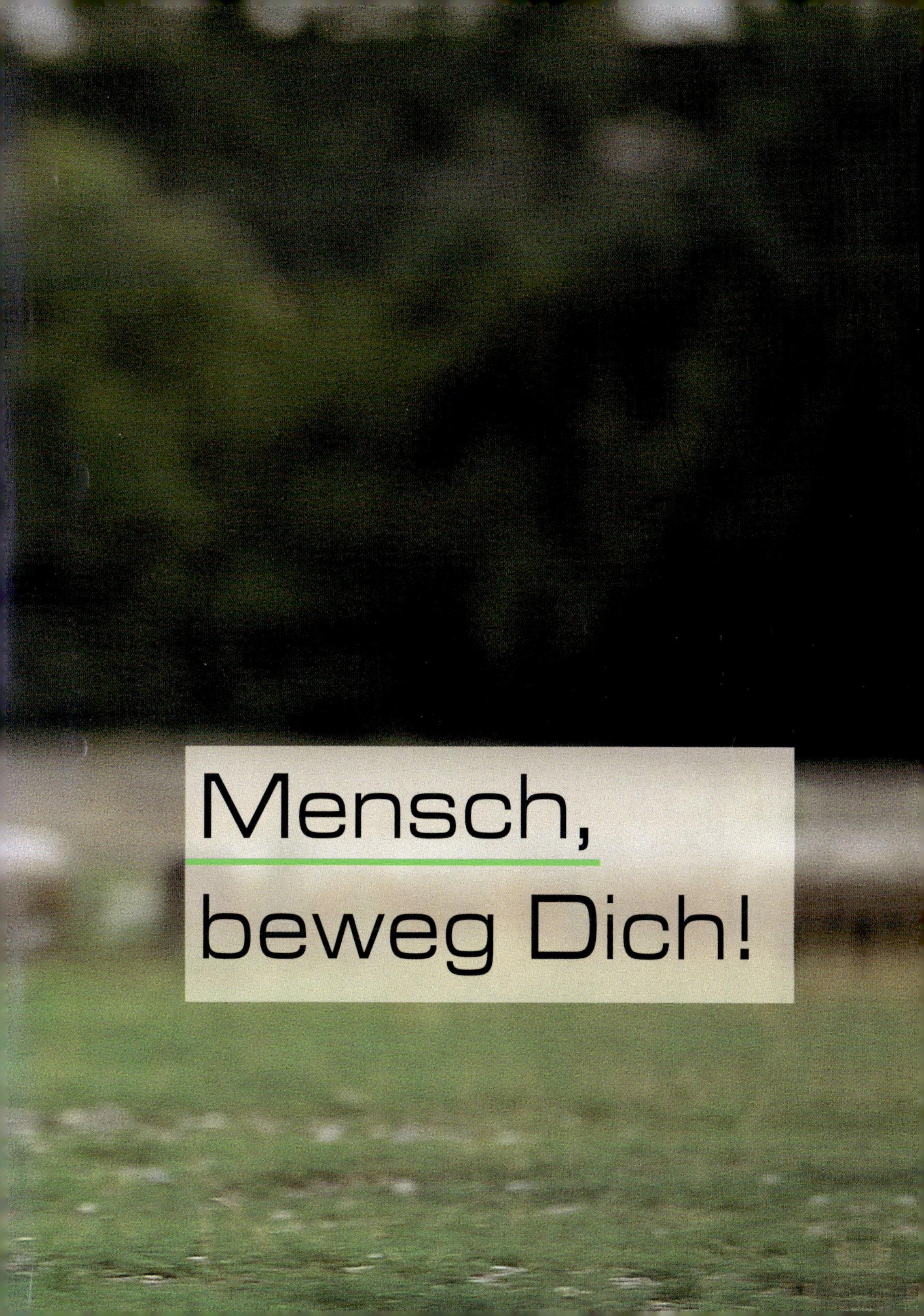

Mensch, beweg Dich!

Warum Bewegung für ein gesundes Leben so wichtig ist

Unglaublich, was unser Körper alles kann – tanzen, skaten, reiten und schwimmen. Er kann sich akrobatisch verdrehen oder von null auf über 35 Kilometer pro Stunde beschleunigen oder 300 Kilogramm wuchten. Er ermöglicht es uns, graziös zu fechten, hart zuzuhauen oder sanft zu streicheln. Kleine Kunststücke wie Handstand, Kopfstand oder Spagat, aber auch höchst diffizile und komplizierte Bewegungsabläufe, wie wir sie zum Beispiel vom Turnen kennen, sind für ihn kein Problem. Wenn sie uns gelingen, sind wir glücklich und stolz.

Bewegung bringt Glücksgefühle

Für den Zuschauer ist es eine Sache von Sekunden, jedem Hochspringer kommt es vor wie eine Ewigkeit: wenn er losfedert, fliegt, rücklings auf der Matte landet und schließlich skeptisch zur Latte schaut.
Wenn sie wirklich nicht mehr fallen kann, erzählt Heike Henkel, die Weltmeisterin und Olympiasiegerin, fühlt sie sich völlig losgelöst. Dann spürt sie dieses Kribbeln auf ihrer Haut, hört intensiv die Geräusche um sich herum, den Applaus draußen und ihr Herzklopfen im Innersten. Wenn sie alles gegeben und ihr Ziel erreicht hat, durchströmt ein wohliges Gefühl ihren Körper.

Wenn eine Abfolge von Bewegungen perfekt gelingt, sind wir glücklich. Für dieses Hochgefühl müssen wir nicht über eine Latte springen. Ein passionierter Läufer beschreibt sein »leichtfüßiges Glück« (runners high) zum Beispiel so: »Manchmal spüre ich meine Füße gar nicht, obwohl ich den ganzen Tag auf den Beinen war und eigentlich müde sein müsste. Ich bin mit raumgreifenden Schritten unterwegs. Du denkst: ›Mensch, wie stark ich mich fühle, wie leicht, wie elastisch, wie frisch!‹ Du spürst dieses angenehme Gleichmaß, diesen ganz natürlichen Rhythmus deiner Bewegungen. Die Arme schwingen so kraftvoll und so hilfreich wie Pendel. Der Atem geht gleichmäßig, du läufst wie von selbst, mit langen, leichten Schritten, wie schwerelos.« Und tatsächlich gibt es ja beim Laufen diese Momente, in denen beide Füße gleichzeitig vom Boden gelöst sind.

Woher kommt die Hochstimmung während und nach dem Sport?

Theorien, nach denen neuronale Botenstoffe wie Serotonin, Dopamin, Noradrenalin oder die erhöhte Freisetzung von Endorphinen, also körpereigenen Opiaten, Glücksgefühle erzeugen, sind nicht wirklich bewiesen und werden von Wissenschaftlern angezweifelt. Diese vertreten die Meinung, dass das Wohlbefinden durch das Wissen über die eigene Leistungsfähigkeit und durch das Bewusstsein, schwierige Situationen meistern zu können, erzeugt wird.
Darüber hinaus fühlen sich Sportler eher in ihrem Körper zu Hause und sind mit ihrer Figur zufrieden. Interessant in diesem Zusammenhang ist auch folgende Erkenntnis:

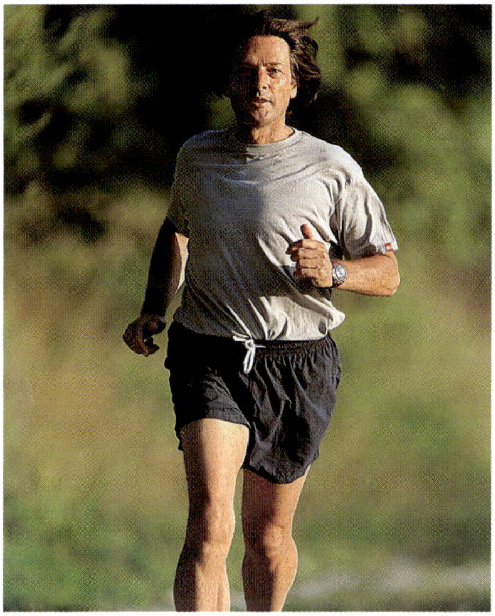

Depressionen gehen oft mit einem Mangel des Botenstoffes Serotonin einher. Dessen Konzentration aber steigt bei körperlicher Beanspruchung.

Bewegung hält Körper und Seele gesund

Bewegung ist Leben und Leben ist Bewegung. Wir brauchen die Bewegung, um gesund zu leben. Übergewicht und Rückenschmerzen, Depressionen und Süchte können durch Bewegung gelindert oder geheilt werden, nach dem ärztlichen Grundsatz, dass man die Seele mit Hilfe des Leibes kurieren kann. Bewegung bringt Lebensfreude – denn wer sich bewegt, sagt »Ja« zu seinem Körper und handelt damit lebensbejahend. Bewegung hilft, Körper, Geist und Seele ins Gleichgewicht zu bringen. Nur die Bewegung kann zurückbringen, was immer mehr Menschen heute offenbar verloren haben: den Respekt vor dem eigenen Körper.

Was macht einen Menschen aus? 206 Knochen, 656 Muskeln, davon über 300 Skelettmuskeln, 1,6 Quadratmeter Haut, rund 100 Milliarden Nervenzellen und 12 Kilogramm Bindegewebe? Sicher, eine unglaubliche Konstruktion, unser Körper. Unglaublich auch, was er alles kann. Was er können muss.

Leider nehmen viele Menschen ihren Körper erst dann wahr, wenn er einmal nicht mehr richtig funktioniert. Und dann?

Dann sollen möglichst andere dafür sorgen, dass er rasch wieder repariert wird. Aber der Körper ist keine Maschine, der es egal ist, welche Ersatzteile man einsetzt. Der Körper vergisst nichts, und darum hinterlässt jede Reparatur in der Regel auch ihre Spuren. Es ist wichtig, dass wir unseren Körper »pflegen« und »warten«. Nur dann kann er auch leisten, was er leisten soll.

Wer sich nicht bewegt, lebt gefährlich

Anders als jede Maschine muss unser Körper ständig in Bewegung bleiben, wenn er nichts von seiner Funktionsfähigkeit einbüßen soll. Eine Kaffeemaschine oder der Rasenmäher kann lange einstauben. Wenn man das Gerät wieder braucht, drückt man einfach auf den Knopf und schon nimmt es seinen Dienst wie erwartet wieder auf.

Wenn Sie hingegen ein Körperteil, zum Beispiel einen Arm, eine Zeit lang nicht benutzen können, ist es danach garantiert nicht mehr so, wie es war. Jeder, der schon mal einen Gipsverband tragen musste, weiß, wovon ich spreche. Bereits nach ein paar Wochen, wenn der Arm vom Gips befreit wird, ist er kaum wiederzuerkennen: Als Folge der Inaktivität hat sich die Muskulatur dramatisch zurückgebildet und die

Beweglichkeit der Gelenke ist enorm eingeschränkt. Bei einer Röntgenuntersuchung wird man je nach Dauer der Ruhigstellung unter Umständen einen verminderten Kalksalzgehalt der davon betroffenen Knochen feststellen.

Ruhigstellung führt zum Abbau von Muskeln und Knochen

Ein Gelenk, das längere Zeit ruhig gestellt werden muss, ist danach zunächst kaum mehr zu gebrauchen. Der Gelenkknorpel erhält nicht mehr genügend Bewegungsreize und bildet sich zurück.
Gleichzeitig und aus demselben Grund geht die Produktion der Gelenkschmiere, die Nährstofflieferant für den Knorpel ist, zurück. Der Knorpelstoffwechsel – von Haus aus träge – leidet erheblich. Deshalb werden die absoluten Ruhigstellungen nach Verletzungen durch einen Gipsverband so kurz wie nur irgend möglich gehalten oder durch Schienen oder andere Hilfsmittel, die eine gewisse Bewegung zulassen, ersetzt. Es braucht unter Umständen Monate der Regeneration, bis der Körper wieder zu seiner alten Leistungsfähigkeit zurückfindet.
Im Prinzip funktioniert das ganze System Mensch so: Wer bewegungsfaul ist, wer seinen Körper, seine Muskulatur durch Inaktivität unterfordert, der erschlafft.
Am einfachsten lässt sich das an der Bauchmuskulatur demonstrieren. Wer Bewegung scheut und seine Bauchmuskeln nicht gezielt trainiert, kann vom begehrten Waschbrettbauch nur träumen. Auf Vernachlässigung reagieren auch unsere inneren Organe, zum Beispiel der Darm. Wer denaturierte Zivilisationskost isst und sich überwiegend von Weißbrot, Kuchen, Fast Food oder Pizza ernährt, der gibt den Verdauungsorganen zu wenig Arbeit. Kein Wunder also, wenn sich Darmträgheit einstellt.

Das Prinzip der biologischen Anpassung

Unser Körper ist clever. Unser biologisches System ist so beschaffen, dass es sich selbstständig reguliert. Es ist darauf spezialisiert, sich immer an die aktuellen Erfordernisse anzupassen.
Wenn also stärkere Belastungsreize (z. B. Training) auf die Muskulatur des Körpers einwirken, stellen sich unsere Systeme (z. B. Muskelapparat, Herz-Kreislauf-System, Verdauungsapparat) darauf ein und passen sich den höheren Anforderungen an. Wir kennen das aus dem Sport: je länger und intensiver das Training, umso größer wird letztlich die Leistungsfähigkeit.
Dieses Prinzip der biologischen Anpassung (Adaptation) gilt leider auch im umgekehrten Fall, bei Unterforderung. Wenn wir ein System nicht ausreichend fordern, schaltet der Körper gewissermaßen auf Sparflamme oder kündigt uns langfristig die Mitarbeit sogar komplett. Der Organismus kann sich den Luxus nicht leisten, Teile des Systems zu päppeln oder mitzuschleppen, die offensichtlich gar nicht mehr gebraucht werden. Die unvermeidliche Folge: Das Leistungsvermögen nimmt ab.

Der Mensch ist ein Bewegungstier

Um zu verstehen, warum Bewegung auch heute noch für den Menschen unentbehrlich ist, muss ich etwas weiter ausholen.
Rund vier Millionen Jahre vor unserer Zeit hatte die Sonne Afrikas die Erde der Steppe

hart wie Stein werden lassen. Vulkane stießen gewaltige Aschewolken aus. Die Asche rieselte auf den harten Steppenboden, dann kam der Regen.
Nach diesem Schauer liefen die Tiere der Region über die feuchte Asche. Ein Glücksfall für die Forscher von heute, denn auf diesem Untergrund wurde alles für die Ewigkeit festgehalten, sogar die winzigen Spuren von Tausendfüßlern.

Die ersten menschlichen Fußspuren

Aber es waren nicht nur Tiere, die sich über den Ascheboden bewegten: Da liefen auch zwei menschenähnliche Lebewesen, das eine ungefähr 1,50 Meter groß und etwa 45 Kilogramm schwer, das andere ein Leichtgewicht von 27 Kilogramm und ungefähr 1,25 Meter groß.
Millionen Jahre später, an einem Nachmittag des Jahres 1976, entdeckte eine paläontologische Expedition unter der Leitung von Mary Leakey und Richard Hay diese uralten, durch die Erosion freigelegten Spuren in Laetoli (Tansania) – mehr als 50 Abdrücke auf einer Strecke von 23 Metern. Die Ferse, der gut entwickelte Fußballen und die große Zehe hatten sich plastisch in die Ascheschicht gedrückt.

Entscheidender Unterschied: der aufrechte Gang

Zwei aufrecht laufende Hominiden hatten der Erde ihr Siegel aufgedrückt – zwei menschenähnliche Wesen, salopp gesagt: nicht mehr ganz Affen und noch nicht ganz Menschen. Das wichtigste Merkmal, das Hominiden von den Affen unterschied, war der aufrechte Gang. Durch die neuen Anforderungen an den Bewegungsapparat wurden Körperbau und Muskulatur in entscheidender Weise umgestaltet.

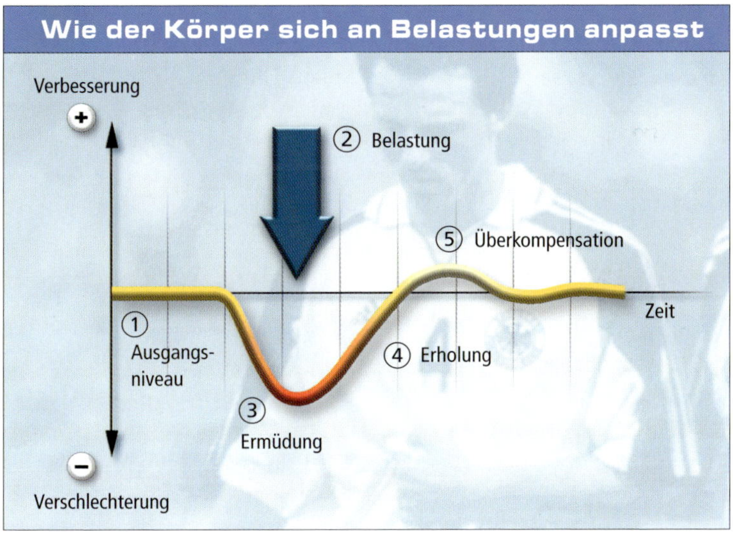

Unser Körper reagiert auf Belastungen und passt sich ihnen an: Nach einer Belastung (2) kommt es zunächst zu einer Ermüdungsphase, in der die Leistungsfähigkeit abnimmt (3). Nach der anschließenden Erholung (4) reagiert der Körper jedoch mit einer verbesserten Leistungsfähigkeit (5). Bei regelmäßigem Training wird er so seine Leistungsfähigkeit kontinuierlich steigern.

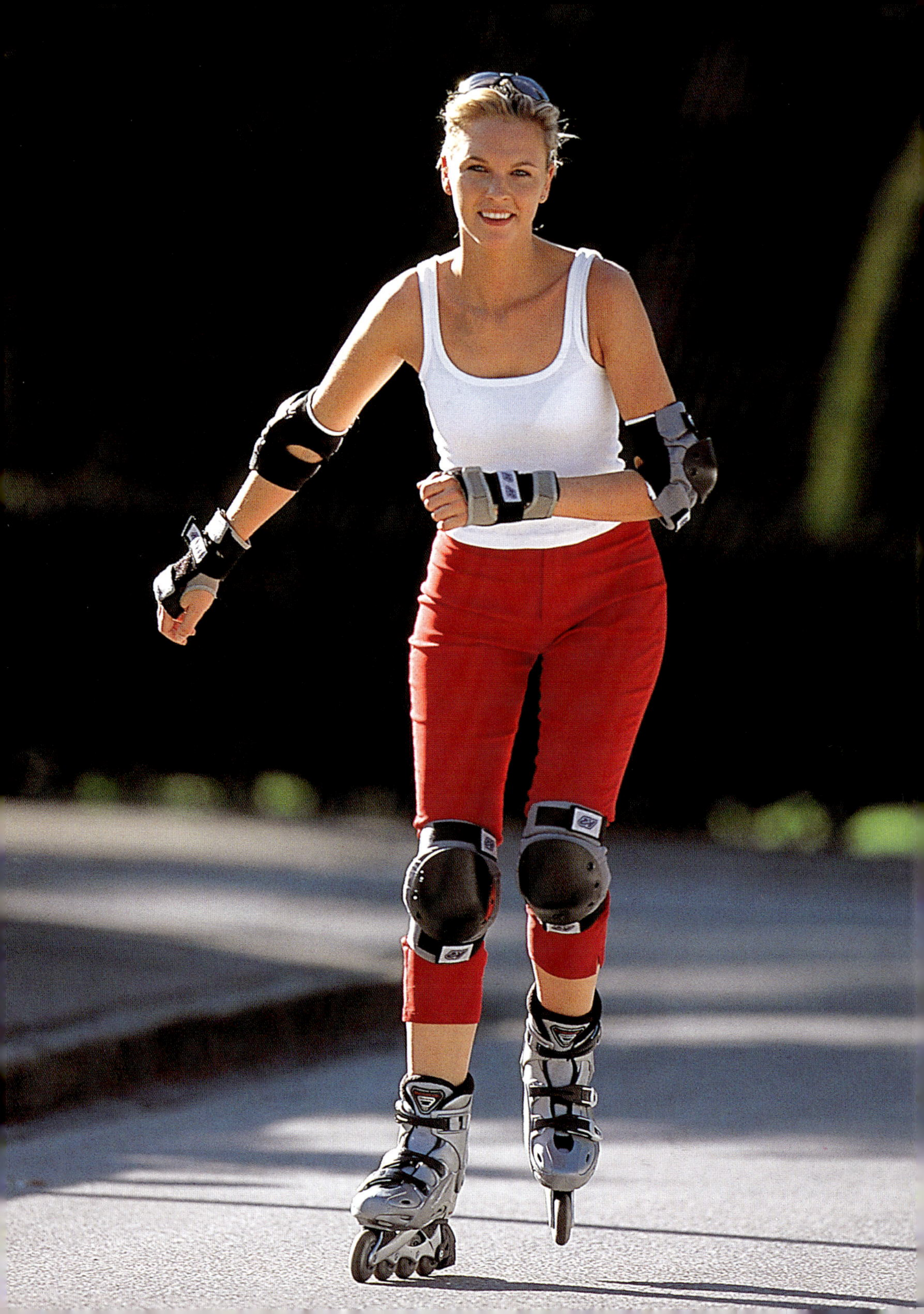

Wie sich der Körperbau veränderte

Mit der Entwicklung des aufrechten Gangs kam es zu zahlreichen Konstruktionsveränderungen im Körperbau:

- Die Halswirbel nahmen eine Krümmung nach vorn ein und befanden sich damit schließlich unter den Kopf.
- Die Lendenwirbelsäule krümmte sich zur Rumpfmitte. Die Wirbelsäule senkte sich tiefer in den Brustkorb, wodurch das Gewicht des Rumpfes besser gestützt wurde.
- Das Becken verkürzte sich, sodass auch die stabilisierenden Muskelpartien neu gruppiert werden mussten. Insbesondere der große Gesäßmuskel (Gluteus maximus) nahm an Umfang zu.

All diese und andere Konstruktionsveränderungen am menschlichen Skelett, die das aufrechte Stehen und Gehen ermöglichten, brachten jedoch auch Nachteile mit sich. So sind die Bandscheiben seither extrem beansprucht, weil ein erheblich größeres Gewicht auf ihnen lastet.

Bewegung war und ist überlebenswichtig

Zwar hat sich unser Lebensstil in den letzten Jahrmillionen, Jahrtausenden, Jahrhunderten – und sogar Jahrzehnten – drastisch verändert, unsere »Veranlagung« zur Bewegung ist jedoch fast unverändert geblieben. Das beweist eindrücklich der Bewegungsdrang von Kleinkindern.

Nicht nur die Hominiden, sondern auch die ersten Menschen und hunderttausend Generationen nach ihnen, mussten für Nahrungsbeschaffung und den Lebensunterhalt viele Stunden des Tages auf den Beinen, also in Bewegung sein: Nahrung sammeln, Beute schleppen, pflügen, Behausungen bauen, Holz hacken. Um all diesen Anforderungen gewachsen zu sein, besteht der menschliche Körper – sofern seine Muskulatur regelmäßig beansprucht wird – heute wie schon zu Urzeiten zu 35 Prozent bei der Frau bzw. zu mehr als 40 Prozent beim Mann aus Skelettmuskeln.

Bewegungsmangel – eine typische Zivilisationskrankheit?

Das biologische Erscheinungsbild des Menschen ist in den letzten 40 000 Jahren nahezu unverändert geblieben. Noch vor hundert Jahren war der Mensch mit seiner Muskelkraft zu 90 Prozent am so genannten Gesamtenergieaufkommen der Volkswirtschaft beteiligt.

Maschine kontra Muskelkraft?

Und heute? Da ist diese Marke unter ein Prozent gerutscht. Immer neue Apparaturen, Motoren und Methoden wurden erfunden, um uns körperliche Arbeit abzunehmen.

Waschmaschine, Fahrstuhl, Auto – immer mehr Technik und Maschinen, die uns das Leben wahrlich erleichtern – zugleich aber auch dafür sorgen, dass wir immer weniger Gelegenheit haben, unsere Muskeln zu beanspruchen. Wenn wir dann den Körper nicht anderweitig fordern, ist Bewegungsmangel die Folge.

Kommt Ihnen das bekannt vor? Sie fühlen sich ganz und gar nicht gut. Sie haben schlecht geschlafen, sind tagsüber häufig müde und wie zerschlagen. Der Rücken schmerzt, es liegt Spannung auf der Brust. Irgendwas scheint Ihnen im Magen zu liegen. Wenn es dann noch beim In-die-Knie-Gehen hörbar knackt und sich beim Wiederaufrichten Schwindelgefühle einstellen, sind das Anzeichen für Bewegungsmangel!

Die Weltgesundheitsorganisation WHO und der Weltverband des Sports haben 1996 allen Ländern Besorgnis erregende Zahlen zukommen lassen. Die Fakten sind: Mehr als 60 Prozent der Erwachsenen bewegen sich viel zu wenig, jeder Vierte ist sogar völlig inaktiv. Besonders bedenklich ist, dass sich der Lebensstil der Jüngeren so radikal verändert hat.

Kinder ohne Bewegungsdrang?

Bewegung fängt schon im Bauch der Mutter an. Das Strampeln im Kinderwagen stärkt nicht nur die Muskeln, sondern ist auch Ausdruck von Freude oder Unruhe. Wenn der Nachwuchs zu krabbeln beginnt, sind – zum gelegentlichen Bedauern der Eltern, die nun alles Mögliche in Sicherheit bringen müssen – dem Erkundungstrieb keine Grenzen mehr gesetzt.

Doch was so bewegt anfängt, ist schon bald vorbei: Deutsche Schulkinder bewegen sich nur noch etwa eine Stunde am Tag, so das Ergebnis einer aktuellen Studie der Bertelsmann-Stiftung. Schon in der Vorschule haben die Pädagogen Mühe, eine tägliche »Bewegungszeit« einzuhalten.

Es fehlt an Platz, Motivation und spielerischen Konzepten. Später liegen und sitzen die Kinder überwiegend: Im Grundschulalter sind sie nur eine Stunde täglich in Bewegung, davon entfallen nur 15 bis 30 Minuten auf Sport.

Die Folgen für Gehirn und Körper sind dramatisch: Immer weniger Kinder beherrschen ihren Körper. Sie haben Schwierigkeiten mit dem Gleichgewicht, können nur

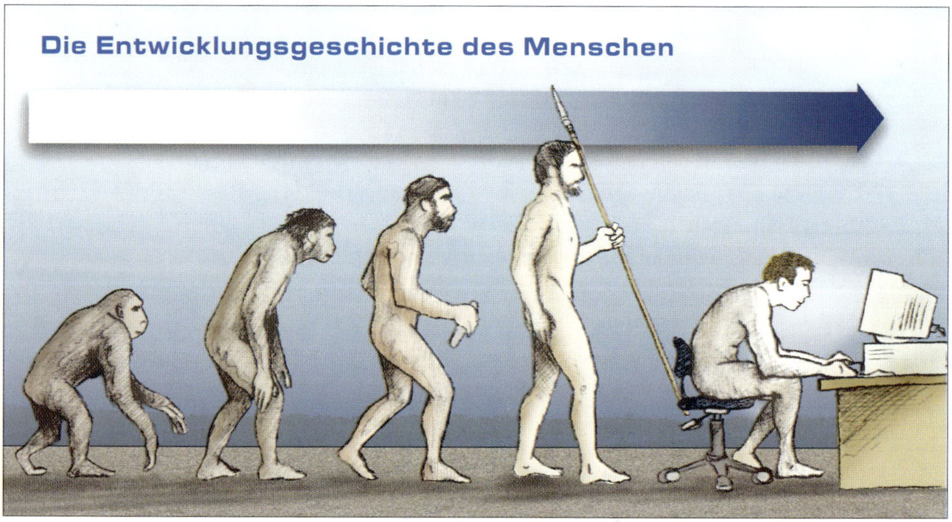

In über vier Millionen Jahren hat sich der aufrechte Gang entwickelt. Entwickeln wir uns heute wieder zurück?

schlecht über einen Schwebebalken balancieren oder auch nur rückwärts gehen. Darunter leidet auch das Gehirn: Gerade in der Grundschulzeit bilden sich noch wesentliche sensorische Fähigkeiten heran. Das Training für den Körper ist auch das Training für den Kopf.

Kinder brauchen mehr Bewegung

Dagegen müssen wir etwas tun: Unsere Kinder müssen sich wieder mehr bewegen! Früher, als es noch mehr Natur, weniger Autos und keine Computer gab, war das kein Problem. Der Nachwuchs tollte draußen herum, spielte Fußball auf der Wiese, turnte in Bäumen oder verausgabte sich beim Seil- oder Gummihüpfen.

Heute muss Bewegung wie vieles andere geplant und organisiert werden: Für die meisten Kinder ist die Schule die einzige Möglichkeit, sich und ihren Körper in Bewegung zu erfahren. Es ist mir wichtig, so grundsätzlich zu werden, damit Sie sehen, dass es mir bei meinem Plädoyer für mehr Schulsport nicht um den Medaillenspiegel der deutschen Mannschaft geht. Es geht um die Zukunft unserer Kinder.

Die meisten Politiker haben den Ernst der Lage bisher verkannt und die Chancen, die im Sportunterricht stecken, nicht wahrgenommen. Wie sonst wäre es zu erklären, dass zum Beispiel in Bayern 40 Prozent aller Schulsportstunden ausfallen und die meisten Bundesländer überhaupt nur zwei Stunden in der Woche dafür vorsehen?

Chance Schulsport

Auch Sport als Studienfach verliert zunehmend an Bedeutung, weil immer weniger Lehrerstellen dafür angeboten werden. Dabei werden die wenigen Sportlehrer in der Schule immer älter: Die meisten von ihnen sind heute älter als 50 Jahre. Außerdem fehlen häufig größere Turnhallen und Sportplätze. Die Kommunen geizen mit der Zeit, die sie den Kindern für den Schwimmunterricht in ihren Bädern zur Verfügung stellen. Die früher intensiv genutzten Sportanlagen im Osten Deutschlands werden nicht instand gehalten.

Kein Wunder, dass 80 Prozent der 6- bis 10-Jährigen Leistungen erzielen, die man vor 25 Jahren als »schwach« eingestuft hätte: Mit zehn Jahren liefen Buben und Mädchen 1977 in sechs Minuten rund 1150 Meter, jetzt sind es noch bescheidene 550 Meter. Und nur zehn Prozent aller Schüler können noch Fußball spielen! Deutschland, so die traurige Bilanz, ist im Schulsport international gesehen Schlusslicht.

Schon jedes fünfte Kind ist fettsüchtig

Da erstaunt es auch nicht, dass schon jedes fünfte Kind an Adipositas leidet. Diese als psychische Krankheit definierte Fettsucht ist heute viermal häufiger als in den 70er Jahren. Durch Übergewicht und Bewegungsarmut wird mittlerweile bei jedem zehnten Kind eine Haltungsschwäche diagnostiziert, die von einem Arzt behandelt werden muss.

Sport ist aber nicht nur gesund für Kinder, er schult – da sind sich Pädagogen und Psychologen einig – auch soziale Fähigkeiten wie zum Beispiel Teamgeist und Disziplin. Er hilft dabei, zu lernen, wie man mit Frust umgehen kann, und baut Aggressionen ab. Die Kultusminister und der Deutsche Sportbund wollen jetzt gemeinsam die »sport- und bewegungsfreundliche Schule«

fördern. Hoffentlich folgen diesem Bekenntnis auch Taten.
Als Eltern kann ich Sie nur bitten: Nutzen Sie jede sich bietende Gelegenheit, mit Ihren Kindern Sport zu treiben und ihnen so viel Bewegung wie möglich zu verschaffen! Ihre Kinder sollen lernen, dass Bewegung Freude macht. Da die Schulen zurzeit ihren Erziehungsauftrag vernachlässigen, ist Ihr Vorbild von umso größerer Bedeutung.

Bewegungsmangel und die Folgen

Was im Kindesalter beginnt, setzt sich beim Erwachsenen fort. Die Liste der Folgen, die Bewegungsmangel haben kann, ist lang: Übergewicht und Haltungsschäden, Herzinfarkt, chronische Müdigkeit, Schlafstörungen oder Bluthochdruck, um nur einige Folgen zu nennen. Ohne ausreichende Bewegung gerät unser Herz, dieser faustgroße Muskel und Motor unseres Lebens, in regelrechte Sauerstoffnot.
Viele tun immer noch so, als wäre Bewegungsmangel eine typische Zivilisationskrankheit, gegen die man nichts ausrichten kann. Also unternehmen sie auch nichts. Aber dabei handelt es sich um einen Teufelskreis. Aufgrund des Bewegungsmangels verlieren Sie an Kondition, sodass normale Tätigkeiten immer anstrengender werden und Sie sich umso mehr schonen.
Besser wäre es, wenn wir endlich erkennen würden, dass der Mensch nicht fürs Nichtstun geschaffen ist. Als »Bewegungsmuffel« sind wir nämlich eine Fehlkonstruktion! Denn unverändert gilt für jeden Menschen das biologische Grundgesetz: Gesundheits- und Leistungszustand eines Organismus werden bestimmt vom Erbgut, von der Umwelt und vor allem von der Qualität und Quantität der muskulären Beanspruchung. Das heißt im Klartext: Bewegung!

Warum die Muskeln Bewegung brauchen

Um das 30. Lebensjahr erreicht der Mensch den Höhepunkt seiner Vitalität und Kraft. Danach verliert die Muskulatur an Kraft. Die Muskelfasern nehmen an Dicke ab – wenn man nicht entgegenwirkt. Das heißt, wenn man sich nicht genug bewegt. Ohne Muskeltraining verlieren wir vom dreißigsten Lebensjahr an etwa drei Kilo Muskelmasse pro Lebensjahrzehnt. Was da an Muskulatur verloren geht, wird vor allem durch kraftloses Fettgewebe ersetzt. Dieser Umwandlungsprozess muss sich auf der Waage anfangs nicht niederschlagen, weil Fett deutlich weniger wiegt als Muskeln – das Gewicht bleibt einigermaßen stabil. Trotzdem gehen wir »aus der Form«. Auch der Grundumsatz verringert sich, das heißt, wir verbrennen weniger Kalorien, die Blutfettwerte (Cholesterin, Triglyceride) steigen und damit auch die Gefahr von Arteriosklerose, Herzinfarkt und Schlaganfall. Zahllose Studien haben inzwischen gezeigt, wie wichtig es ist, dieser Gefahr durch gezieltes Ausdauertraining zu begegnen.

Training erzeugt keine neuen Muskeln, aber es stärkt die vorhandenen

Training oder Bewegung ganz allgemein ist also unbedingt nötig, um lebenswichtige – oder sportlich geforderte – Körperfunktionen zu erhalten. Training bedeutet aber nicht, dass sich die Muskelfasern oder Muskelbündel vermehren (außer im speziellen Fall des Herzens), sie verstärken sich

»nur«. Jeder Mensch hat dieselbe Anzahl von Muskeln. Selbst ein so bärenstarker Sportler wie etwa der Boxer Wladimir Klitschko hat keinen einzigen Muskel mehr als Sie oder ich. Allerdings gibt es höchst unterschiedliche erbliche Veranlagungen, die über die Leistungsfähigkeit der Muskulatur entscheiden. Wir »Normalsportlichen« können so viel trainieren wie wir wollen, wir werden trotzdem niemals die Schlagkraft eines Mike Tyson oder die Explosivität eines Goran Ivanisevic erreichen.

Muskeln für Schnelligkeit und Muskeln für die Ausdauer

Es gibt – vereinfacht gesagt – in unserem Bewegungsapparat zwei Grundtypen von Muskeln. Der eine Typ ist vornehmlich für die Entwicklung von Schnellkraft verantwortlich, der andere für Ausdauerleistungen. Da die Anteile individuell unterschiedlich sind, gibt es Sprintertypen und Sportler, deren Talent sich eher bei Langstreckenläufen zeigt.

Die Muskulatur eines Sprinters

Ein Sprinter hat eine hohe Zahl von so genannten »fast twitch fibers« (wörtlich übersetzt: »schnell zuckende Fasern«). Sie werden auch weiße Fasern genannt und müssen in sehr kurzer Zeit ihre maximale Kraft erbringen. Das heißt: Diese Muskelzellen müssen bereits möglichst große Energievorräte in sich bergen, um sie schnell freisetzen zu können. Für komplizierte und Zeit raubende Stoffwechselprozesse wie etwa die Fettverbrennung bleibt beim Hundert-Meter-Lauf keine Zeit! Diese Energievorräte bestehen deshalb vor allem aus Glykogen, einer besonderen Zuckerverbindung, die als Speicher und Brennstoffvorrat dient.

Die Muskeln eines Langstreckenläufers

Der Langstreckenläufer verfügt dagegen über eine hohe Zahl von »low twitch fibers«, also »langsam zuckenden Fasern«, die man auch rote Fasern nennt. Sie enthalten eine Vielzahl kleinster Fett-Tröpfchen,

Wo die Muskeln zuerst schwinden

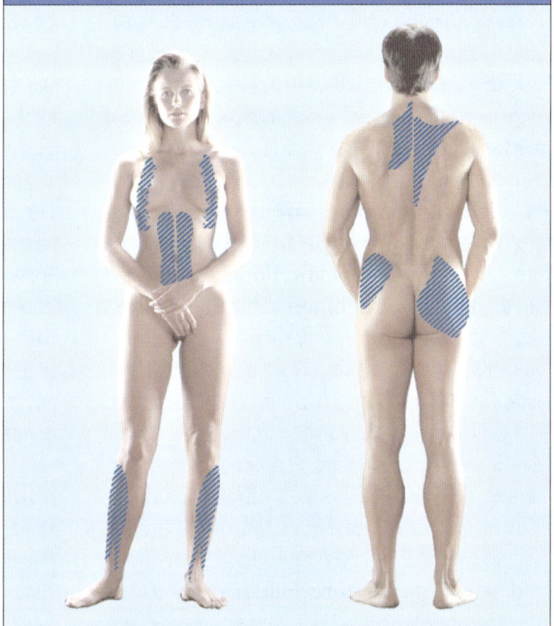

Bewegungsmangel und die Folgen: Wer viel sitzt, kaum Ausgleichssport betreibt, dessen Muskeln werden mit der Zeit schlapp. Insbesondere Muskelgruppen an Rücken, Po, Bauch Unterschenkeln und im Brustbereich schrumpfen.

die während der Ausdauerleistung nach und nach verbrannt werden und so dauernd Energie nachliefern. Um den Nachschub jederzeit zu gewährleisten, weisen sie eine wesentlich höhere Anzahl von Blutkapillaren auf.

Muskeln vom »schnell zuckenden Typ« können nicht die Leistung eines »langsam zuckenden Muskeltyps« erbringen und umgekehrt. Joe Frazier etwa, einst Box-Weltmeister, war überaus schnell mit seinem linken Haken, aber er verausgabte sich einmal beim Schwimmen einer 50 Meter langen Strecke so sehr, dass er fast ertrunken wäre. Und jeder muskelbepackte Weltklassesprinter würde von einem mittelmäßigen Mittelstreckenläufer, dessen Muskeln man nicht einmal richtig erkennt, hoffnungslos abgehängt, wenn sie zusammen über eine längere Distanz als ein bis zwei Kilometer liefen.

Wie man Leistung steigern kann

Natürlich hat kein Mensch nur Muskelfasern eines einzigen Typs. Es kommt auf die prozentuale Verteilung der verschiedenen Muskeltypen an. Deshalb versuchen Sportler, die Leistung ihrer speziellen Muskeln zu steigern – manchmal mit allen Mitteln. Das führte und führt zu einer wahren Mast mit Kohlenhydraten oder mit den heftig umstrittenen »Zutaten« aus dem Bereich der Hormone und anderer Substanzen.

Aber zurück zu den körpereigenen Möglichkeiten der Leistungssteigerung: Durch Übung, hohe Belastung und häufiges Trainieren wird vom Körper die vermehrte Produktion eines Hormons angeregt, das ähnlich dem Testosteron eine anabole, eine muskelaufbauende Wirkung hat. Das heißt, der trainierte Muskel nimmt an Umfang zu und wird leistungsfähiger, bis er an seine individuelle Grenze stößt.

Bewegung verlangsamt den Alterungsprozess

Wenn der Mensch altert, bedeutet das nüchtern betrachtet einen mehr oder minder großen organischen Funktionsverlust. Zahl und Größe diverser Körperzellen nehmen ab. Die Leistungsfähigkeit sinkt.

Dieser Prozess lässt sich durch regelmäßige Bewegung jedoch aufhalten. Der Sportmediziner Professor Wildor Hollmann hat es auf den Punkt gebracht: »Körperliches Training ist eine wissenschaftlich gesicherte Maßnahme, altersbedingten Leistungseinbußen von Herz, Kreislauf, Atmung, Stoffwechsel, Skelettmuskulatur und Nervensystem entgegenzuwirken.« Wer drei- bis viermal wöchentlich eine gute halbe Stunde joggt, reduziert zudem das Risiko einer Herz-Kreislauf-Erkrankung um die Hälfte.

Bewegung stärkt das Herz

Eines der wichtigsten Organe unseres Körpers ist zweifellos das Herz. Ein gesundes Herz ist die Grundvoraussetzung für Gesundheit und Fitness. Das Herz ist ein Hohlmuskel in unserem linken Brustkorb, den wir natürlich, wie andere Muskeln auch, trainieren können. Durch regelmäßige Bewegung nimmt das Herzvolumen zu und der Herzmuskel wird leistungsfähiger. Die positiven Folgen regelmäßiger Bewegung:

- Das Herz kann ökonomischer arbeiten,
- der Ruhepuls sinkt,
- der Blutdruck sinkt,
- die Regeneration nach körperlicher Anstrengung geschieht rascher,

- die Zahl der roten Blutkörperchen, die für den Sauerstoff-Transport verantwortlich sind, nimmt zu,
- die Durchblutung verbessert sich,
- die Elastizität der Gefäße erhöht sich.

Was Ausdauertraining dem Herz bringt

Das Herz, so groß wie unsere Faust, wiegt bei Frauen im Durchschnitt 260 Gramm, bei Männern 60 Gramm mehr. Durchschnittlich schlägt es 70- bis 80-mal in der Minute. Nehmen wir mal an, Ihr Herz schlägt 75-mal pro Minute. Das wären 4500 Schläge in der Stunde und über 100000 an einem Tag. Oder 40 Millionen Schläge in einem Jahr – wenn Sie sich nicht körperlich belasten. In siebzig Lebensjahren muss das Herz demnach mindestens drei Milliarden Schläge leisten. Durch regelmäßiges Ausdauertraining verringert sich der Ruhepuls um 20 auf nur 55 Schläge pro Minute. Das bedeutet: Das Herz spart rund 30000 Schläge, und das Tag für Tag. Das wären allein in einem Jahr rund zehn Millionen Herzschläge weniger.

Man kann das ausdauertrainierte Sportlerherz durchaus mit einem starken Motor mit großem Hubraum vergleichen. Das Herz eines Untrainierten entspräche dann einem schwachen Motor mit kleinem Hubraum. Klar, dass der schwächere Motor die gleiche PS-Zahl nur erbringen kann, wenn er seine Drehzahl erheblich erhöht. Größerer Verschleiß und kürzere Lebensdauer sind dann allerdings die wahrscheinlichen Folgen.

Bewegung stärkt den Muskelapparat

Ein trainierter Körper produziert im Vergleich zu einem untrainierten mehr rote Blutkörperchen. Das bedeutet eine bessere Versorgung mit Sauerstoff. Darüber hinaus bildet der trainierte Organismus auch mehr

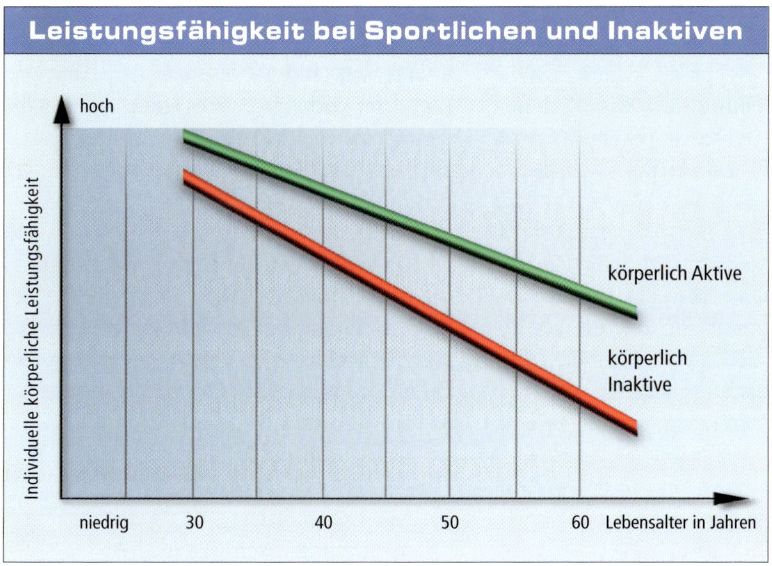

Wer aktiv ist, bleibt länger belastbar – und mehr noch: Sport und Bewegung verlangsamen den Alterungsprozess und mindern das Risiko für Zivilisationskrankheiten.

AUF EINEN BLICK

Kann zu viel Sport auch schädlich sein?

Exzessives Training, so genanntes Disstresstraining, ist gefährlich. Zahlreiche Hobbysportler, die ihren Körper plötzlich zu Höchstleistungen antreiben, tun sich nichts Gutes. Im Gegenteil. Man soll im Leben nichts übertreiben, auch Sport nicht. Diese Ansicht vertritt auch Dr. Kenneth Cooper, der Begründer der Aerobic-Bewegung. Er vertritt die These: Zu viel oder falsch betriebene Bewegung schadet dem Körper mehr als sie nützt. Der Grund: Bei ungewohnter Anstrengung werden sechsmal mehr freie Radikale gebildet als normalerweise. Warum? Nun, wer bis zur Erschöpfung trainiert, verbraucht in Herz und Muskeln 10- bis 20-mal mehr Sauerstoff als sonst. Den holt sich der Körper aus Organen, die gerade weniger beansprucht werden: aus Leber, Darm, Magen oder Niere. Dadurch kommt es dort vorübergehend zu einem Sauerstoffmangel. Nach der Anstrengungsphase strömt der »geliehene« Sauerstoff mit Hochdruck zurück. Dabei entstehen jede Menge freie Radikale. Dieses Phänomen heißt in der Fachsprache ischämische Reperfusion. Zudem führt Überanstrengung zur verstärkten Ausscheidung körpereigener Radikalfänger, wie Zink, Magnesium, Natrium, Selen, die z. B. mit dem Schweiß verloren gehen. Katalasen (Wasserstoffperoxid spaltende Enzyme) und Glutathion (eine Aminosäure, die freie Radikale abbaut) werden vermehrt verbraucht. Außerdem wird der Fettstoffwechsel gestört, wodurch die Rezeptoren und Ionenkanäle der Zellmembranen blockiert werden. Durch Freisetzung eiweißspaltender Enzyme (Proteasen) werden Substanzen innerhalb und außerhalb der Zelle »verdaut«. Diverse Muskelenzyme und Hormone heizen die Radikalbildung weiter an. Die Verletzungsgefahr steigt, Muskel- oder Sehnenrisse können die Folge sein.

Kapillaren, die den Muskeln das Blut zuführen. Die Durchblutung verbessert sich dadurch insgesamt um bis zu 40 Prozent! Wenn mehr Sauerstoff und Nährstoffe in die Muskelfasern gelangen, hat das erfreuliche Konsequenzen:

- Der Durchmesser der langsamen Muskelfasern, die für die Ausdauerleistung zuständig sind, nimmt zu,
- die Zahl der Mitochondrien und auch der Enzyme, die für die Sauerstoffverwertung zuständig sind, wächst,
- die Speicherkapazität für Sauerstoff und Kohlenhydrate steigt.

Bewegung ist lebensnotwendig

Ebenso wie die Muskulatur müssen auch unsere Gelenke regelmäßig beansprucht, das heißt bewegt werden, wenn sie optimal funktionieren sollen. Wenn ein Gelenk (z. B. wegen eines Knochenbruchs) längere Zeit ruhig gestellt werden muss, kann das enorme Folgen haben. Denn die Muskulatur, die das Gelenk umgibt und stabilisiert, bildet sich zurück, die Gelenkkapsel schrumpft und wird unelastisch, die Knorpelschicht verliert an Höhe, der Knorpel an Elastizität, die Produktion der Gelenkschmiere geht zurück, der gelenknahe Knochen verliert Kalksubstanz.

Wird die Ruhigstellung beendet und das Gelenk wieder freigegeben, darf es nur langsam zunehmend belastet werden. Die Muskulatur wird wieder auftrainiert, der Knorpel erholt sich langsam und revitalisiert wieder, ebenso die Knochen.
Die Gelenkkapsel wird durch kontrollierte Bewegungen in der physikalischen Therapie wieder geschmeidig. Erst nach der Wiederherstellung etwa der Situation vor der Ruhigstellung darf mit einem langsam an Intensität zunehmenden Training begonnen werden.

Bewegung verbessert die Atemkapazität

Im Ruhezustand atmet der Mensch pro Minute etwa acht Liter Luft ein und wieder aus. Bei körperlicher Anstrengung können es bis zu 100 Liter sein! Rund vier Prozent davon gelangen in die Zellen. Das ist im Ruhezustand also rund ein Drittelliter, bei sportlicher Aktivität sind es dagegen bis zu vier Liter. Trainierte Lungen lernen außerdem, tiefer und kräftiger zu atmen, sie können größere Mengen Luft aufnehmen und bringen somit mehr Sauerstoff in den Körper.

Bewegung ist gut fürs Gehirn!

Im alten Athen waren große Denker wie Sokrates und sein Schüler Platon ständig in Bewegung. Die Philosophen gingen viel herum und mischten sich unters Volk, um ihre Gedanken zu beflügeln. Folgerichtig nannten sich später Aristoteles und seine Schüler »Peripatetiker«, abgeleitet vom altgriechischen »peripatein«, was »umhergehen« bedeutet. Noch ein Beispiel aus der Antike? Für den bedeutenden griechischen Philosophen Heraklit war der Fluss Sinnbild des Lebens. Von ihm stammt daher der Ausspruch: »Panta rhei« – »Alles fließt«. Oder etwas freier übersetzt: »Alles ist in Bewegung«.
Und auch im Mittelalter war man sich der Bedeutung von Bewegung für die Gesundheit bewusst: »Es gibt keine Sache, welche die Schulung des Körpers (Gymnastik) übertrifft. In Bewegungslosigkeit aber erstickt der Stoffwechsel und Schlacken stauen sich«, so der Leibarzt des Sultans Saladin, Moses Maimonides (1135–1204). Und tatsächlich sind ja auch wir Menschen nur gesund und im Gleichgewicht, wenn alles im Fluss ist, wenn sauerstoffreiches Blut bis in die kleinsten Kapillaren des Körpers fließt, wenn unsere Lymphe die Schlacken und Gifte abtransportiert.

Bewegung hält schlank

Bewegung hat auch einen Nebeneffekt, der inzwischen für viele zum Hauptgrund geworden ist, überhaupt Sport zu treiben. Sportliche Betätigung macht eine gute Figur, denn Bewegung ist *der* Zündfunke für den Stoffwechsel. Nur durch Bewegung wird wirksam Fett verbrannt. Und Fett verbrennt einzig und allein in der Muskulatur. Das müssen wir wissen – und nutzen. Wie? Ganz einfach. Indem wir unseren Körper wieder vermehrt auf Fettverbrennung umprogrammieren. Und auch hier sollten wir umdenken. Schließlich ist es nicht leicht, Fett in der Ernährung immer und überall zu vermeiden, fettreiches Essen also gar nicht erst auf den Tisch kommen zu lassen.
Völlig fettfrei zu essen ist nicht nur praktisch unmöglich, es macht auch keinen Spaß und ist darüber hinaus nicht einmal

notwendig. Es ist vielmehr wichtig, sich bewusst und ausgewogen zu ernähren (mehr dazu ab Seite 172). Dabei ist auch ein gewisser Anteil an Fett notwendig, zum Beispiel um bestimmte Vitamine überhaupt aufnehmen und verwerten zu können.
Abgesehen davon, müssen wir das Fett, das wir in Form von gesundem Olivenöl oder weniger gesunder Sahnetorte zu uns genommen haben, ja »nur« verbrennen – und das möglichst effektiv und möglichst regelmäßig.

Bewegung für einen besseren Schlaf

Acht, neun, zehn Stunden am Schreibtisch und vielleicht noch dazu vor dem Computer? Höchst konzentriert und diszipliniert? – Da verkrampfen und verspannen Körper und Seele, was nicht selten zu Schlafstörungen führt. Durch regelmäßige Bewegung lassen sich solche Spannungen lösen.
Warum, ist leicht zu erklären. Während des Arbeitstages werden Gehirn und Nerven einseitig gefordert. Sportliche Betätigung sorgt über gesteigerten Stoffwechsel für einen Ausgleich. Bewegung fördert die Durchblutung und bringt mehr Sauerstoff in nahezu alle Körperzellen. Dadurch werden u.a. Stresshormone abgebaut. Man fühlt sich ruhiger, kann sich entspannen. Die natürliche Reaktion des Körpers nach einer Anstrengung: Er will sich erholen und gesunde Müdigkeit stellt sich ein.

Bewegung steigert das Wohlbefinden

Je mehr Bewegung Sie in Ihr Leben bringen, umso mehr steigt auch Ihr Lebensgefühl und Ihre Zufriedenheit. Das Kölner Institut für Immunbiologie führte eine Studie mit fast zehntausend Beteiligten durch. Zwei Drittel der Befragten, die regelmäßig Sport treiben, gaben an, mit ihrem Leben zufrieden zu sein. Von den Sportmuffeln konnten das gerade mal 48 Prozent behaupten! – Sollten Sie dennoch Zweifel haben, riskieren Sie doch einen Versuch und überzeugen Sie sich selbst von der stimmungsaufhellenden Wirkung eines flotten Spaziergangs, einer Runde Waldlauf oder eines Besuchs im nächsten Schwimmbad.

Wie wichtig ist der richtige Puls?

Angenehmerweise verbrennen wir Fett schon, wenn wir uns ganz leicht, ganz locker bewegen und wenn unsere Muskeln dabei mit reichlich Sauerstoff versorgt werden. Wir trainieren dann im so genannten aeroben Bereich. Nur bei ausreichend Sauerstoff wird die Wirksamkeit einiger Enzyme des Fettstoffwechsels gesteigert.
Entscheidend ist also, die Belastung richtig zu dosieren. Was richtig ist, sagt uns die Herzfrequenz, unser Trainingspuls. Im Normalfall können Sie sich nach folgender **Faustregel** richten: 220 minus Lebensalter ergibt den Maximalpuls.
Ein 30-Jähriger zum Beispiel hätte demnach einen Maximalpuls von 190. Von dieser Marke sollte er 65 Prozent erreichen, damit das Training eine gute Wirkung erzielt, und höchstens 85 Prozent, um eine Überlastung zu vermeiden. Wenn wir nämlich außer Atem geraten, also in den anaeroben Bereich kommen – entsteht im Körper ein Sauerstoffdefizit. Dann schaltet er automatisch von der Fett- auf die Zuckerverbrennung um (auch dazu mehr im Kapitel Ernährung ab Seite 172).
Um bei unserem Beispiel zu bleiben: Wenn Sie also 30 Jahre alt sind, dann sollte Ihr

Trainingspuls etwa zwischen 124 und 161 Schlägen pro Minute liegen.

Wie viel Bewegung ist eigentlich nötig?
Nicht nur Mediziner, sondern alle Experten sind sich inzwischen über die Notwendigkeit von regelmäßigem Ausdauersport für die Gesundheit einig. Laufen, Walking, Schwimmen, Radfahren, Inline-Skaten, Bergwandern – Hauptsache Sie kommen mindestens dreimal, besser viermal die Woche ins Schwitzen. Und wie lange? Mindestens 30 Minuten im optimalen Pulsbereich sollten es sein. Dann wird der Körper bestens mit Sauerstoff versorgt, der Stoffwechsel aktiviert und das Bindegewebe durchflutet und gestrafft. Aber sogar schon einfaches Treppentraining – am Stepper im Fitness-Studio oder im Treppenhaus – ist wirksam: Die Teilnehmer einer Versuchsgruppe erstiegen in einem Experiment zehn Wochen lang täglich 25 Stockwerke. Dabei bewegten sie sich knapp acht Minuten lang mit einem Puls zwischen 130 und 159. Kein großer zeitlicher Aufwand, dennoch nahm die maximale Sauerstoffaufnahme bei den

AUF EINEN BLICK

Was durch körperliche Aktivität alles in Bewegung kommt

Sport ist segensreich für den gesamten Bewegungsapparat

Die Muskulatur wird kräftiger und baut nicht so schnell ab. Normalerweise verlieren wir sonst zwischen dem 30. und 70. Lebensjahr bis zu 40 Prozent unserer Muskelkraft.
Die Zahl der Zellkraftwerke (Mitochondrien) steigt, so dass eine bessere Sauerstoffausnützung möglich wird. Überschüssiges Körperfett wird dauerhaft abgebaut. Knochen, Bänder und Sehnen werden belastbarer.

Bewegung ist positiv für das Herz-Kreislauf-System

Das Herz arbeitet ökonomischer, Pulsfrequenz und Blutdruck sinken.
Die Blutgefäße werden elastischer, die Fließeigenschaft des Blutes verbessert sich. Die Blutfettwerte sinken und damit die Arteriosklerosegefahr. Der ganze Organismus und vor allem bestimmte Hirnareale werden mit mehr Sauerstoff versorgt, was die Kreativität, das Denk- und Erinnerungsvermögen verbessert.

Aktivsein ist gut für die Atmung

Die Lungen werden besser belüftet und mit Sauerstoff versorgt.
Die Atmung wird ökonomischer und tiefer, dadurch steigt die maximale Sauerstoffaufnahme.

Sport fördert den Stoffwechsel

Der Cholesterinspiegel wird gesenkt. Das Verhältnis zwischen gutem (HDL) und schlechtem Cholesterin (LDL) verbessert sich.
Der Harnsäurespiegel sinkt.
Der Ausscheidungsstoffwechsel (Schwitzen) wird angeregt. Die Verdauung kommt in Schwung.

Bewegung ist Balsam für die Seele

Das psychische Wohlbefinden und das Selbstwertgefühl nehmen zu.
Das Gesundheitsbewusstsein wird gesteigert.
Belastbarkeit und Stresstoleranz steigen.
Das Körpergefühl verbessert sich – und dadurch auch die Lebensqualität.

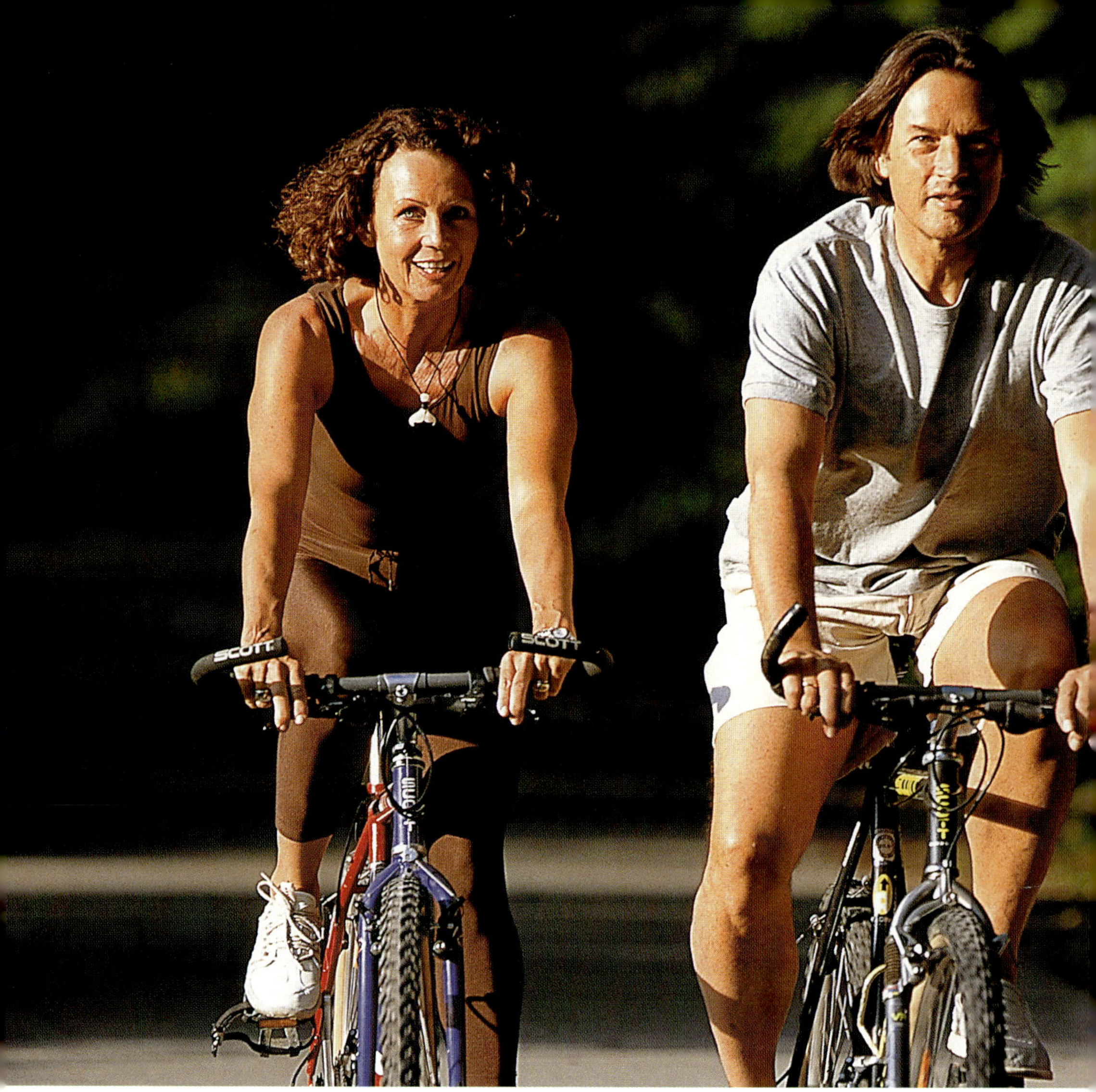

fleißigen Treppensteigern um erstaunliche 15 Prozent zu!

Es darf nicht wehtun!

Bewegung sollte gerade bei Hobbysportlern nichts mit Leistungswahn zu tun haben. Der alte Spruch »No pain, no gain« – zu Deutsch »Wenn's nicht wehtut, bringt's nichts« – ist purer Unsinn. Leider nehmen immer noch viel zu viele Freizeitsportler ihre Sache oft viel zu ernst. Sie fangen zu schnell an, sie sind zu ungeduldig mit sich oder überschätzen ihre Leistungsfähigkeit, und nach einer Belastung geben sie ihrem Körper nicht genügend Zeit, sich zu erholen. Das ist nicht nur ein Vergehen am eigenen Körper, dadurch sinkt mit der Zeit auch die Lust an der Bewegung. Die Folge: Man ist frustriert und hängt die Sportschuhe vermutlich bald an den Nagel.

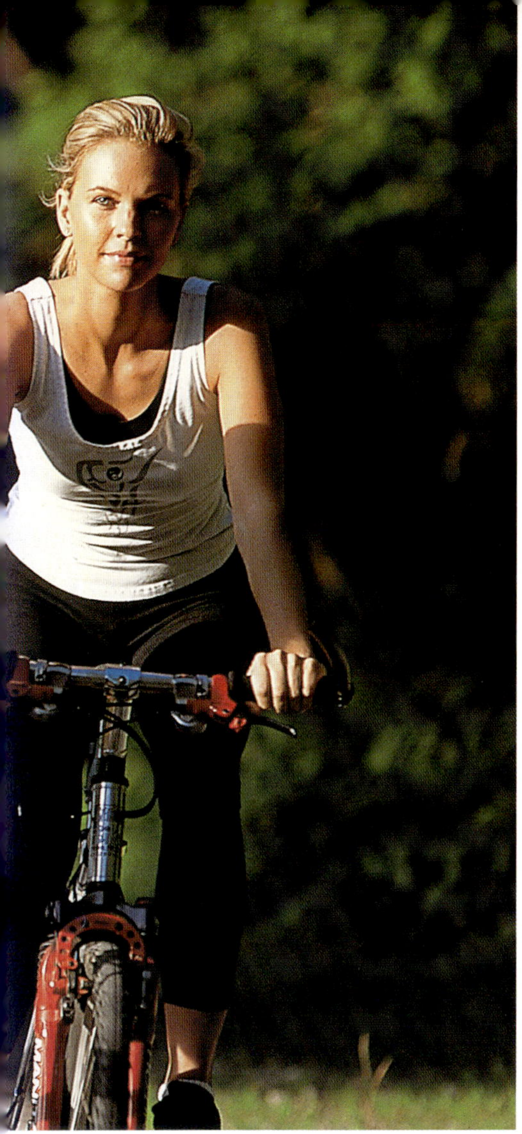

Warum ist Regeneration so wichtig?

»Bewegung, Mäßigung und Ruh, schließt dem Arzt die Thüre zu.« Dieser alte Spruch enthält eine wichtige Wahrheit. Beim Training kommt es auf das richtige Verhältnis zwischen Be- und Entlastung an. Erholungspausen sind keine Zeitverschwendung! Im Gegenteil. Gerade in den Pausen stellt sich der Körper auf eine wachsende Belastung ein, wichtige Stoffwechselvorgänge laufen auch in dieser Zeit ab, die Durchblutung ist verbessert, Schlackenstoffe können abtransportiert werden und so weiter. Ist also die Phase der Regeneration zu kurz, kann sich der gesundheitliche Aspekt des Trainings ins Gegenteil umkehren: Die Leistungsfähigkeit des Körpers nimmt drastisch ab und er wird anfälliger für Krankheiten.

Bringen Sie mehr Bewegung in Ihren Alltag!

Fitness und Gesundheit kann man nicht bequem kaufen, ebenso wenig wie die Motivation, aktiv zu werden. Für unseren Körper sind weder Ärzte noch die Gesellschaft zuständig – sondern allein wir selbst.

Bauen Sie so viel Bewegung wie möglich in Ihren Alltag ein. Überwinden Sie Ihre Trägheit. Lassen Sie, wenn es geht, das Auto mal stehen, machen Sie kleine Besorgungen zu Fuß, jeder Schritt zählt. Oder lässt es sich vielleicht einrichten, dass Sie mit dem Rad zur Arbeit fahren?

Nehmen Sie grundsätzlich die Treppe statt Lift oder Rolltreppe. Nutzen Sie die Mittagspause zu einem Spaziergang. Werden Sie Mitglied in einem Sportverein oder einem Fitness-Studio. Lernen Sie eine neue Sportart, die Sie schon lange reizt. Bewegen Sie sich einfach so viel und so oft es geht! Denn die regelmäßige Bewegung ist effektiver und gesünder als die gelegentliche.

Und vor allem, gehen Sie das Ganze locker an: lieber mit Spaß als mit verbissenem Einsatz. Lieber langsamer und länger als zu kurz und zu intensiv.

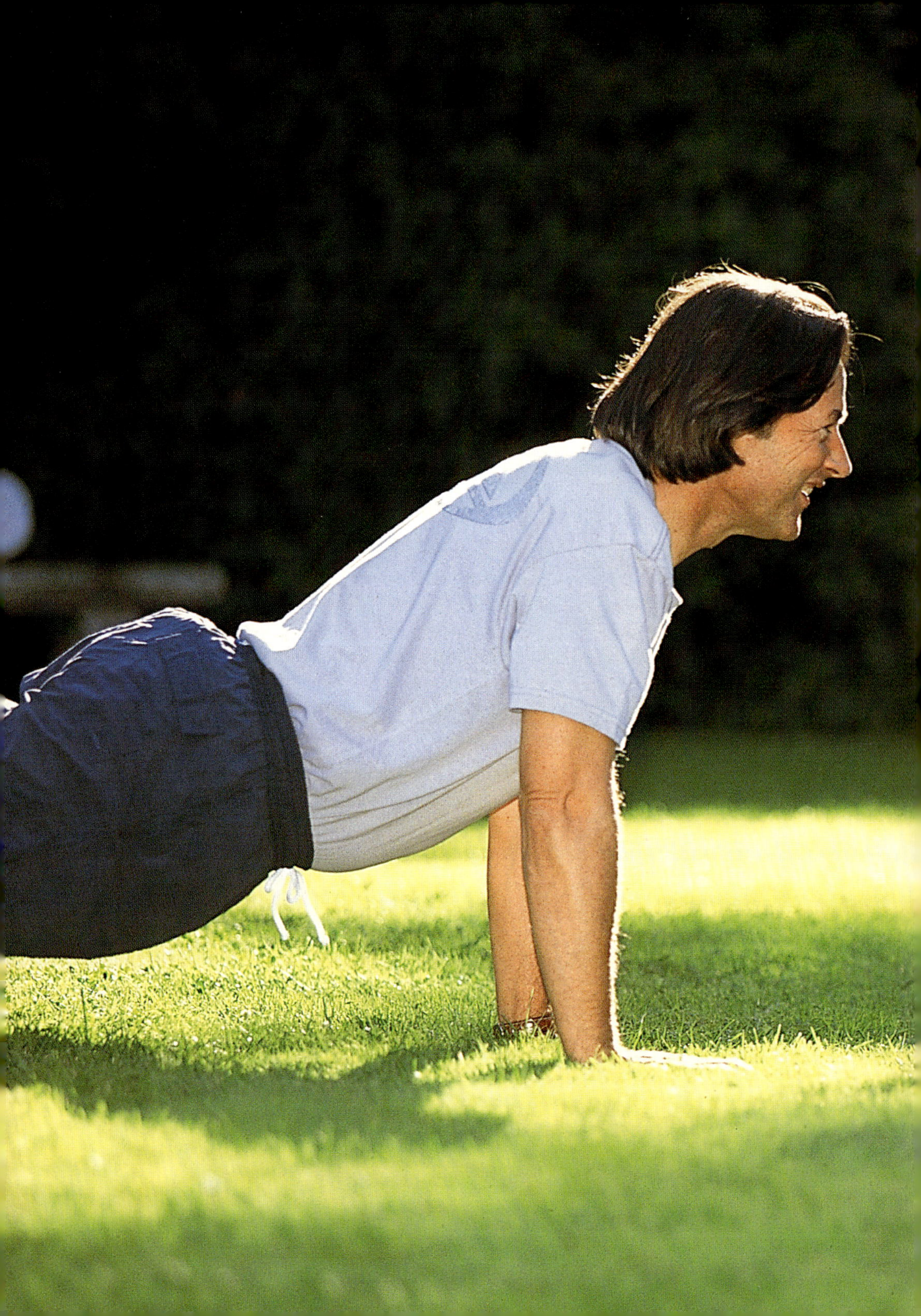

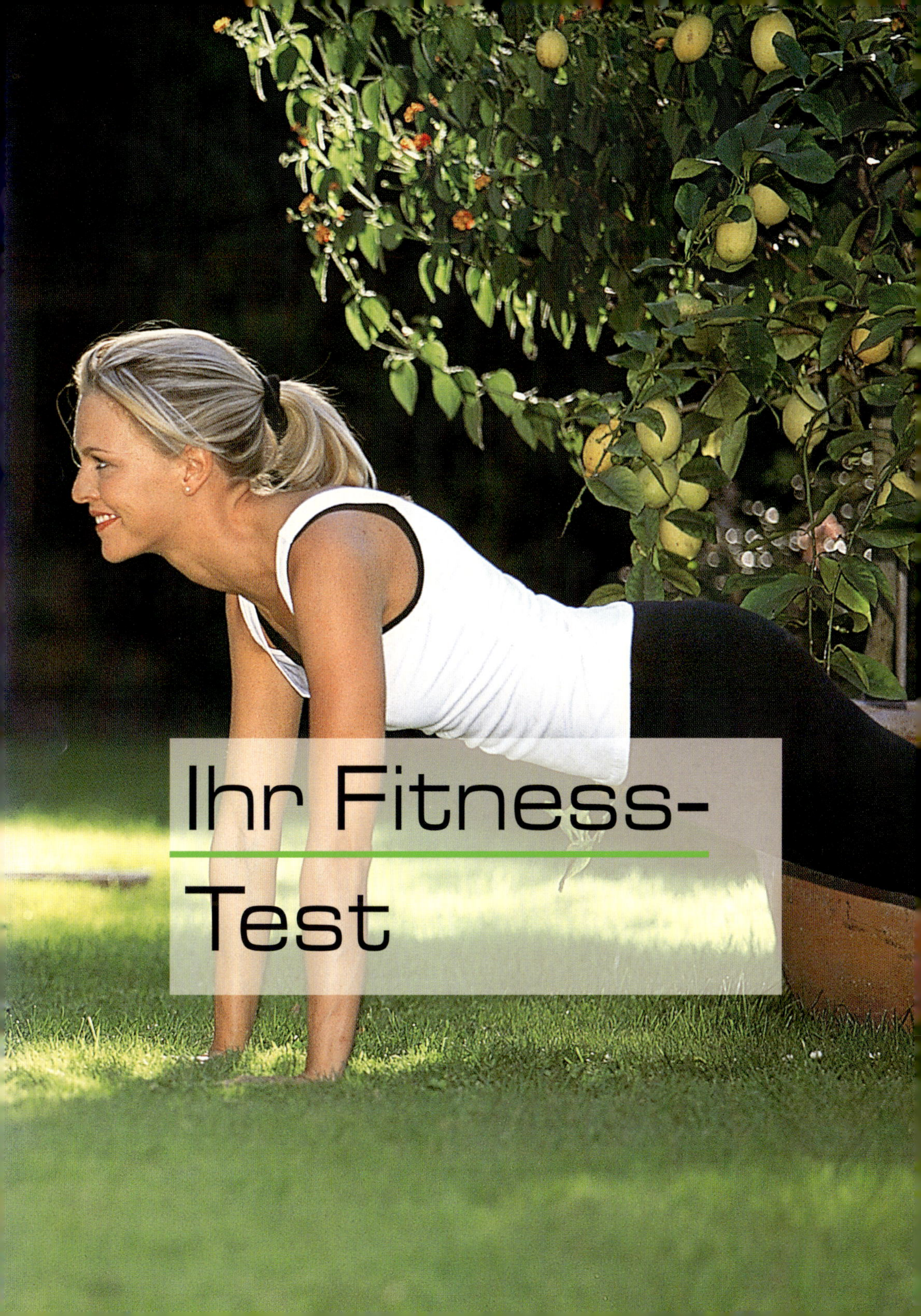

Ihr Fitness-Test

Wie gut bin ich eigentlich ir

Eine kleine Bestandsaufnahme
Wie wohl fühlen Sie sich gerade in Ihrer Haut? Wie gesund sind Sie zurzeit? Welche Art von Bewegung käme für Sie in Frage? Welcher Sport liegt Ihnen besonders und welcher eher nicht? Welcher Sporttyp sind Sie? Und – mal ehrlich – wie schätzen Sie Ihren gegenwärtigen Fitness-Stand ein?
Um das herauszufinden, möchte ich gerne eine kleine Bestandsaufnahme mit Ihnen machen. Kein großer Aufwand! Es dauert nur ein paar Minuten. Wenn Sie die folgenden Fragen für sich beantworten, gibt Ihnen das schon einigen Aufschluss über Ihren Ist-Zustand.

- Zum Beispiel in puncto Körpergewicht: Sind Sie übergewichtig? Zu dünn? Oder haben Sie Normalgewicht?
- Zum Beispiel in puncto Ernährungsgewohnheiten: Essen Sie zu viel? Zu fett? Zu viele Süßigkeiten? Trinken Sie wenig oder viel Alkohol? Nehmen Sie reichlich

TEST • *Wie gut ist meine Schulter- und Brustmuskulatur?*

Stellen Sie sich aufrecht hin. Jetzt führen Sie die Hände hinten den Rücken und verschränken die Finger ineinander. Strecken Sie die Arme in den Ellenbogengelenken ganz durch. Nun die gestreckten Arme nach oben führen, bis Sie mindestens einen Winkel von knapp 45 Grad erreichen.
Gelingt Ihnen das? Gut! Wenn nicht, sehen Sie es als Anzeichen dafür, dass der Bewegungsradius Ihrer Schultergelenke besser sein könnte.

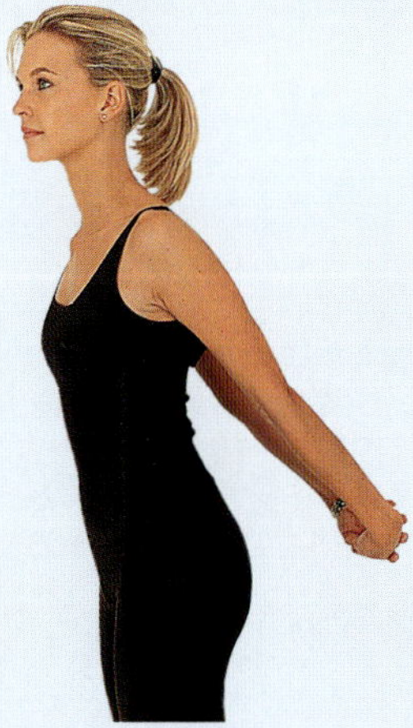

TEST • *Wie gut ist meine Oberschenkelmuskulatur?*

Sie brauchen für diesen Test ein Handtuch. Legen Sie sich auf den Rücken, das linke Bein liegt ausgestreckt auf dem Boden. Halten Sie mit beiden Händen ein gerolltes Handtuch, indem Sie es unter die rechte Fußsohle legen. Versuchen Sie nun, das Bein so weit zu strecken, dass es in eine senkrechte Position kommt. Schaffen Sie das, ohne dabei mit Ihrem Becken vom Boden abzuheben? Gut! Wenn nicht, dann wissen Sie jetzt, dass Ihre Oberschenkelmuskulatur verkürzt ist.

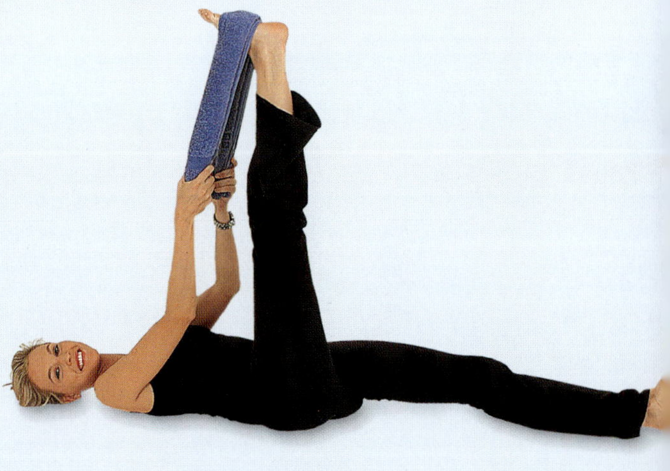

Form?

Flüssigkeit zu sich, also täglich mindestens 1,5 Liter? Kaffee dürfen Sie dabei nicht mitzählen.

- Zum Beispiel in puncto allgemeine Lebensgewohnheiten: Sind Sie eine »Couch Potato«, oder bewegen Sie sich relativ oft und viel? Treiben Sie regelmäßig Sport, das heißt dreimal in der Woche jeweils mindestens 30 Minuten lang? Fühlen Sie sich richtig fit, ziemlich fit oder außer Form?

Die Muskulatur: Spiegelbild der Fitness
Nach dieser ersten Einschätzung helfen Ihnen die vier praktischen Tests auf dieser Seite bestimmt, ein noch genaueres Bild von Ihrem aktuellen Fitness-Stand zu bekommen. Prüfen Sie mit diesen Übungen, wie gut oder schlecht, das heißt wie verkürzt oder unelastisch Ihre Muskulatur ist. Denn Sie wissen ja: Aktive Muskeln sind leistungsstark, während unterforderte Muskeln sich zurückbilden.

TEST • *Wie gut ist meine Wadenmuskulatur?*

Stellen Sie die Füße parallel und hüftbreit auseinander. Am allerbesten machen Sie den Test barfuß. Nun beugen Sie langsam Ihre Knie und gehen – so weit wie möglich – in die Hocke, während die Fußsohlen flach am Boden bleiben.
Wie geht es Ihnen dabei? Kommen Sie ohne Probleme in diese Stellung? Gut – dann ist Ihre Wadenmuskulatur dehnfähig und elastisch. Wenn Sie bei diesem Test die Fersen vom Boden abheben müssen, dann ist Ihre Wadenmuskulatur verkürzt.

TEST • *Wie gut ist meine Bauchmuskulatur?*

Sie brauchen für diesen Test einen Stuhl. Legen Sie sich mit dem Rücken auf den Boden. Die Unterschenkel legen Sie auf die Sitzfläche des Stuhls. Hüft- und Kniegelenke sollten jeweils einen rechten Winkel bilden. Verschränken Sie Ihre Arme vor der Brust, legen Sie beide Hände in den Nacken oder neben den Kopf. Versuchen Sie nun, sich mit dem Oberkörper hochzuziehen. Im Idealfall so weit, dass Ihre Ellenbogen die Knie erreichen. Schaffen Sie das? In jedem Fall wissen Sie nun, ob Ihre Bauchmuskeln kräftig genug sind.

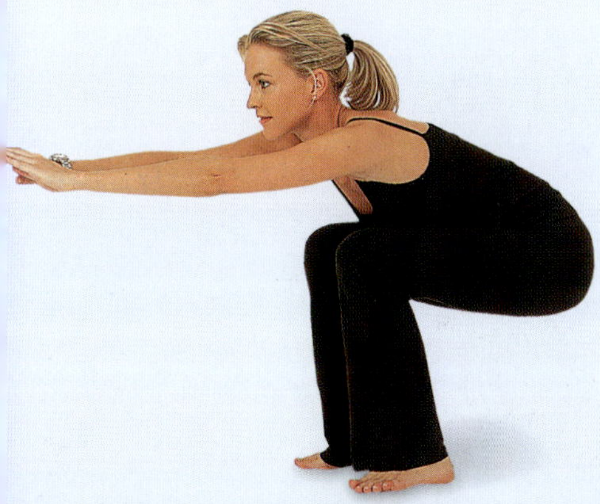

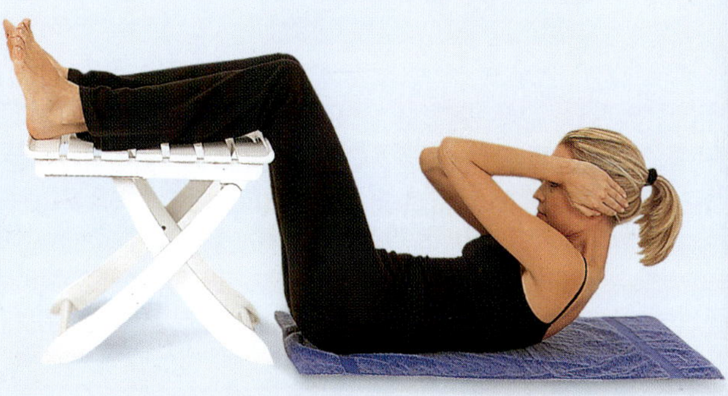

Der 15-Minuten-Test: Wie fit bin ich?

Auch dieser Schnelltest kostet nicht viel Aufwand, ist aber sehr aussagekräftig. Vier Übungen, die nur ein paar Minuten dauern und für die Sie nicht viel brauchen: eine Decke als Unterlage, eine Treppenstufe, eine Uhr, ein Maßband, ein Lineal, Papier und Bleistift. Wärmen Sie sich vorher ein bisschen auf, zum Beispiel durch Gehen oder leichtes Laufen auf der Stelle und einige Dehnübungen.
Nach diesem kleinen Test, der übrigens vom Kölner Institut für Prävention und Nachsorge entwickelt wurde und der sich in der Praxis bewährt hat, werden Sie wissen: Verfüge ich meinem Alter entsprechend über genug Ausdauer, ausreichend Kraft, die nötige Beweglichkeit und Koordination? Wo liegen meine Stärken, wo könnte ich noch fitter werden?

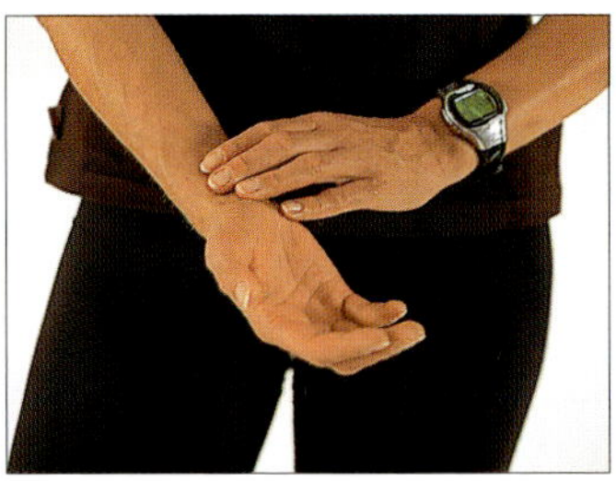

Wie hoch ist mein Ruhepuls?

Messen Sie zuerst Ihren Ruhepuls, also Ihren ganz normalen Pulsschlag in körperlicher Ruhe. Dazu legen Sie Zeige- und Mittelfinger an die Hals- oder Handschlagader. Wenn Sie Ihren Puls ertastet haben, zählen Sie 15 Sekunden lang die Anzahl der Schläge. Multiplizieren Sie diese Zahl mit vier und notieren Sie den Wert.

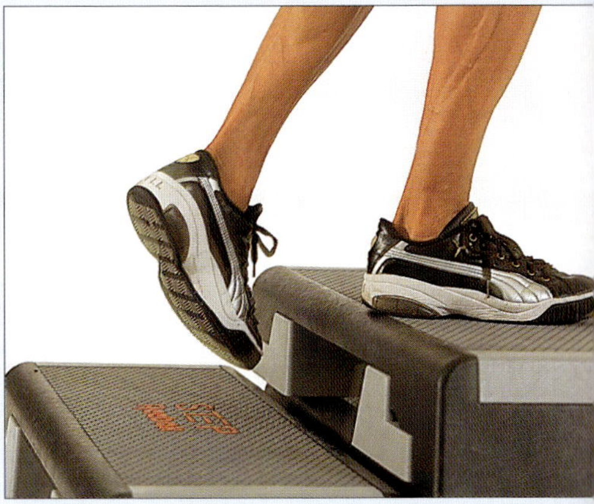

Gute Ausdauer ist das Fundament für ein gutes Leistungsvermögen. Um herauszufinden, wie es um Ihre Ausdauer bestellt ist, machen Sie einfach diesen Step-Test, der Sie genau drei Minuten Zeit kostet: Stellen Sie sich vor eine Treppe. Jetzt steigen Sie mit einem Bein zwei Stufen auf einmal auf und ab, und zwar 90 Sekunden lang. Zählen Sie dabei, wie oft Sie auf- und absteigen können. Einmal auf und wieder ab zählt dabei als eine Wertung. Danach das Gleiche mit dem anderen Bein. Wie viel Sie schaffen, hängt auch von Ihrem Körpergewicht ab. Folgende Richtwerte sind normal: Wenn Sie 60 Kilo schwer sind, sollten Sie 45-mal, wenn Sie bis 80 Kilo schwer sind, 37-mal, und wenn Sie über 80 Kilo schwer sind, 30-mal in 90 Sekunden auf- und absteigen können.

Die Auswertung:
Messen Sie unmittelbar nach dem Treppen-Test Ihren Puls: also 15 Sekunden lang die Pulsschläge zählen und die gezählte Zahl mit vier multiplizieren. Ziehen Sie dann von diesem Wert Ihren zuvor ermittelten Ruhepuls ab. Die Bewertung Ihres Ergebnisses finden Sie in der Tabelle.

Wie steht's um meine Ausdauer?

Ausdauer-Check-up

Wie hoch ist die Differenz zwischen Ihrem Ruhe- und Ihrem Trainingspuls?

Frauen	1	2	3	4	5
• bis 40 Jahre • älter als 40 Jahre	über 75 über 65	75 bis 70 65 bis 60	69 bis 60 59 bis 55	59 bis 55 54 bis 50	unter 55 unter 50
Männer	1	2	3	4	5
• bis 40 Jahre • älter als 40 Jahre	über 65 über 60	65 bis 60 60 bis 55	59 bis 50 54 bis 45	49 bis 45 44 bis 40	unter 45 unter 40

Was bedeutet das Ergebnis für mich?

1 Ihre Ausdauer ist zu gering. Sie sollten deshalb unbedingt aktiv werden. Optimal sind die klassischen Ausdauersportarten (Laufen, Radfahren, Schwimmen). Sorgen Sie aber auch im Alltag für mehr Bewegung!

2 Ihr Ergebnis ist ein bisschen schwach. Durch regelmäßiges sportliches Training (besonders Ausdauersport) könnten Sie deutliche Verbesserungen erzielen.

3 Ihr Ergebnis ist durchschnittlich, also im Großen und Ganzen in Ordnung. Eine Verbesserung ist dennoch zu empfehlen, denn gute Ausdauerwerte machen sich auch im Alltag positiv bemerkbar!

4 Gut! Sie haben überdurchschnittliche Ausdauer. Damit haben Sie eine solide Grundlage für sportliche Aktivitäten und Alltagsbelastungen. Erhalten bzw. vergrößern Sie diesen Aktivposten!

5 Prima! Ein deutlich überdurchschnittliches Resultat. Bleiben Sie am Ball!

Wie gut ist meine Beweglichkeit?

Optimale Beweglichkeit ist die Basis für Mobilität und Geschmeidigkeit. Setzen Sie sich mit aufrechtem Oberkörper und mit ausgestreckten Beinen und durchgedrückten Kniegelenken auf den Boden. Zunächst einatmen und dann beim Ausatmen die Arme langsam und kontrolliert so weit wie möglich – ohne dass es wehtut – nach vorne zu den Zehenspitzen strecken. Wie groß ist der Abstand vom Mittelfinger zur Fußspitze in der Position, die Sie problemlos drei Sekunden lang halten können?

Auswertung:

Position **1**: Der Abstand zu den Zehenspitzen ist länger als eine Hand.
Position **2**: Der Abstand zu den Zehenspitzen entspricht der Handlänge.
Position **3**: Der Abstand zu den Zehenspitzen ist so lang wie ein Finger.
Position **4**: Die Fingerspitzen erreichen die Zehenspitzen.
Position **5**: Die Hände können mit den Fingern die Zehenspitzen umfassen.
Position **6**: Die Hände können den gesamten Fuß umfassen.

Beweglichkeits-Check-up

Welche Position schaffen Sie?

	1	2	3	4	5
Frauen	Position 2	Position 3	Position 4	Position 5	Position 6
	1	2	3	4	5
Männer	Position 1	Position 2	Position 3	Position 4	Position 5

Was bedeutet das Ergebnis für mich?

1 Sie sind ziemlich steif. Höchste Zeit für regelmäßige Dehnübungen und sportliche Aktivität für bessere Beweglichkeit.

2 Ihre Beweglichkeit sollte besser werden. Führen Sie regelmäßig Dehnübungen durch.

3 Ihr Ergebnis ist durchschnittlich, damit können Sie leben. Wenn Sie sich allerdings um etwas mehr Beweglichkeit bemühen, wirkt sich das positiv auf Ihre körperliche und geistige Leistungsfähigkeit aus.

4 Gut! Sie sind überdurchschnittlich beweglich und besitzen gute Voraussetzungen für sportliche Aktivitäten. Dieses Niveau halten.

5 Super! Sie sind sehr beweglich, erhalten Sie diese Fähigkeit unbedingt. Gleichzeitig sollte Ihre Muskulatur auch kräftig sein.

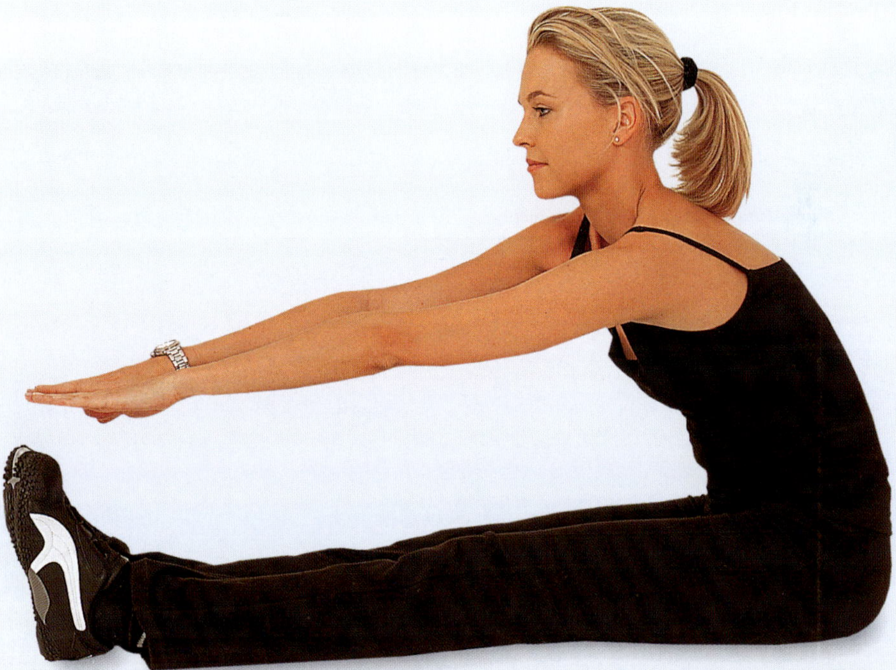

Wie gut ist meine Koordination?

Ein stabiles Gleichgewicht ist der Schlüssel zu einer besseren Haltung und Körperkontrolle. Stellen Sie sich barfuß aufrecht hin, Hände an die Hüfte. Nun ein Bein hochziehen wie ein Storch und den Kopf mindestens 30 Sekunden lang abwechselnd ganz nach rechts, dann nach links wenden. Wenn das klappt, die Augen schließen und testhalber auch mal den Kopf in den Nacken legen. Falls Sie die Balance verlieren, einfach das angezogene Bein wieder abstellen und vielleicht noch mal von vorne beginnen.

Stoppen Sie die Sekunden, die Sie – ohne großes Schwanken und Rudern mit den Armen – auf einem Bein stehen und dabei den Kopf wenden können. Wenn möglich, bitten Sie jemand anderen, die Zeit zu nehmen.

Koordinations-Check-up

Wie lange können Sie die Balance halten?

1	2	3	4	5
Gar nicht oder höchstens 5 Sekunden	Mindestens 5 Sekunden	Mindestens 10 Sekunden	Mindestens 5 Sekunden mit geschlossenen Augen	Mindestens 5 Sekunden mit geschlossenen Augen und dem Kopf im Nacken

Was bedeutet das Ergebnis für mich?

1 Sie haben große Defizite im Bereich Gleichgewicht. Leider ein deutliches Zeichen von Trainingsmangel.

2 Ihre Balance könnte besser sein. Die meisten sportlichen Aktivitäten schulen Koordination und Gleichgewichtsgefühl.

3 Ihr Gleichgewichtsgefühl ist in Ordnung, aber noch ausbaufähig.

4 Gut! Ihr koordinatives Gleichgewicht stimmt. Versuchen Sie aber, das Niveau zu halten.

5 Prima! Sie haben optimale Voraussetzungen für koordinativ anspruchsvolle Sportarten wie zum Beispiel Golf oder Fechten.

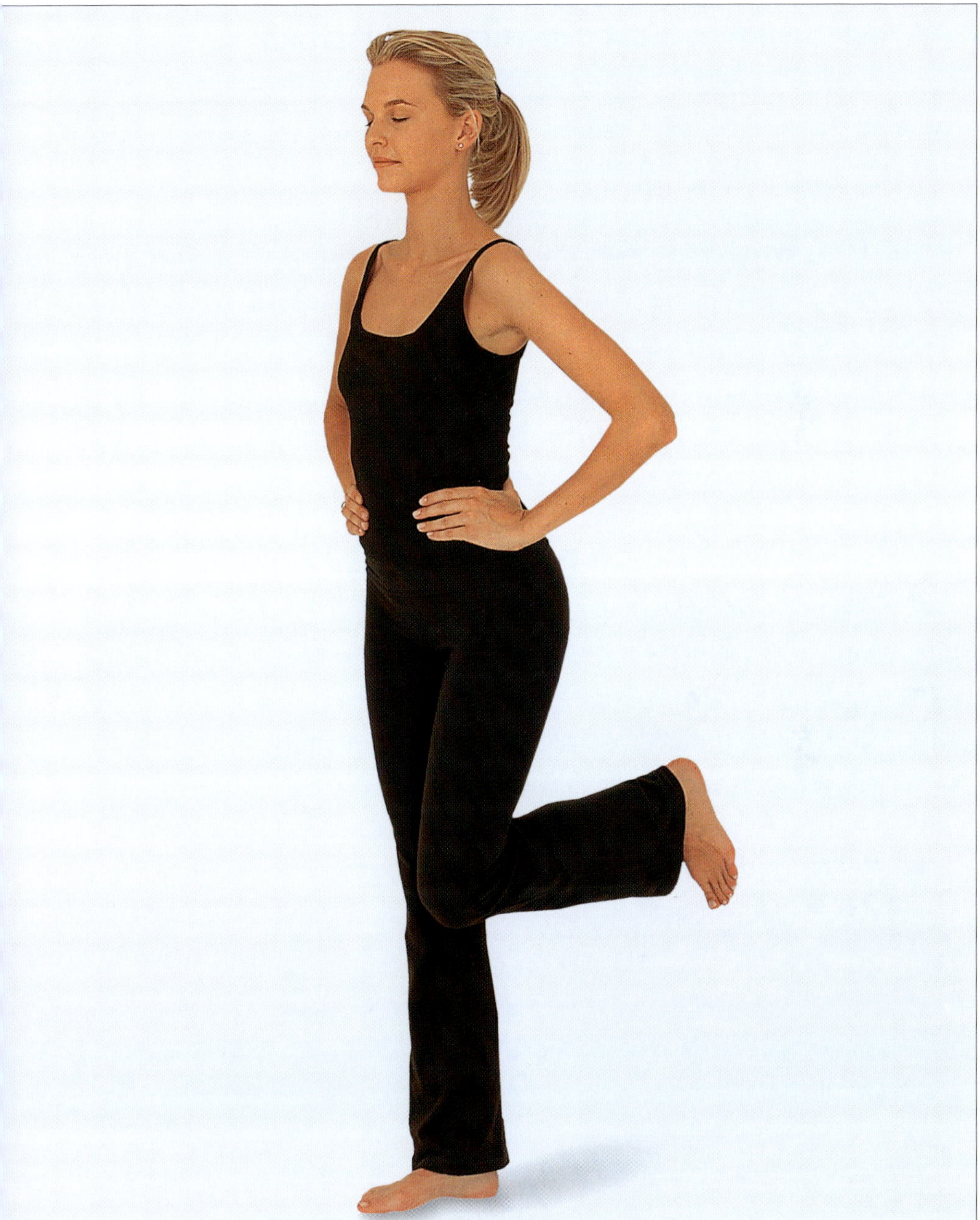

Wie viel Kraft habe ich?

Eine kräftige Muskulatur ist wichtig für die Leistungsfähigkeit und kommt der Haltung zugute. Mit Liegestützen können Sie Ihre Rücken-, Brust-, Schulter- und Armmuskeln testen. Legen Sie sich dazu bitte auf den Bauch und schließen Sie die Beine. Die Fußspitzen berühren den Boden. Legen Sie jetzt die Hände mit den Fingerspitzen nach vorne neben die Schultern, strecken Sie dann die Arme und stemmen Sie den Körper dadurch hoch.

Frauen dürfen es sich etwas leichter machen. Bei ihnen liegt der Unterschenkel auf dem Boden, Oberschenkel und Rumpf bilden aber eine Linie. Senken Sie den Oberkörper kontrolliert bis unmittelbar über den Boden ab. Die Rumpfmuskulatur anspannen. Vermeiden Sie ein Hohlkreuz! Ziel ist es, innerhalb von 30 Sekunden möglichst viele Wiederholungen zu schaffen. Gezählt werden allerdings nur die technisch korrekten Versuche.

Kraft-Check-up

Wie viele Wiederholungen schaffen Sie?

Frauen	1	2	3	4	5
• bis 29 Jahre	unter 15	15 bis 17	18 bis 20	21 bis 25	über 25
• 30–39 Jahre	unter 14	14 bis 16	17 bis 19	20 bis 23	über 23
• über 40 Jahre	unter 13	13 bis 15	16 bis 17	18 bis 21	über 21
Männer	**1**	**2**	**3**	**4**	**5**
• bis 29 Jahre	unter 18	18 bis 23	24 bis 27	28 bis 32	über 32
• 30–39 Jahre	unter 15	15 bis 18	19 bis 22	23 bis 27	über 27
• über 40 Jahre	unter 13	13 bis 15	16 bis 18	19 bis 22	über 22

Was bedeutet das Ergebnis für mich?

1 Ihre Muskulatur ist deutlich zu schwach. Versuchen Sie unbedingt, ein besseres Leistungsniveau zu erreichen – etwa durch gezielte Kräftigungsübungen.

2 Ihre Muskelkraft sollte noch besser werden.

3 Ihr Kraftvermögen ist okay. Aber ein bisschen mehr Power könnte Ihnen nicht schaden.

4 Gut! Ihre Muskeln sind überdurchschnittlich gut trainiert. Sorgen Sie dafür, dass es so bleibt!

5 Super! Sie verfügen über ein ausgezeichnetes Kraftpotential.

Lassen Sie sich bitte durch möglicherweise schlechte Testergebnisse auf keinen Fall entmutigen! Er stimmt nämlich nicht, dieser Mythos: Je mehr ich außer Form bin, desto länger dauert es, ehe ich Trainingsresultate sehe.
Das Gegenteil ist richtig! Besonders Anfänger und Unsportliche können ganz schnell Fortschritte verzeichnen. Das ist ja das Schöne: Der Körper ist allzeit bereit, stärker und fitter zu werden – ganz egal, wie desolat oder gut sein Fitnessniveau momentan ist. Praxistests haben erwiesen: Extrem Untrainierte können mit konsequentem Training in zwölf Wochen ihre Ausdauer und Kraft um 50 Prozent steigern – wenn das keine Motivation ist!

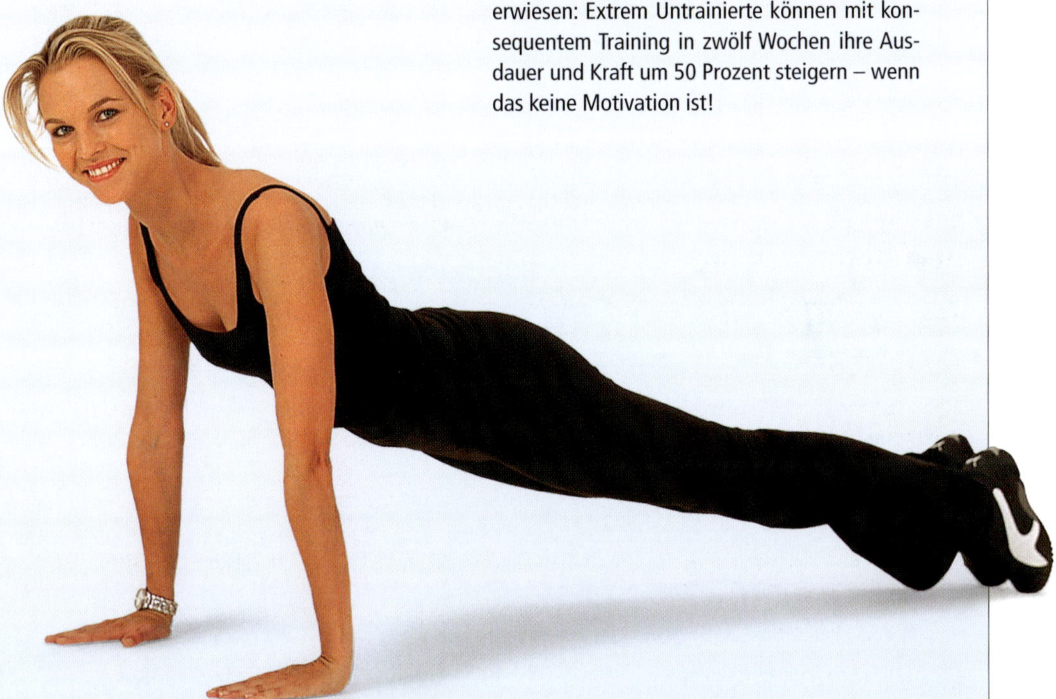

Welcher Bewegungstyp bin ich?

DER WIEDEREINSTEIGER	DER UMSTEIGER
MEIN BISHERIGER SPORTLICHER LEBENSLAUF	
Ich war früher aktiv. Ich habe aber berufsbedingt oder aus familiären Gründen eine lange Trainingspause eingelegt oder pausieren müssen.	Ich bin seit Jahren und auch regelmäßig in einer Sportart aktiv.
WIE VIEL BEWEGE ICH MICH DERZEIT IN MEINEM ALLTAG?	
Wenig bis zu wenig. Aufgrund der beruflichen Karriere und Position muss ich weniger mit anpacken als früher.	Ich kann aufgrund körperlicher Probleme (z. B. Knieschmerzen) nicht mehr alles mitmachen (z. B. Fußballspielen).
WIE FÜHLE ICH MICH GERADE?	
Ich fühle, dass ich mich körperlich verändert habe. Dabei fühle ich mich unwohl – zu dick und auch zu steif. Mit meinen Kindern kann ich manchmal einfach nicht mehr mithalten.	Ich merke, dass der Leistungshöhepunkt in meiner angestammten Sportart überschritten ist. Ich suche eine neue Herausforderung, weil ich mir da eine mögliche Steigerung verspreche (z. B. Marathon).
WAS WILL ICH DURCH BEWEGUNG ERREICHEN?	
Ich will abnehmen. Ich möchte länger jung bleiben oder mich wieder jünger fühlen. Ich will meine alte Power wieder spüren.	Ich weiß, es tut mir gut. Ich brauche einfach Bewegung. Ich will in meinem fortgeschrittenen Lebensalter meine Bewegungskarriere mit einer neuen Sportart ausfüllen.
WELCHE ART VON SPORT EMPFIEHLT SICH FÜR MICH?	
▶ **BEWEGUNG SOLL VOR ALLEM SPASS MACHEN.**	
Ich sollte altbekannte Bewegungserfahrungen nutzen, sofern sich bei der Ausübung keine orthopädischen Probleme einstellen. Übergewichtige sollten zunächst ihr Gewicht reduzieren (z. B. durch Schwimmen, Radfahren). Für Sportspiele muss erst eine gute körperliche Basis geschaffen werden.	Die Anforderungen der neuen Sportart müssen den körperlichen Möglichkeiten entsprechen (Sportler mit Knieproblemen sollten lieber Rad fahren als Marathon laufen).

DER GESTRESSTE

Ich komme so gut wie gar nicht mehr dazu, Sport zu treiben. Allerdings sagt mir der Arzt ziemlich deutlich: »Sie brauchen unbedingt mehr Bewegung – als körperlichen Ausgleich!«

Ich bin zum Kopfarbeiter und Sitzriesen geworden. Ich erledige alles – auch körperliche Anforderungen – unter Zeitdruck.

Ich komme mit Alltagsanforderungen nicht zurecht. Andere tragen an mich heran: »Denk doch auch mal an dich! Du solltest unbedingt etwas für dich, für deine Gesundheit tun!«

Ich merke selbst: Ich muss etwas ändern. Sport ist eine Option. Ich versuche also, durch Sport meine Gesundheit wiederzugewinnen und zu erhalten. Ich will leistungsfähiger sein – auch aus Imagegründen.

DER AKTIVE

Ich probiere gerne neue Trendsportarten aus. Ich bin an allen Bewegungsformen und -facetten interessiert.

Ich bewege mich eigentlich vernünftig und vielseitig.

Ich fühle mich noch lange nicht ausgelastet. Ich möchte alles, was neu und trendy ist, am liebsten auch ausprobieren.

Ich habe einfach Lust an der Bewegung. Ich will aus Spaß mein Bewegungsspektrum erweitern.

DENN NUR DANN MACHE ICH ES AUCH REGELMÄSSIG.

Der Gestresste: Ich möchte mit einem Minimum an Zeitaufwand ein Maximum an Effekt erzielen (am besten geeignet sind Ausdauersportarten). Die neuen Aktivitäten dürfen nicht in Freizeitstress ausarten. Ich kann aktive Entspannung lernen durch Bewegung.

Der Aktive: Ich lerne schnell. In Frage kommt alles, was neue, spannende Bewegungserfahrungen bringt – alles, was neuromuskulär und koordinativ fordert.

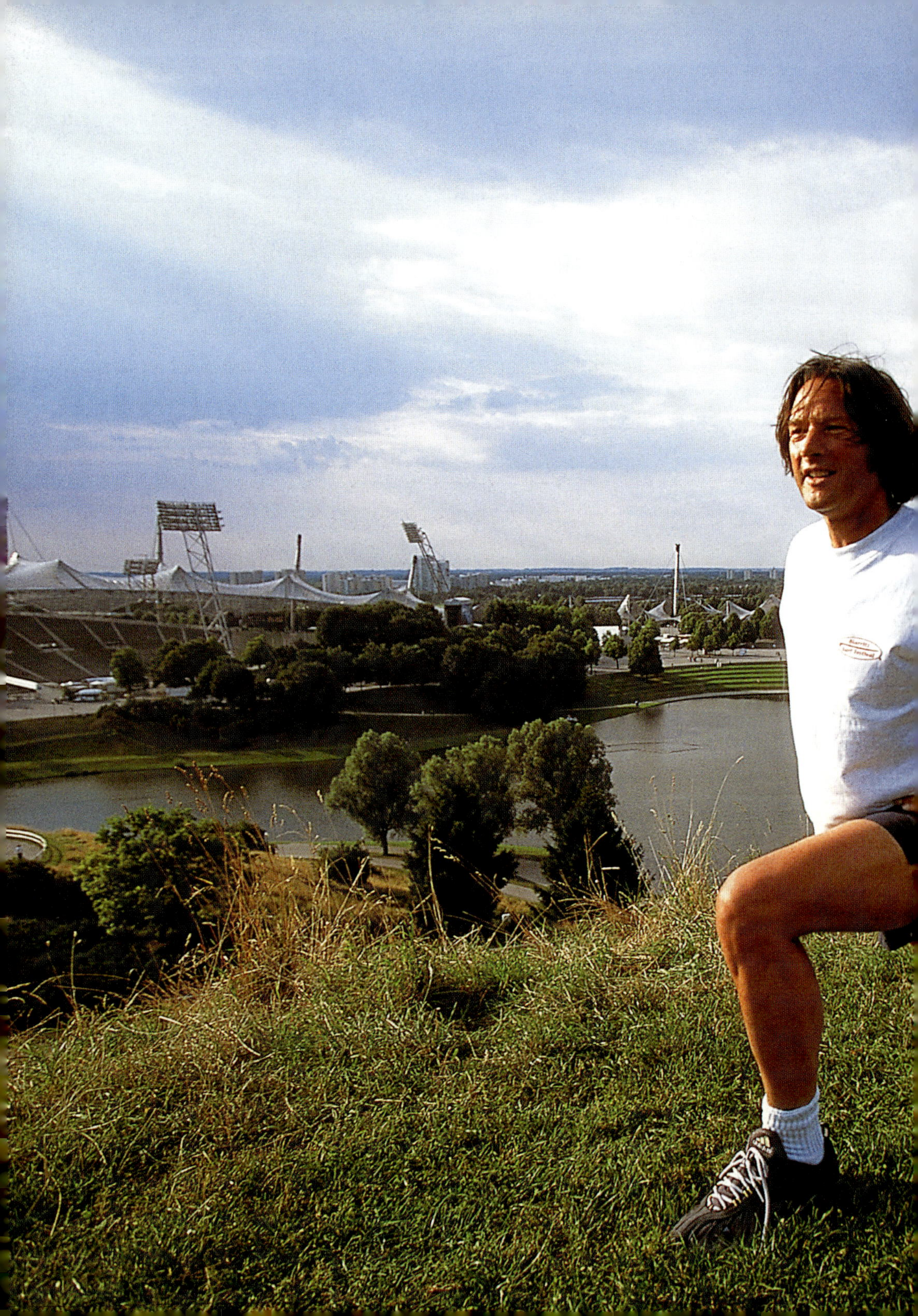

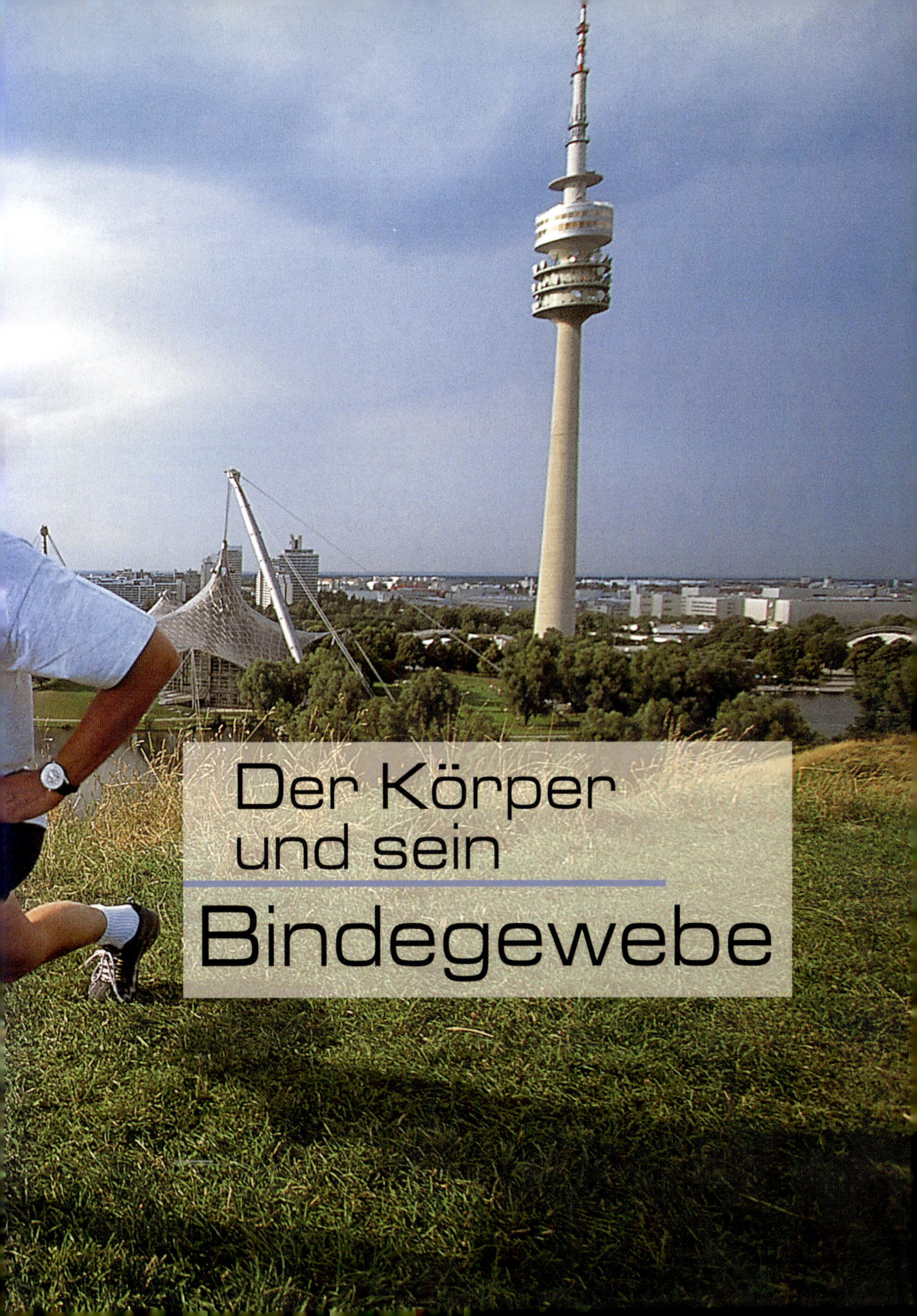

Der Körper und sein Bindegewebe

Bindegewebe: Ein unbekanntes Organ

Viele wird es überraschen: Das Bindegewebe ist ein Organ – wie Herz, Leber oder Lunge. Allerdings ist es nicht wie diese kompakt und abgegrenzt, sondern durchzieht den ganzen Körper. Auf diese Weise verknüpft das Bindegewebe 60 Billionen Körperzellen miteinander und schafft so das Wunder, dass eine Hautzelle am linken kleinen Zeh mit einer Gehirnzelle kommunizieren kann, die 1,80 Meter und viele Billionen Zellen weit entfernt ist.

Diese Verständigung funktioniert mit Hilfe von Flüssigkeiten wie Blut oder Lymphe, durch chemische Botenstoffe, zum Beispiel Hormone, aber auch über magnetische Schwingungen oder elektrochemische Signale. Das Bindegewebe ist das zentrale Transportmedium des Körpers. Dabei kann es, wie Sie noch sehen werden, sehr viele verschiedene Formen annehmen: Es reicht von der gallertartigen Konsistenz der Nabelschnur über wabbeliges Fettgewebe und elastische Menisken bis hin zum harten Knochen und dem Zahnbein.

Zellen und Matrix – die Hauptkomponenten des Bindegewebes

Welche Rolle das Bindegewebe im Körper übernimmt, hängt von seiner jeweiligen Zusammensetzung ab. Grundsätzlich besteht jede Form von Bindegewebe aus zwei Hauptbestandteilen: aus Zellen und aus der so genannten Matrix, in die Zellen eingebettet liegen. Vergleicht man das Bindegewebe mit einem Haus, dann bildet die Matrix sozusagen das Gerüst – Wände, Pfeiler und Decken. Nur wenn die so gebildeten Räume bewohnbar sind, können sich ihre Bewohner – die Zellen – darin wohl fühlen und ihre Aufgaben erfüllen.

Die Matrix – Bausubstanz und Gerüst

Die Matrix wiederum enthält zwei wesentliche Elemente: die stützenden **Fasern** und die **Grundsubstanz,** die aus Nährstoffen und Wasser besteht. Diese Baustoffe können, je nachdem, wie sie zusammengesetzt sind, im Körper völlig unterschiedliche Gewebe formen: eine Sehne zum Beispiel, die fast gar kein Wasser mehr enthält, oder elastisches Unterhautgewebe, das im Gegenteil sehr viel Flüssigkeit aufnehmen kann – zum Beispiel bei einem geschwollenen Bein.

Das Bindegewebe dient nicht nur der **Kommunikation,** sondern auch dem **Transport:** Sauerstoff und Nährstoffe, welche die Zellen für ihren Stoffwechsel brauchen, gelangen über feinste Blutgefäße ins Bindegewebe. Dort passieren sie die haarfeinen **Filtersysteme,** die Grundsubstanz und Faserstrukturen zusammen bilden (s. Seite 61). Dieses Netzwerk leitet die lebenswichtigen Flüssigkeiten zu den Zellen weiter. Umgekehrt werden auch die Abfallstoffe des Zellstoffwechsels – Kohlendioxid, Säuren und halb verdaute Nährstoffe – zuerst ins Bindegewebe abgegeben. Das transportiert sie zurück zu den Blutgefäßen und Lymphkanälen. Die Giftstoffe werden dann von speziellen Zellen des Immunsystems zerlegt oder über die Nieren ausgeschieden.

Die Zellen – Leiharbeiter oder Bewohner

Zur Matrix lesen Sie ab Seite 55 mehr. Zunächst wollen wir uns mit den Zellen in der Bindegewebsmatrix und ihren Funktionen näher beschäftigen: Manche der Zellen durchreisen das Bindegewebe nur als Passagiere. Als Besucher, Leiharbeiter oder Wächter kontrollieren sie Arbeiten, übernehmen Botengänge und halten Eindringlinge fern. Andere haben es sich in der Matrix wohnlich eingerichtet und langfristig Verantwortung übernommen. Sie sind ständig mit ihrem Auf- und Umbau beschäftigt und produzieren Fasern oder Eiweiße.

Die Aufgabe der Fettzellen

Zu den ständigen Bewohnern des Bindegewebes zählen zum Beispiel die Fettzellen (Adipozyten). Obwohl wir oft gerne auf sie verzichten würden, sind sie doch wichtig. Jüngste Forschungen zeigen, dass sie nicht nur – wie lange Zeit angenommen – den Körper wärmen und Erschütterungen der Organe abpuffern, sondern Fett ist viel mehr: Es ist ein aktives Organ, »ein bisschen wie die Leber«, sagt etwa Simon Coppack, ein englischer Fettsuchtforscher.
Dass Fett nicht nur vielschichtig ist, sondern auch unterschiedlichste Aufgaben erfüllt, zeigen schon die unterschiedlichen Depots, die unser Körper anlegt: »Weißes« Fettgewebe dient dabei als Speicher, »braunes« liefert Kraftstoff für Organe, Darm und Lymphknoten. Mal versorgt Fett den Herzmuskel mit zusätzlicher Energie, mal reguliert es den Insulinhaushalt oder das Immunsystem. Und fast immer kommuniziert es mit der Hirnanhangsdrüse, der Hypophyse, die Steuerhormone in den Blutkreislauf abgibt.

Wo Bindegewebe vorkommt

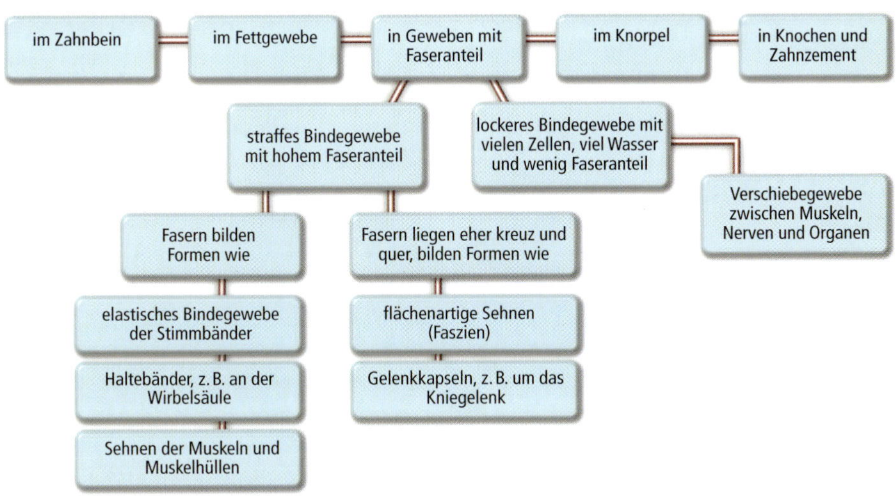

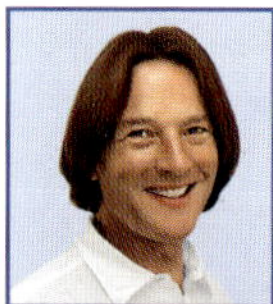

AUS MEINER PRAXIS

Unser Körper – genial im Vertuschen

Der Körper toleriert viel, aber er vergisst nichts. Denn er ist eine genial aufeinander abgestimmte Maschinerie: Wenn in einem Teilbereich ein Problem auftritt, wird der Körper den Gesamtablauf seiner Bewegung verändern, um die verletzten Strukturen zu schonen und zu schützen. Oft kommen Patienten zu mir, die über Knieschmerzen klagen. Aber sie können sich an keinen Unfall und an keine Kniegelenksverletzung erinnern. Die Ursache ihres Problems kann zum Beispiel ein Umknicken mit dem Sprunggelenk sein, das sich Wochen zuvor ereignet hat. Zum Schutz der dabei verletzten Bänder verändert der Körper die Bewegungsführung des gesamten Beines. Erst im Laufe der Zeit führt die Anpassung im Kniegelenk zu Überlastungsreaktionen. Wir Mediziner nennen dieses Phänomen eine aufsteigende Ursache-Folge-Kette. Auch der umgekehrte Fall ist möglich: Zunächst unscheinbare (schmerzlose) Veränderungen im Lenden-Becken-Hüft-Bereich können aufgrund einer absteigenden Ursache-Folge-Kette zu Problemen im Knie- oder Sprunggelenk führen.

Warum Schlanksein so schwer ist

Die Zahl der Fettzellen bleibt über viele Lebensjahre konstant. Ob wir schlank sind oder dick, hängt deshalb davon ab, wie stark die Adipozyten gefüllt sind. Das Fettabsaugen, wie es Schönheitschirurgen praktizieren, reduziert zwar die Zahl der Fettzellen an Po, Oberschenkel oder Bauch, löst aber in vielen Fällen nicht das Grundproblem: Wer nicht die Ursache des Übergewichts angeht, seine Ernährung und Lebensweise umstellt, dem kann es passieren, dass die übrig gebliebenen Fettzellen sich nun noch mehr mit Depotfett füllen. Dann entstehen Wülste und Striemen im Gewebe. Außerdem können unschöne Narben zurückbleiben.

Frauen speichern übrigens von Natur aus mehr Fett als Männer. Ihr Plus von zwölf Prozent – vor allem an Oberschenkeln, Gesäß und Hüften – sind ein Ernährungspolster für das ungeborene Kind.

Für Frauen besonders wichtig ist auch der vom Fettgewebe produzierte Botenstoff Leptin. Mädchen, deren Stoffwechsel so gestört ist, dass er zu wenig Leptin produziert, werden nicht geschlechtsreif. Nach den Wechseljahren schützt die hormonähnliche Substanz die Knochen vor Entkalkung. Zu viel davon fördert jedoch die Bildung von Tumoren. Sportlerinnen, die viel Fett durch intensives Training verlieren, haben oft Hormonprobleme.

Der Fettanteil im Bindegewebe ist also nicht nur unnützer Ballast, sondern – in Maßen – sehr wichtig für den Körper. »Fett ist«, so der englische Forscher Simon Coppack, »ein zentrales Hauswirtschaftssystem für den Körper.«

Fibroblasten – die Faserhersteller

Andere im Bindegewebe fest verankerte Zellen sind **Fibroblasten** und **Fibrozyten.** Diese Universal-Handwerker besitzen die unglaubliche Fähigkeit, **Fasern** herzustellen: Je nach Typ und Bauplan konstruieren sie feste Taue (das Kollagen in Sehnen und Bändern) oder flexible Expandergurte (elastische Fasern), feine Garne (Netzwerk der Grundsubstanz) und solide Platten (Bandscheiben und Menisken).

Fibroblasten spielen außerdem eine zentrale Rolle bei der **Wundheilung:** Eine bestimmte Gruppe von ihnen, die Myofibroblasten, sorgt dafür, dass neues Gewebe stabil zusammenwächst. Nach den ersten erfolgreichen Heilungsschritten lösen sie sich wieder auf.

Fibroblasten produzieren auch **Enzyme,** die überflüssiges Gewebe wieder abbauen. Und ganz nebenbei stellen sie noch **Wachstumsfaktoren** her, die für den komplizierten Zellstoffwechsel in der Matrix wichtig sind.

Osteoblasten und Osteoklasten – die Knochenbauer

Was wäre ein Bau ohne ordentliche Betonierer, die **Osteoblasten?** Diese sehr empfindlichen Zellen liegen dicht an Blutgefäßen, weil sie einen hohen Sauerstoffbedarf haben. Denn sie arbeiten hart: Unermüdlich mauern sie sich immer mehr mit einer speziellen Grundsubstanz, dem Osteoid, ein. Dabei bauen sie die Knochen auf.

Eine Versorgungsleitung in ihre steifen Betonkammern halten sie jedoch ständig offen und bleiben so bis ins hohe Alter lebendig. Das ist sehr wichtig, weil sich, je nach Alter und körperlicher Aktivität, die Knochenstruktur wandelt und dauernd nachbetoniert und umgebaut werden muss.

Knochenabbauarbeiten werden von den **Osteoklasten** übernommen. Im Gegensatz zu den Osteoblasten sind sie nur Besucher im Bindegewebe: Sie werden aus dem Blut herbeigerufen, um überflüssige Fragmente abzubauen. So halten sie die Knochen schlank und leicht. Bei Bedarf lösen sie auch Phosphate und Kalzium aus ihnen heraus, die für andere Aufgaben im Körper gebraucht werden. Ein Knochen ist also, obwohl er so fest und unwandelbar aussieht, das Produkt eines ständigen Auf-, Um- und Abbaus.

Chondroblasten – die Knorpelbauer

Diese Zellen des Bindegewebes, die **Chondroblasten,** liegen weitab von den ständig aktiven Blutgefäßen, sind träge und fast bedürfnislos. Eingehüllt in durchscheinendes Material, das sie langsam ausschwitzen, leben sie in saurem Milieu und produzieren dort ein erstaunliches Material: den **Knorpel.**

Poliert wie feinste Keramik und angenehm glatt wie die Haut eines Delphins schützt diese Substanz den Knochen immer dort, wo er besonders belastet wird.

Um diese Aufgabe zu erfüllen, ist die Grundsubstanz des Knorpels reich an **Glykosaminoglykanen** – kurz: GAGs. Diesen wichtigen chemischen Verbindungen werden wir später noch häufiger begegnen.

Mastzellen – die mobile Eingreiftruppe

Diese Immunzellen (im Fachbegriff Mastozyten) kommen vorwiegend in der Haut, den Atemwegen und im Darm vor, aber sie besiedeln auch das Bindegewebe. Meist liegen sie in der Nähe von Nervenendungen, von denen sie ihre Befehle erhalten, in Wartestellung. In Notsituationen werden sie als mobile Eingreiftruppe aktiv.

Dann setzen sie Gewebshormone, so genannte Mediatoren, frei. Zum Beispiel

Das Knie

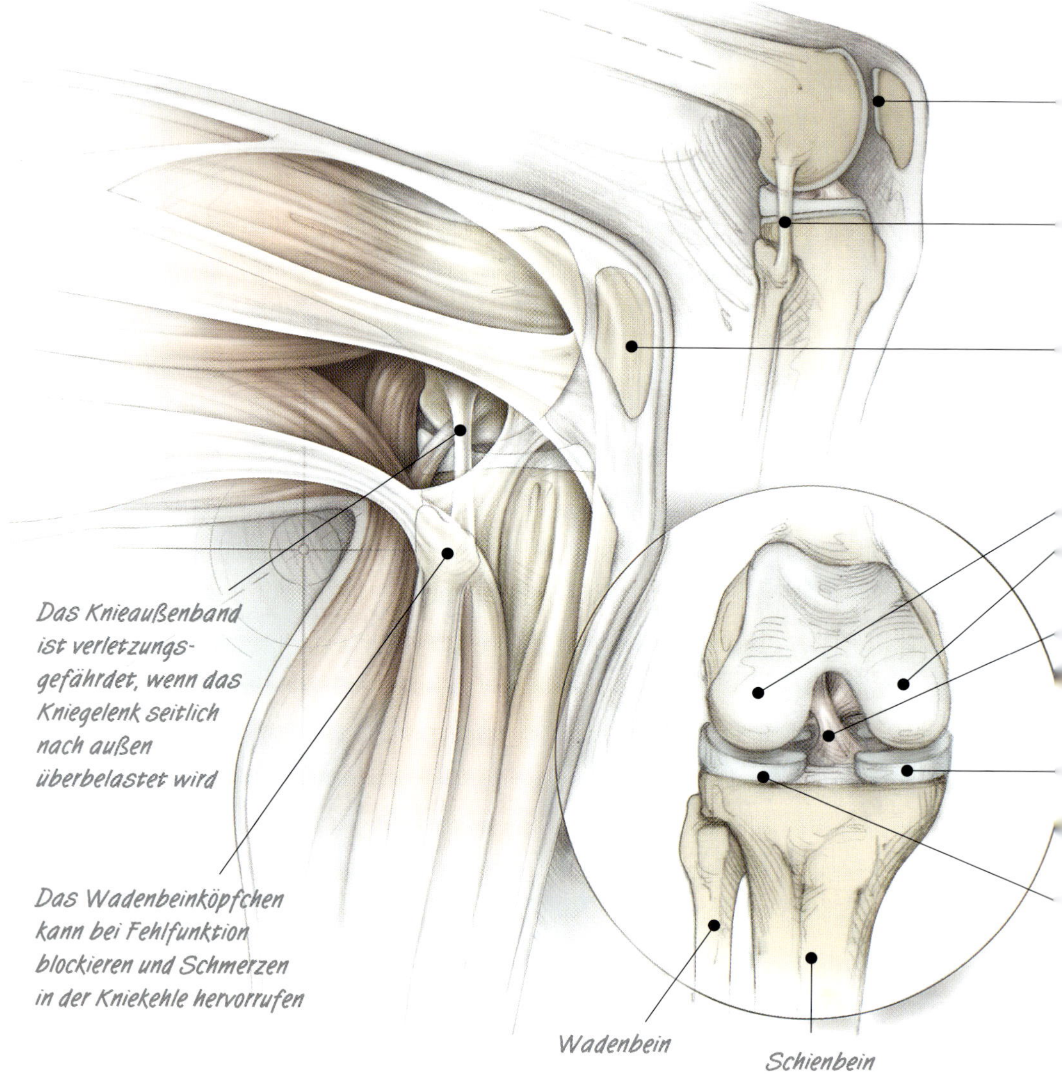

Vorsicht, Verletzungsgefahr!

Kein anderes Gelenk wird beim Sport stärker belastet als das Knie. Es muss gewaltige Druckbelastungen aushalten und große Kraftentwicklungen umsetzen. Verletzungen am Innen- und Außenmeniskus, an den Kreuzbändern, den Seitenbändern, der Gelenkkapsel und dem Gelenkknorpel, der Kniescheibe sowie den Sehnen sind leider nicht selten.

Das Kniescheibengelenk zwischen der Kniescheibe und dem Oberschenkelknochen leidet bei Fehlfunktion. Es kann zu schmerzhaften Knorpelschäden kommen

Das Knieaußenband verbindet den Oberschenkelknochen mit dem Wadenbein. Es liegt außerhalb der Gelenkkapsel

Kniescheibe

Oberschenkelrollen

Die Kreuzbänder liegen im Inneren des Gelenks. Sie reißen relativ häufig bei Skiunfällen oder bei Kniegelenksverletzungen im Fußballsport (z. B. bei sehr hoher Kompression, also Stauchung des Kniegelenks, bei einem Tritt von hinten gegen den Unterschenkel oder bei schweren Stürzen)

Stark beansprucht: Der Innenmeniskus ist ständig in Bewegung. Beim Beugen und Strecken des Kniegelenkes wandert er jeweils um sechs Millimeter nach vorne bzw. nach hinten und wird dabei verformt

Der Außenmeniskus bewegt sich noch stärker. Bei jeder Beuge- und Streckbewegung verformt er sich und gleitet zwölf Millimeter vor und zurück

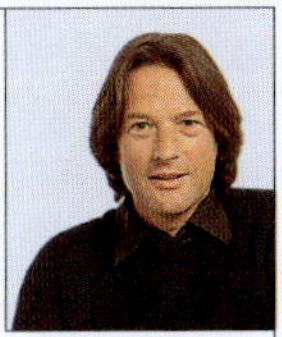

Kniegelenk: Drehscheibe des Körpers

Das Knie ist eine höchst komplizierte Konstruktion, die uns zum aufrechten Gang verholfen hat. Es ist beim Laufen eine Art Stoßdämpfer und Scharnier und hilft, dass wir nicht in die Knie gehen. Das Knie ist die gelenkige Verbindung zwischen Ober- und Unterschenkel. Es muss gewaltige Druckbelastungen und Zugkräfte über das Gelenk aushalten und funktioniert in mehreren Bewegungsebenen: Es soll und kann beugen, strecken, rotieren, gleiten – oftmals gleichzeitig. Für bessere Beweglichkeit sorgen die Kniescheibe und zwei weitere Scheiben: Innen- und Außenmeniskus. Schleimbeutel schützen die knieübergreifenden Sehnen, damit diese sich nicht am Knochen reiben. Damit das Kniegelenk einen seitlichen Halt hat, nicht nach innen oder außen ausbrechen kann, sind jeweils zwei Bandverbindungen zwischen Ober- und Unterschenkel an der Innen- und Außenseite angelegt: das Innen- und das Außenband. Das Knie muss auch Halt haben für die Vorwärts-Rückwärts-Bewegung. Dazu dienen das vordere und das hintere Kreuzband. Sie liegen innerhalb des Gelenks und sind nicht ertastbar. Die Bänder bestehen aus einem sehr robusten, kaum elastischen Bindegewebe.

Histamin, ein Stoff, der die Gefäße weitet und durchlässiger macht. Das Gewebe wird sofort stärker durchblutet. Sie kennen diesen Effekt von der Sauna oder einer Massage. Histamin spielt aber auch bei Entzündungen oder Allergien eine wichtige Rolle. Manche Lebensmittel enthalten besonders viele Histamine: Rotwein oder aufgewärmter Fisch können bei empfindlichen Personen zum Beispiel zu einem *flush*, einer allergischen Reaktion mit schockartiger Durchblutung, führen.

Mastzellen sind ein wichtiger Bestandteil des **Immunsystems.** An ihrer Oberfläche tragen sie Rezeptoren, eine Art Andockstelle für Signalstoffe. Dockt dort ein Immunglobulin-E (Ig-E) an, bedeutet dies: Fremdkörper halten sich im Organismus auf! Dann setzt die Mastzelle Histamin frei oder auch Prostaglandin-2, ein Gewebshormon, das die Durchlässigkeit der Gefäßwände steigert. Heparin hemmt zusätzlich die Blutgerinnung. Alle diese Faktoren sollen dazu beitragen, dass das Immunsystem den Schaden möglichst schnell beheben kann.

Leukozyten – Immunzellen als wachsame Körperpolizei

Viele der beweglichen Zellen, die das Bindegewebe als Passagiere durchreisen, spielen eine wichtige Rolle im Immunsystem. Aber sie haben eine andere Entwicklungsgeschichte: Sie wurden nicht wie die Mastzellen schon im embryonalen Gewebe angelegt, sondern werden von den Knochenmarkszellen produziert. Sie sind also jünger. Da wären zum Beispiel die kräftigen **Monozyten.** Aus den Blutgefäßen ins Bindegewebe gewandert, reifen sie dort zu ihrer wahren Rolle heran: Sie werden zu **Fresszellen,** den Makrophagen. Diese können – im Gegensatz zu vielen anderen Zellen – Jahre alt werden. Fresszellen beseitigen alles, was im Körper keine Funktion (mehr) hat: Sie verschlingen tote Zellen, kaputte Enzyme, Krebswucherungen, aber auch Eindringlinge wie Schimmelpilze, Parasiten oder Viren. Eine Sonderform der Fresszellen sind die knochenabbauenden Osteoklasten, von denen (Seite 51) schon die Rede war. Neben den **Enzymen,** mit denen die Makrophagen ihre Abbauprozesse erledigen, produzieren sie auch **Botenstoffe** wie Interferon und Prostaglandine sowie freie Radikale. So geben sie wichtige Informationen und Impulse weiter, die von den Flüssigkeitsströmen weitergespült werden.

Granulozyten – die Putzkolonne

Eine Art Putzkolonne sind die kurzlebigen **Granulozyten.** Ihren Namen tragen sie deshalb, weil sie in ihrem Inneren kleine Körper (lateinisch: granulae) tragen, die dem Aufbau verschiedener Stoffe dienen.

Je nach Abwehrbereitschaft des Körpers wächst oder schrumpft die Zahl der Granulozyten rasch. In dem komplizierten Wechselspiel der Immunreaktionen tragen sie dazu bei, die Mastzellen zu Abwehrreaktionen anzuregen (siehe oben).

Die Granulozyten produzieren aber auch Stoffe, mit denen sie direkt gegen Bakterien und Viren kämpfen. Eiter an einer Verletzung bedeutet, dass gerade Millionen von Granulozyten nach getaner Arbeit abgestorben sind. Werden ihre chemischen Substanzen nicht von einer intakten Matrix kontrolliert, entstehen freie Radikale, die im Höhlennetzwerk des Bindegewebes viel Schaden anrichten können: Zum Beispiel können sich Gelenke, Muskeln oder Hautpartien entzünden.

Lymphozyten – die »Denker« des Immunsystems

Die dritte Gruppe der Immunzellen heißt **Lymphozyten.** Sie entstehen im Knochenmark, aber auch in der Milz, der Leber, den Mandeln und den Darmwänden. Überwiegend leben sie im Lymphsystem, Verletzungen oder Entzündungen rufen sie aber auch ins Bindegewebe. Dort bewegen sie sich wie kleine Amöben langsam durch die Matrix. Die Lymphozyten sind der »Kopf« des Immunsystems: Sie dienen der Wahrnehmung, Speicherung und Erinnerung. Wenn sie eine Bedrohung erkennen, rufen sie eine Armee von Makrophagen herbei, um die »Feinde« zu zerstören.
Nachdem wir nun die einzelnen Zellbestandteile des Organs Bindegewebe kennen gelernt haben, lassen Sie uns zu seiner tragenden Konstruktion zurückkehren: zur Matrix.

Wie die Feinstruktur der Matrix organisiert ist

Die alles tragende, spannende und verstärkende Matrix besteht aus elastischen und kollagenen **Fasern** und der **Grundsubstanz.** Diese funktioniert wie ein Ökosystem, bei dem Bachläufe (interzelluläre Flüssigkeit), filtrierende Pflanzen (bürstenförmige Moleküle) und das Drucksystem des Grundwassers (Diffusion, Osmose) eine Einheit bilden. Die Grundsubstanz enthält Zucker, zuckerhaltige Eiweißmoleküle und einfache Eiweiße und natürlich Wasser, das dem Bindegewebe Volumen verleiht. Nur so kann es Druck aushalten, Stöße abdämpfen und das Gewicht des Körpers tragen. Bei den stark beanspruchten Bandscheiben oder dem Gelenkknorpel zum Beispiel spielt das gebundene Wasser die entscheidende Rolle: Es puffert Belastungen ab und schont die Gewebsfasern.

Kollagen – klebende Fasern

Je nachdem, um welche Art von Bindegewebe es sich handelt, sind die **Molekülgitter** der Matrix fester oder elastischer konstruiert. Entscheidend ist dabei, wie die Fasern beschaffen sind. Die meisten Faserarten bestehen aus dem Eiweißstoff **Kollagen.** Ein Drittel des gesamten Körpereiweißes besteht aus dieser Substanz, die übersetzt »leimbildend« heißt und sich im Laufe der Jahre von weiß nach gelbbraun verfärbt.

- **Typ I** ist der mit 80 Prozent am häufigsten vorkommende Kollagentyp. Er findet sich in allen Geweben, die unter ständiger **Dehnbelastung** stehen. Das sind zum Beispiel Gelenkkapseln und Bänder, Sehnen und die Muskulatur. Bandscheiben und Knochen enthalten ebenfalls Kollagen vom Typ I. Es wird von den bereits erwähnten Fibroblasten und Osteoblasten gebildet.
- **Typ II** wird von Chondroblasten hergestellt und muss **Druck** aushalten: etwa in Knorpeln und Teilen der Bandscheiben, Menisken und Disken.
- **Typ III** ist eine besonders feine Spezialfaser in Haut und Unterhaut. Man findet sie in der Gelenkinnenhaut und überall, wo gerade ein **Wundheilungsprozess** abläuft, weil sie für den ersten Wundverschluss sorgt.

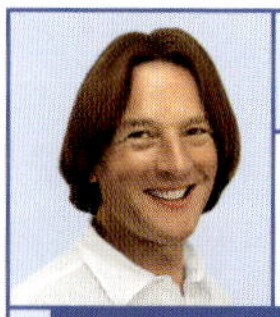

AUS MEINER PRAXIS

Volksleiden Rückenschmerzen

Alarmierende Zahlen: Drei von vier Erwachsenen leiden unter Rückenschmerzen. Wir wissen längst: Kummer schlägt nicht nur auf den Magen, er kann auch ins Kreuz fahren. In der Wirbelsäule verläuft das Rückenmark, das mit dem Gehirn das zentrale Nervensystem bildet. Dies steuert nicht nur den Herzschlag, den Blutdruck und die Atmung, sondern auch die Spannung der Muskulatur. Bei Stress, Ärger, Wut oder Trauer erhöht sich auch die Muskelspannung. Die Muskulatur verkrampft und übt einen Druck auf Nerven aus, die in ihnen verlaufen. Es treten Schmerzen auf – besonders häufig im Nacken-Schulter-Bereich. Wir wissen: Der Rücken ist Spiegel der Seele. Aber nicht immer sind seelische Probleme Auslöser für Rückenschmerzen. Sie können auch rein mechanisch entstehen: zum Beispiel infolge von Abnutzung, einer Funktionsstörung oder Überlastungen im Bereich der Halswirbelsäule.

- **Typ IV** steckt in den feinen Wänden, die zum Beispiel in **Nerven** als Isolation dienen und im **Muskel** Muskel- und Bindegewebsanteile voneinander trennt.

Andere Kollagene finden sich in der schmerzempfindlichen Knochenhaut, in den Nerven- und Zellwänden, im Knochen selbst (für die Elastizität) und in der Basalmembran der Haut (s. Seite 85).

Der Aufbau einer Kollagenfaser

Betrachtet man eine Kollagenfaser genau, findet man drei Eiweißketten, die spiralig verdrillt sind. Das ist die kleinste Baueinheit. Wie alle Eiweiße ist auch Kollagen aus Aminosäuren aufgebaut. Die häufigste Aminosäure heißt Glycin. Sie verleiht der Faser Stabilität und Festigkeit.

Sehnen und Bänder entstehen, indem sich mehrere Kollagenfasern spiralförmig zusammendrehen, ähnlich wie Stahlseile. Je mehr sie sich zusammenzwirbeln, desto dicker wird das Ganze. Werden sie in stets gleicher Weise belastet, richten sich die Kollagenfasern der Länge nach aus, etwa in einem schlanken Muskel. Müssen sie dagegen Spannungen aus verschiedensten Richtungen aushalten, bilden sie ein flexibles Maschengitter, das nach allen Seiten hält. Solche Konstruktionen finden sich zum Beispiel in Sehnenplatten, den Faszien (s. Seite 79) und der äußeren Gelenkkapsel.

In Ruhestellung liegen die Kollagenfasern in Wellen, die ihnen eine gewisse Elastizität verleihen. Dehnt man sie, geben sie etwa fünf Prozent in der Länge nach. Bei abrupter und extremer Dehnung können sie aber reißen. Nur wenn eine Belastung, zum Beispiel beim Sport, kontinuierlich gesteigert wird, kann sich das Gewebe anpassen und entsprechend weiter verformen.

Geschieht das nicht, sondern wirken plötzlich ungewohnte Kräfte auf den Körper ein, zum Beispiel im Skiurlaub, führt das leicht zu Unfällen. Die meisten Bänderrisse und Knochenbrüche passieren deshalb in den ersten Tagen des Sporturlaubs.

Kupfer-, Zink- und Vitamin-C-Mangel schwächen die Stabilität des Kollagens und mindern die Qualität der Fasern. Fehlen dem Körper Enzyme, Vitamine, Spurenelemente oder Aminosäuren, bringt das den Kollagen-Haushalt durcheinander: Dann produziert der Organismus entweder zu viel davon – das führt zu wulstigen Narben oder Wucherungen – oder zu wenig. Die genauen Zusammenhänge sind aber noch unklar.

Kollagenmangel ist gefährlich

Patienten mit **Kollagenstörungen** können oft ihre Gelenke erstaunlich weit überdehnen, zum Beispiel die Finger überstrecken oder den Ellenbogen in einen ungewöhnlichen Winkel verdrehen. Ihre Haut lässt sich überdurchschnittlich stark verschieben, sie reißt leicht ein. Das Gewebe fühlt sich teigig und schwammig an.

Zum Problem kann für diese Menschen auch die Ausbeulung der Gefäße werden: Wenn eine Arterie platzt oder bricht, kommt es zu gefährlichen Blutungen.

Bei einer bestimmten Form des chronischen Rheumas bildet der Körper – aufgrund eines Defekts in seinem Immunsystem – Abwehrstoffe gegen sein eigenes Kollagen (Typ II): Diese greifen den Knorpel an und zerstören ihn.

Bewegung stärkt die Fasern

Wird das Bindegewebe – etwa während einer Krankheit – nicht oder kaum belastet, baut sich das Kollagen schnell ab. Nach vier Wochen Bettruhe hat es 80 Prozent seiner Flexibilität verloren. Leider wird neues Kollagen nur sehr langsam aufgebaut. Je nach Gewebe dauert das ein bis zwei Jahre, in der Bandscheibe deutlich länger. Regelmäßiges Training oder schwere körperliche Arbeit dagegen machen die Sehnen und Bänder stabiler.

Elastin – der ganz besonders flexible Baustoff

Ein zweiter Fasertyp der Matrix ist **elastisch.** Er bildet zum Beispiel die gummiartige Substanz von Ohrmuscheln und Nasenspitze, ist aber auch wichtig für die Elastizität der Haut, die Faltenbildung und das Entstehen von Cellulitis. Die Wände gesunder Blutgefäße sind bis zu 50 Prozent aus Elastin aufgebaut. Das zeigt, wie wichtig dieser Baustoff für den Körper ist.

Erzeugt werden die elastischen Fasern in den Fibroblasten (s. Seite 50) und den glatten Muskelzellen der Blutgefäße. Elastin enthält wie das Kollagen die Aminosäuren Prolin, Hydroxyprolin und Glycin, nur sind sie hier anders kombiniert. Kleine Bauplanänderung, große Wirkung: Elastin enthält daneben deutlich mehr der Aminosäuren Alanin, Valin, Leucin und Isoleucin, außerdem Desmosin und Isodesmosin, die die langen Molekülketten zusammenbinden. Um die elastischen Fasern herum wird Wasser als Puffer angelagert.

Aufwärmen hilft dem Elastin

Auf den ersten Blick sehen die Faserbündel des Elastins so aus wie die »Taue« des Kollagens. Sie sind jedoch viel lockerer zusammengesetzt. Damit der Strang nicht reißt, sind die Fasern untereinander stabil vernetzt. Das so gebildete elastische Netzwerk kann sich bei einer Dehnung auf das Doppelte oder sogar das Zweieinhalbfache seiner Länge strecken. Dabei speichert es Energie, die die Fasern nach der Anspannung wieder zurückschnellen lässt. Optimale Arbeitstemperatur für das Elastin sind 37 Grad Celsius. Deshalb sollten Sie sich vor dem Sport ausreichend aufwärmen!

Das Hüftgelenk

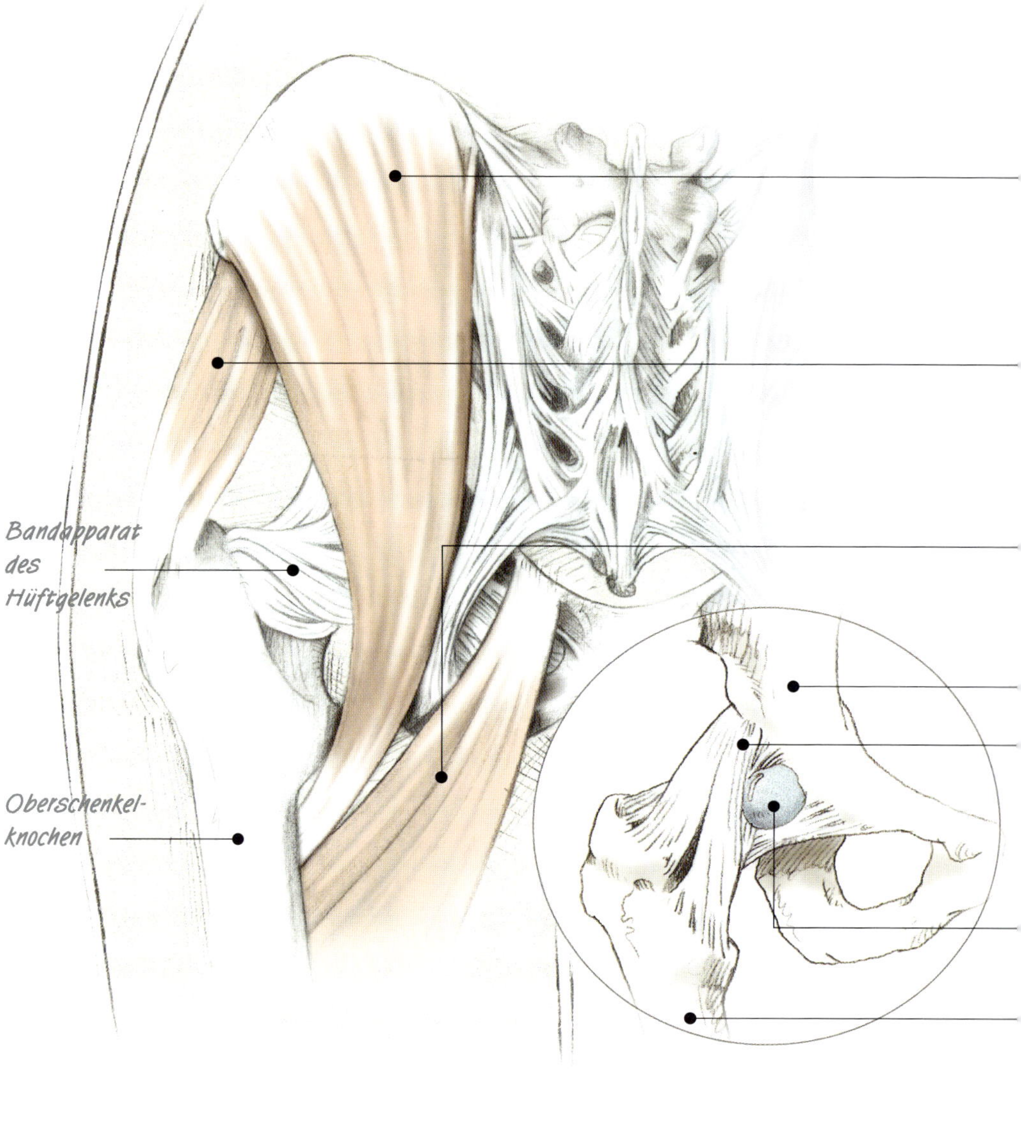

Verschleißerscheinungen an der Hüfte

Sie beginnen schleichend und entwickeln sich ohne besonders schmerzhafte Frühwarnungen. Erste Verschleißerscheinungen an der Hüfte machen sich mitunter morgens als »Einlauf-Schmerz« bemerkbar, der nach Bewegung wieder abnimmt. Ruheschmerzen treten meist erst dann auf, wenn die Abnutzung schon weiter fortgeschritten ist.

Der Darmbeinmuskel oder Hüftbeuger bestimmt unsere Schrittlänge. Wird er fehlbelastet, z. B. im Radsport oder im Fußball (hier oft auf der Seite des Schussbeins), neigt er zur Verkürzung, d. h. dann ist auch die Schrittlänge verringert

Kleiner Gesäßmuskel oder Hüftabspreizer: Bei Fehlbelastungen im Lenden-Becken-Hüft-Bereich kann er ischiasähnliche Beschwerden hervorrufen

Schenkelanzieher: Wenn eine Fehlfunktion im Lenden-Becken-Hüft-Bereich vorliegt, z. B. infolge eines Beckenschiefstandes, kommt es an diesem Muskel oft zu einer Verkürzung, die sich durch ziehende Schmerzen bemerkbar macht

Beckenknochen

Bandapparat: Bei einer Reizung des Kapsel-Bandapparates sowie des Schleimbeutels treten unter Umständen starke Schmerzen auf. Der Heilungsprozess kann sich langwierig gestalten

Schleimbeutel: optimiert die Druckverteilung zwischen Knochen und Bandstrukturen

Oberschenkelknochen

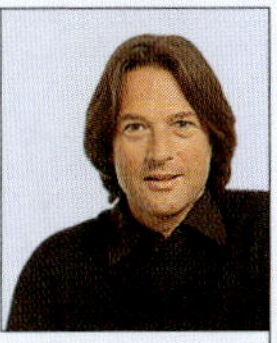

Hüftgelenk: stark geforderter Lastenträger

Das Hüftgelenk ist das größte und das am stärksten belastete Gelenk unseres Körpers. Zwar sorgt die Konstruktion des Beckens, die einen knöchernen Ring bildet und die Wirbelsäule stabil befestigt, für eine möglichst gleichmäßige Lastenverteilung. Doch vorzeitiger Verschleiß lässt sich oft nicht verhindern, denn schließlich lastet das ganze Gewicht des Oberkörpers auf den Hüftgelenken. Da macht Übergewicht besonders zu schaffen: Jedes Kilo zu viel bedeutet eine Mehrbelastung. Um das Hüftgelenk zu entlasten, hilft nur Bewegung. Durch Bewegung verbessert sich die Durchblutung der Gelenkinnenhaut, es wird vermehrt Gelenkschmiere gebildet und der Verschleißprozess verlangsamt sich. Ohne Bewegung bilden sich wichtige Gelenkanteile zurück, Gelenkschmiere wird nicht mehr ausreichend produziert – das Gelenk läuft trocken. Allerdings sollte die Bewegung gelenkschonend sein. Optimal sind regelmäßiges Schwimmen, Spazierengehen und langsames Laufen. Radfahren sollte bei Belastungsschmerz auf einem speziellen Sitzrad (Recumbent-Rad) durchgeführt werden, das eine Hüftbeugung in einem günstigen Winkel ermöglicht. Übrigens: Hüftschmerzen strahlen oft über Nervenfasern in den Oberschenkel aus. Sie können sogar als Knieschmerz in Erscheinung treten.

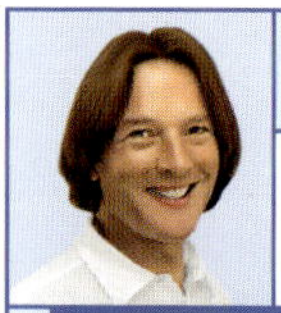

AUS MEINER PRAXIS

Procollagen: die Stärkung für das Bindegewebe

Seit zehn Jahren lasse ich für meine Patienten und Sportler in einer Münchener Apotheke ein Bindegewebsmittel herstellen. Es bewirkt nicht nur eine Gesunderhaltung, sondern auch eine Straffung des Bindegewebes. Mittlerweile habe ich diese Bindegewebsformel zu dem Produkt Procollagen weiterentwickelt. Es ist in allen Apotheken zu bekommen und enthält vier wichtige Aminosäuren: Prolin, Lysin, Arginin und Methionin. Sie sind für die Bildung und den Erhalt eines gesunden, elastischen Bindegewebes sowie die Festigung seiner Fasersysteme notwendig. Daneben sind diese Aminosäuren bedeutende Bausteine der Muskeleiweiße und an energieliefernden Stoffwechselprozessen beteiligt. Damit fördern sie die Leistungs- und Regenerationsfähigkeit des Körpers. Weitere zentrale Bestandteile: Vitamin C unterstützt die Kollagenbildung, festigt das Bindegewebe und wehrt gewebeschädigende freie Radikale ab. Zink ist für die effiziente Verstoffwechselung der im Procollagen enthaltenen Aminosäuren unentbehrlich und es reguliert besonders in der Grundsubstanz des Bindegewebes das Zellwachstum.

Warum unsere Beweglichkeit im Laufe der Jahre abnimmt

Jede Bewegung des Körpers bedeutet Arbeit für die elastischen Fasern: Sie bremsen die einwirkenden Kräfte ab und gleichen sie aus. Vor allem das Kollagen wird geschont. Es wird erst bei kraft- und haltebetonten Vorgängen (Sprung, Abfedern der Gelenke, Kraftübertragung) gefordert.
Elastin will gut versorgt werden: mit Antioxidantien, Aminosäuren und Kupfer. Abgebaut wird es durch ein Enzym der Bauchspeicheldrüse, die Elastase. Da dieses Enzym im Alter zunimmt, verringert sich unsere Beweglichkeit im Laufe der Zeit – wenn wir nichts dagegen tun. Elastase spielt auch eine Rolle bei der Verkalkung der Gefäße, der Arteriosklerose. Bei Rauchern wird das Enzym sogar vermehrt gebildet.

Proteine – Bindematerial zwischen Knochen, Sehnen und Bändern

Die Matrix enthält noch weitere Eiweiße: **Vernetzungs**- und **Verbindungsproteine.** Dazu zählen Fibronektin (in Kapseln, Bändern, den Bandscheiben, dem Muskelbauch-Bindegewebe und der Haut) und Laminin (vor allem in Nerven, Muskeln und Gefäßen, aber auch in der Haut). Andere Proteine dienen als eine Art Klebstoff, vor allem an den Übergängen zwischen Knochen, Sehnen und Bändern. Die wichtigste Substanz ist das **Fibronektin,** das außerdem das Zellwachstum kontrolliert. Krebszellen können es nicht produzieren und vermehren sich deshalb ungehemmt. Fibronektin hat auch die Aufgabe, bewegliche Zellen durch den Irrgarten des Bindegewebes zu lotsen.

Die Grundsubstanz – die Schlüsselsubstanz

Der zweite Bestandteil der Matrix ist die **Grundsubstanz.** Wie der Name schon vermuten lässt, handelt es sich hier um etwas sehr Wichtiges und Grundsätzliches. Trotzdem haben vermutlich die meisten von Ihnen von der Grundsubstanz noch nie gehört. Vielleicht kommt das daher, dass sie meist nur als Beiwerk zu vorgeblich Wichtigerem gesehen wird: Sie steckt nämlich zwischen Kollagen- und Elastinfasern, Gelenkinnenhaut und Gelenkkapsel, Fettgewebszellen und Lymphbahnen, Nervenfaserbündeln und Nervenscheide oder Knochenbälkchen und Knochenmark.

Obwohl sie so unbekannt ist, hat die Grundsubstanz doch lebenswichtige Aufgaben: Sie transportiert Botenstoffe, Nährsubstanzen und Abfallstoffe, sie reguliert den Säurehaushalt und kontrolliert die Flüssigkeitsströme. Sie federt Druck und Schwingungen ab, ist universales Kommunikationsmedium und dient als Schmiermittel und Eiweißreservoir.

Die Grundsubstanz besteht aus negativ geladenen **Hyaluronsäureketten.** Diese verbinden spezielle Eiweiße **(Proteoglykane – PGs)** untereinander. Sie bestehen wiederum aus **Glykosaminoglykanen (GAGs),** das sind Zuckerverbindungen, und einer zentralen Eiweißkette. Die GAGs spreizen sich wie die Borsten einer Flaschenbürste zwischen den Kollagenfasern auf. Sie bilden so ein riesiges Filtersystem mit vielen kleinen Zwischenräumen.

Wie jedes Ökosystem reagiert auch die Grundsubstanz negativ auf eine Übersäuerung. Die Folge: Hyaluronsäureketten lösen sich auf, das Flechtwerk wird löchrig. Das hat Auswirkungen auf Gelenkkapseln, Bänder, Sehnen und Bandscheiben: Ihr Stoffwechsel wird langsamer und sie können ihre Aufgabe nur noch eingeschränkt oder gar nicht mehr erfüllen. Die Folge sind Entzündungen, Verklebungen, Blutergüsse und Fehlstellungen.

Die Patienten möchten dann oft etwas gegen die Schmerzen oder die Schwellung erhalten. Medikamente aber können nur die Symptome behandeln und wirken oft negativ: Kortison gegen Entzündungen und Gelenkergüsse zum Beispiel hemmt die zur Regeneration des Bindegewebes dringend benötigte Neubildung der PGs und GAGs. Diese müssen ständig nachproduziert werden, weil sie sehr kurzlebig sind.

Das gilt auch für die Hyaluronsäure: Sie existiert nur zwei bis vier Tage, bis sie durch das Enzym Hyaluronidase wieder abgebaut

Netzwerk Proteoglykane

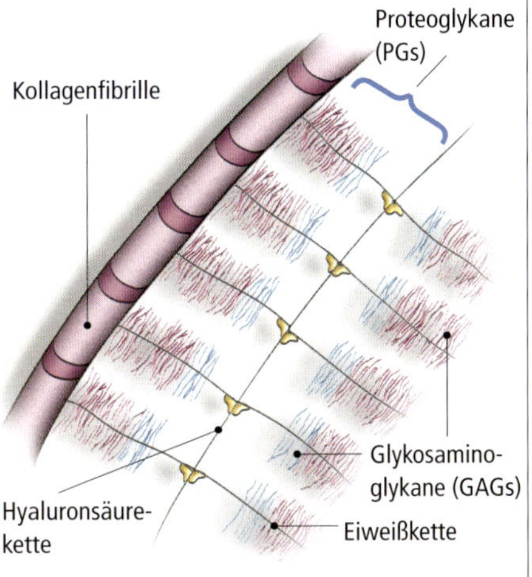

Proteoglykane (PGs) verbinden Kollagenfasern oder auch Zellen in der Grundsubstanz miteinander. Sie bestehen aus Glykosaminoglykanen (GAGs), die aufgefasert wie bei einer Flaschenbürste an einer zentralen Eiweißkette hängen. Diese Struktur dient gleichzeitig als fein verzweigtes Filter- und Netzwerk in der Grundsubstanz.

wird. Diesen Stoff hat sich auch die Medizin zu eigen gemacht. Er wird bei Injektionen benützt und dient dazu, das Gewebe durchlässiger zu machen und das injizierte Medikament in tiefere Gewebeschichten vordringen zu lassen.

Ein besonders wichtiger Stoff der Grundsubstanz ist das **Heparansulfat.** Unter anderem legt es sich um die Zellmembranen und kontrolliert Zellwachstum und -teilung. Heparin, eine verwandte Substanz, kennen die meisten von Ihnen sicher von Salben, die bei Prellungen und Blutergüssen verschrieben werden. Dort beschleunigt Heparin die Aufnahme von Wirkstoffen ins Blut.

Im Körper ist Heparin ein wichtiger Botenstoff, der von Zellen produziert und in die Grundsubstanz freigesetzt wird. Dort erhöht er die Abwehrfunktion der Makrophagen und Fibroblasten (s. Seite 50 und 54) und aktiviert an die fünfzig verschiedene Enzyme. Außerdem bindet sich Heparin an das Kollagen und kontrolliert dessen Produktion. Es hemmt die Blutgerinnung und stimuliert die Regeneration der Zellen.

Wasser – wie es im Körper alles im Fluss hält

Wasser ist das wichtigste Element der Grundsubstanz: Es stellt Bindungen zwischen Fasern und Zuckermolekülen her und stabilisiert das gesamte Bindegewebe.

Nehmen die dafür wichtigen Eiweißmoleküle GAG und PG ab, zum Beispiel im Alter, wird die Belastbarkeit des Gewebes drastisch verringert.

Schon für die ersten Lebewesen auf der Erde war Wasser das Nährmedium. Im Laufe der Evolution verlagerte sich das Meer dann »in den Körper«. Ein 60 Kilogramm schwerer Mensch besteht aus immerhin 36 Litern Wasser. Davon befinden sich etwa 70 Prozent in den Zellen, der Rest fließt um sie herum. Es bewegt sich zum Beispiel in den Gefäßen und im Bauchraum, im Rückenmark, im Gehirn und in den Augen. Frauen tragen übrigens weniger Wasser in sich als Männer: Nur 52 statt 63 Prozent. Das liegt daran, dass ihr Körper mehr Fett einlagert. Und Fettgewebe enthält nur wenig Wasser.

Das so unscheinbare Medium Wasser ist ein universales **Transport- und Lösungsmittel** für die verschiedensten Ionen, Gase und Moleküle: Bei der durchschnittlichen Körpertemperatur des Menschen von 37 Grad Celsius hat etwa die Hälfte des Wassers kristallähnliche Struktur: So kann es sich mit den Zuckermolekülen der Grundsubstanz und dem Kollagen verbinden. Dabei bildet es molekulare Gitter, die auf »Informationen« wie Farben, Strahlung oder elektromagnetische Felder reagieren.

Wird das Bindegewebe zusammengepresst, wird Wasser aus solchen molekularen Verbindungen frei – dehnt es sich wieder, bindet es erneut Wasser. Durch diesen mechanischen Vorgang verschieben sich die Molekülgitter und damit die elektrischen Ladungen.

Man nennt dies **»piezoelektrische Aktivität«.** Sie trägt zur Kommunikation zwischen den Zellen des Bindegewebes bei. Wasser puffert im Körper auch Wärme und Kälte ab und sorgt so für eine relativ konstante Temperatur. Die Temperatur außerhalb der Zellen ist dabei immer niedriger als die in den Zellen: So können diese überschüssige Wärme aus Stoffwechselprozessen abgeben.

Ein schwaches Bindegewebe fördert Verletzungen

Jetzt verstehen Sie, warum das Bindegewebe so wichtig ist: Wenn es gestört ist, funktioniert die lebenswichtige Versorgung der Zellen nicht mehr. Blutdruck und die Druckverhältnisse innerhalb des Bindegewebes spielen dabei eine entscheidende Rolle.

Wie Schwellungen entstehen

Zum Beispiel entstehen **Schwellungen,** so genannte Ödeme, wenn die Gefäßwände durch Entzündungen oder Verengungen verändert sind. Dann stimmen die Druckverhältnisse nicht mehr und das Gewebswasser kann nicht mehr über Venen und Lymphbahnen abfließen. Stattdessen wird es im Bindegewebe eingelagert.

In Geweben, die schlecht oder gar nicht durchblutet werden, geschieht der Nährstoff- und Sauerstoffaustausch nicht über das Blut, sondern über **Diffusion** oder **Osmose:** Die Stoffe wandern dann durch durchlässige oder teilweise durchlässige Membranen in die Flüssigkeit zwischen den Zellen.

Je weniger durchblutet ein Gewebe ist, desto stärker hängt die Verteilung von Sauerstoff und Nährstoffen von solchen Druckprozessen ab: Sehnen, Bänder, Faszien, die äußere Gelenkkapsel und Knorpel zum Beispiel haben einen sehr langsamen Stoffwechsel.

Jeder Stofftransport dauert in diesen Geweben viel länger als in einem viel stärker durchbluteten Muskel und auch Heilungs- und Reparaturvorgänge dauern länger. Deshalb lässt sich auch ein angegriffener Knorpel oder eine beschädigte Sehne durch Umstellung der Ernährung oder durch Nahrungsergänzungsmittel nur sehr schwer günstig beeinflussen. Wenigstens gelangen auch schädigende Einflüsse nicht so schnell in schlecht durchblutete Gewebe.

Medikamente nützen nichts

Warum begünstigt ein schwaches Bindegewebe Verletzungen? Weil der Stoffwechsel beeinträchtigt ist und keine neuen Fasern produziert werden. Dann »verstopfen« auch die Transportwege zwischen den Zellen. Wenn sie blockiert sind, nützen selbst die besten Medikamente nichts.

Einige Funktionen des Bindegewebes lassen sich durch passive Bewegung beeinflussen. Ein guter Masseur kann den Gewebefluss aktivieren. Doch das einzig wirklich umfassende Heilmittel für dieses lebenswichtige Organ ist aktive Bewegung.

Die Muskeln, Sehnen und Bänder müssen regelmäßig gedehnt und kontrahiert werden. Auch die Gelenke brauchen ein Training, das ihre Beweglichkeit fördert.

Selbst Menisken, Knorpel und Bandscheiben regenerieren sich nur dann, wenn sie beansprucht werden. Sonst baut sich das Bindegewebe um und degeneriert.

Wie Bewegung die Heilung beschleunigt

Die besten Nährstoffe nützen dem Körper nur, wenn sie die Zellen auch erreichen: Das schafft nur ein aktives und gesundes Bindegewebe. Es ist mehr als ein simpler Transporteur. Gerade die Bewegung und die wechselnde Belastung führen dort zu einer Vielzahl von biochemischen und elektrischen Reaktionen, die einen entscheidenden Beitrag zur Versorgung der Zelle

Das Sprunggelenk

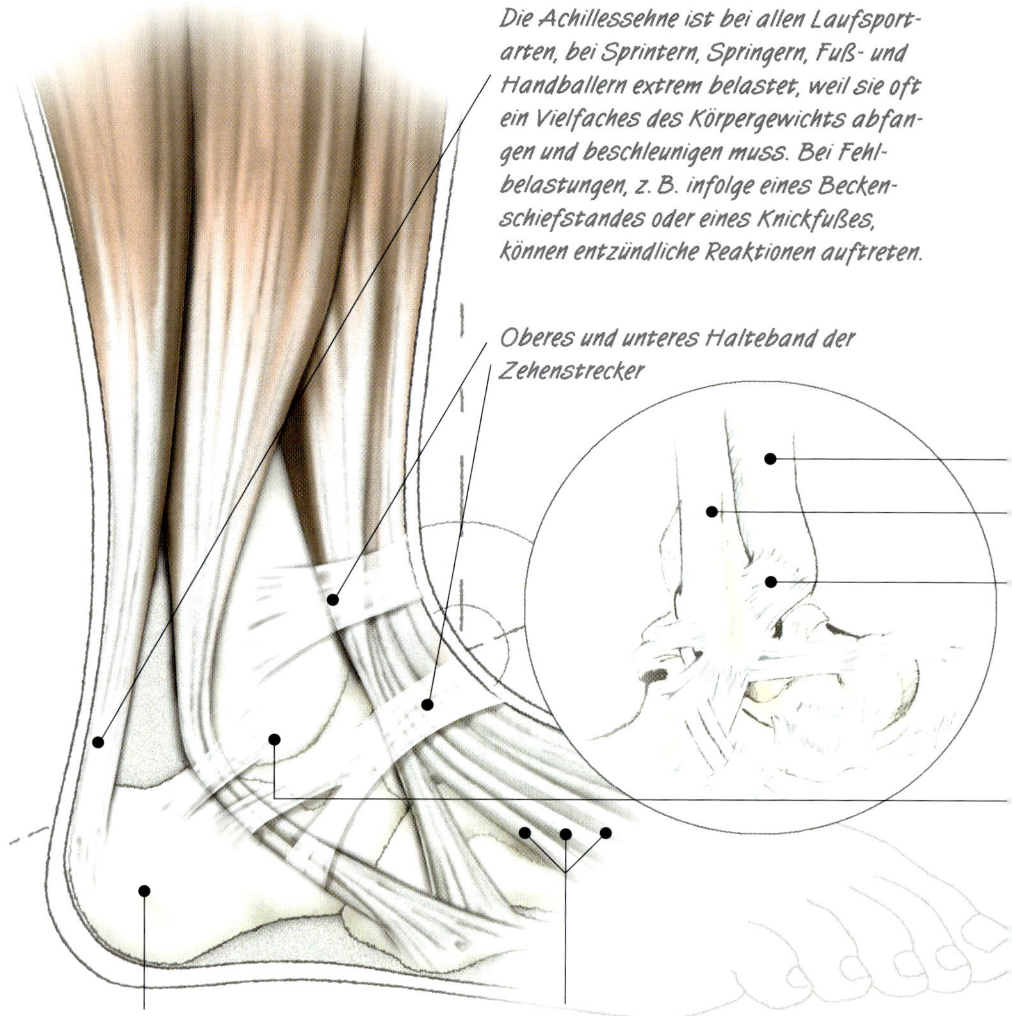

Das besonders strapazierte Organ

Ursache Umknicken: Eine der häufigsten Verletzungen – vor allem bei Fußballern – ist die Kapsel-Band-Verletzung am äußeren oberen Sprunggelenk. Weitere Fuß-Verletzungen: Kapsel- und Bänderrisse, Quetschungen, Stauchungen, Prellungen, Ermüdungsbrüche, verletzungsbedingte Brüche, Knorpelschäden, Entzündungen an Sehnen und Knochenhaut.

Schienbein

Wadenbein

Vordere Syndesmose: Dieses Band verbindet Schien- und Wadenbein an ihrer Vorderseite miteinander. Es kann bei einer Gewalteinwirkung, z. B. bei einem Tritt durch einen Gegenspieler, reißen oder einreißen

Der Außenknöchel: Diese Region mit all ihren Bändern und Sehnen wird bei fast allen Sportarten sehr häufig durch ein Umknicken verletzt. Kommt es dabei zu einem Supinations- oder einem Inversionstrauma, kann der Sehnen-Kapsel-Bandapparat überdehnt werden oder reißen

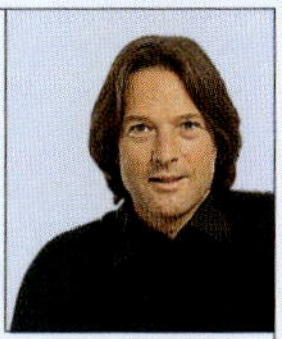

Sprunggelenk: Basis großer Sprünge

Ohne den Fuß läuft nichts. Er ist das Fundament der Bewegung. Hier wirken die größten mechanischen Kräfte auf unseren Bewegungsapparat ein. Kein Körperteil wird mehr strapaziert. Er muss Kräfte physiologisch verarbeiten und gleichzeitig größtmögliche Bewegungsvielfalt zulassen. Beim Gehen und Tanzen, Laufen und Fußballspielen leistet er Schwerstarbeit: Auf ihm ruht alles, und durch ihn wird alles bewegt. Unser Fuß ist ein Wunderwerk, eine komplizierte Konstruktion aus 26 gelenkig miteinander verbundenen Einzelteilen: sieben Fußwurzelknochen, fünf Mittelfußknochen, 14 Zehenknochen. Zwei Gewölbe sind ineinander gefügt, deren Einzelteile sich so zusammensetzen, dass sie sich gegenseitig festigen: Die Länge des Fußes bildet ein Brückengewölbe; ein Quergewölbe den Vorfuß. Dazu kommen viele Versorgungsstränge: Blutgefäße, Nerven, Bänder, Muskelzüge und fettreiches Bindegewebe, damit das Ganze hält, funktionieren und das Körpergewicht abgefangen werden kann. Übrigens: Wenn es den Füßen schlecht geht, sind die Folgen körperweit. Das Knie beginnt zu schmerzen, manchmal auch die Leiste oder der Rücken, die Achillessehne kann sich entzünden – es kann sogar zu Kopfschmerzen kommen. Die kleinste Verletzung am Fuß zieht schon bald eine schmerzhafte Kettenreaktion nach sich.

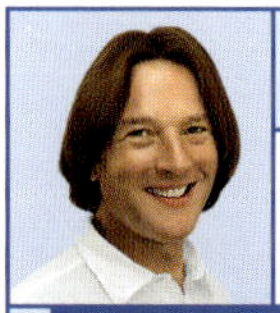

AUS MEINER PRAXIS

Ein Wort zum Thema Leistungssport

Sport dient der Gesunderhaltung von Geist, Seele und Körper. Wie ist das aber nun beim Hochleistungssportler, der seinen Körper extrem beansprucht und auch ein höheres Verletzungsrisiko trägt? Es stimmt, dass im Hochleistungssport und bei Disstresstraining das Risiko von Verletzungen (z. B. infolge des oxidativen Stresses) und auch von Abnutzungsschäden sehr hoch ist. Das darf aber nicht zu der Annahme führen, dass Hochleistungssportler am Ende ihrer Laufbahn unbedingt Gelenkschäden davongetragen haben. Mit entscheidend für eine bleibende Gesundheit sind die ererbte Konstitution, die enge medizinische Betreuung und die bestmögliche Therapie von Verletzungen.

leisten. Wieder einmal gilt: Bewegung ist Leben. Genau dosierte Bewegung kann die Heilung von verletztem Gewebe beschleunigen. Anfangs sollte die betroffene Stelle noch in Ruhe gelassen werden: Unmittelbar nach der Verletzung setzt zunächst die natürliche Wundreinigung ein, bald danach sprießen neue Blutgefäße in das Gewebe ein.

Sauerstoffreiches Blut aktiviert Makrophagen, die wiederum Fibroblasten dazu anregen, neues Fasergewebe zu bilden. Gleichzeitig wird neues Kollagen produziert. Erst später kommen Moleküle der Grundsubstanz hinzu – viele Vorgänge in dem frischen Gewebe, das deshalb zunächst noch sehr anfällig ist und Ruhe braucht.

Das ändert sich jedoch etwa fünf Tage nach der Verletzung. Die Wundreinigung ist abgeschlossen, die meisten der herbeigerufenen Immunzellen bauen sich ab. Jetzt kann sich das kollagenhaltige Gewebe am besten erneuern, wenn es den normalen Belastungsreizen ausgesetzt wird.

In dieser Phase ist es deshalb besonders wichtig, den verletzten Körperteil vorsichtig zu mobilisieren. Nur mit einer solchen frühfunktionellen Behandlung richten sich die neu gebildeten Fasern auch richtig aus und bilden keine ungeordneten Knäuel.

Im weiteren Verlauf wachsen die Kollagenfasern zu stabilen Bündeln zusammen. Jetzt wird auch die Grundsubstanz aufgefüllt. Das Gewebe ist wieder stärker belastbar und muss auch trainiert werden, wenn es seine volle Funktionsfähigkeit zurückerhalten soll.

Nach etwa drei Monaten ist der Faseraufbau weitgehend abgeschlossen. Dann lassen sich Bewegungseinschränkungen nur noch mit sehr viel höherem Aufwand und viel Geduld beeinflussen.

Woran erkennt der Arzt ein schwaches Bindegewebe?

Wenn die Haut und das Unterhautgewebe überdurchschnittlich gut verschiebbar, die Haut extrem elastisch ist und auch zur Rissbildung neigt, sind das Anzeichen für ein schwaches Bindegewebe. Die Risse können marmoriert, wellenförmig oder streifig, ähnlich wie Schwangerschaftstreifen, aussehen. Unter Umständen bilden sich dazu Knötchen. Die Gewebespannung ist vermindert und auch der Muskelhalt ist geschwächt.

Was der Bewegungsapparat leisten muss

»Ganz schön verknöchert« lautet unser Urteil über Menschen, die geistig unbeweglich sind. Doch das Bild triff nur zum Teil zu. Denn obwohl Knochen zu den härtesten Materialien unseres Körpers zählen, sind sie durchaus auch elastisch. Sie bestehen zu 60 Prozent aus Kalk (Kalziumsalzen), Phosphat, Magnesium sowie Spurenelementen und zu 30 Prozent aus kollagenen Fasern. Der Rest sind Wasser, Zellen und Gefäße.

Knochen: Tragendes Körpergerüst

Knochen gibt es in den verschiedensten Formen: Sie können lang und rund sein, wie die Röhrenknochen der Oberschenkel, oder kurz und blockförmig, wie die Wirbel oder Handwurzelknochen. Manchmal bilden sie auch flache Schalen, wie rund um das Gehirn. Knochen haben viele Funktionen: Sie tragen uns und geben uns ein ganz bestimmtes Aussehen. Sie sind Ansatzpunkt für Muskeln und Bänder, die uns die Bewegung ermöglichen. Und sie erzeugen in ihrem Inneren Knochenmark und Blutzellen. Außerdem speichern sie Kalzium und Phosphate. Sie machen den Knochen stabil.

Diese beiden Mineralstoffe sind auch für den restlichen Organismus lebenswichtig. **Kalzium** wird für die Kontraktion der Muskeln, zum Beispiel des Herzens, gebraucht. Es steuert die Blutgerinnung und unterstützt viele Enzymfunktionen. Außerdem leitet es Impulse der Nerven weiter. **Phosphate** sind ein entscheidender Bestandteil des **Adenosintriphosphats (ATP),** das Energie für die Zellen liefert (siehe Seite 82). Was sicher die wenigsten Menschen vermuten würden: Auch Knochen sind eine Form von Bindegewebe. Nur baut sich die Matrix hier nicht auf einer wässrigen Grundlage auf, sondern auf auskristallisierten Mineralsalzen. Kollagenfasern verleihen dem ansonsten recht stabilen Knochen eine gewisse Elastizität.

Wie der Knochen aufgebaut ist

Die meisten Knochen sind Röhrenknochen: Ihr Rohr, die Diaphyse, besteht aus dichtem Gewebe, dessen Kollagenfasern längs zum Knochen laufen und entgegengesetzt spiralig verdreht sind. Dieses Konstruktionsprinzip erlaubt es, Drehbelastungen aus den verschiedensten Richtungen abzufedern – bis zu einem gewissen Grad zumindest.

Im Hohlraum des Knochenschafts liegt das rote **Knochenmark,** das **rote** und **weiße Blutzellen** produziert. Im Laufe der Jahre wird es immer mehr durch Fettgewebe ersetzt. Nur die flachen Knochen behalten lebenslang die Fähigkeit, Blutzellen zu produzieren.

Die Enden der Knochen, die Epiphysen, sind dazu da, Druckbelastungen aufzufangen. Ihre kollagenen Fasern, die sich zu einem Schwamm aus kleinen Bälkchen ordnen, passen sich vielen Belastungen an: Sonst würden Knochen viel häufiger brechen. Die äußere Hülle des Knochens ist eine bindegewebige Haut, die Periost oder Knochenhaut genannt wird. Im Inneren liegt eine ähnliche Struktur, das Endost. Beide sind reich an Gefäßen und Nerven und versorgen den Knochen. Außerdem bilden sie auch eine Schutzschicht: Fehlen sie, zum Beispiel als Folge einer Verletzung, kann der Knochen an der betreffenden Stelle durch Enzyme angegriffen und abgebaut werden.

Was im Knochen steckt

Im Knochen finden sich verschiedene Zelltypen: die bereits erwähnten Betonierer, die den Knochen aufbauenden **Osteoblasten** (siehe Seite 51), die **Osteoklasten** als Abbruchspezialisten und die **Osteozyten,** die neben der Knochensubstanz die Knochenmatrix herstellen. Diese besteht zu 95 Prozent aus Kollagenfasern, PGs, Eiweißen und den wertvollen Osteokalzinfasern, an die sich die Kalzium-Kristalle anheften, bevor daraus langsam tragfähige Knochenbälkchen entstehen. Die Knochenmatrix ist also genauso wichtig wie der Knochen selbst! Sie enthält viel Magnesium und Spurenelemente.

Wie Hormone das Knochenwachstum beeinflussen

Das Knochenwachstum wird vom Wachstumshormon **Somatotropin,** das in der Hirnanhangsdrüse produziert wird, und dem Schilddrüsenhormon **Thyroxin** beeinflusst. **Testosteron,** das männliche Geschlechtshormon, intensiviert die Eiweißsynthese und stimuliert dadurch die Osteoblasten. Männer haben deshalb dickere und längere Knochen als Frauen. Bei beiden Geschlechtern stimulieren außerdem **Nebennierenmarkshormone** den Prozess der Verknöcherung. Auch der Abbau von Kalzium und Phosphaten ist hormonell gesteuert. Frauen sind deshalb nach der Menopause, wenn ihr Östrogenspiegel stark fällt, von Knochenentkalkung **(Osteoporose)** bedroht.

Wie die Knochen versorgt werden

Knochen sind sehr gut durchblutet. Eine große Arterie und ein Geflecht kleinerer Blutgefäße versorgen den Knochenmarksraum mit Blut.
Deshalb führen Knochenbrüche häufig zu starken Blutergüssen. Knochen sind auch von vielen Nerven durchzogen. Über deren Funktion weiß man leider nicht viel. Interessant ist jedenfalls, dass bei einem Verschleiß der Knochen, bei Arthrose, die Menge an Nerven und Gefäßen dicht unter dem Knorpel deutlich zunimmt – das erklärt auch die Belastungsschmerzen.
Für die Mineralisierung durch Kalzium ist **Vitamin D** ganz wesentlich. Es sorgt dafür, dass Kalzium aus der Nahrung aufgenommen werden kann. Tierische Eiweißprodukte wie Eier, Milch, Leber und Fisch enthalten 7-Dehydrocholesterol, eine Vorstufe, die unter dem Einfluss von Sonnenlicht im Körper in Vitamin D umgewandelt wird.
Der **Kalziumhaushalt** ist ein kompliziertes Wechselspiel verschiedenster Faktoren: Wenn viel Kalzium im Blut ist, produziert die Schilddrüse mehr von der Substanz Kalzitonin, die den Knochenabbau bremst.
Umgekehrt führt ein anderes Hormon, das Parathormon (Schilddrüsenhormon) dazu, dass im Bedarfsfall mehr Kalzium aus den Knochen freigesetzt wird.

Wie Bewegung die Knochen härtet

Knochen sind keinesfalls unbeweglich. Sie reagieren auf jede Bewegung: Werden sie oft in dieselbe Richtung gebogen, verändert sich ihr kollagenes Netzwerk. Das führt zu einer veränderten elektrischen Spannung: Ist der Knochen in dem betroffenen Bereich nun eher positiv geladen, beginnen die Fresszellen (Osteoklasten), den Knochen abzubauen. Wird er dagegen eher negativ gepolt, bauen die Osteoblasten den Knochen weiter auf.

Untersuchungen zeigen, dass Menschen, die regelmäßig schwere Lasten tragen oder Krafttraining betreiben, deutlich stärker mineralisierte Knochen haben. Umgekehrt verlieren die Knochen sofort Mineralien, wenn der Körper nicht ausreichend Bewegung bekommt. Schon nach vier Wochen Ruhezeit wird mit dem Urin fast doppelt so viel Kalzium ausgeschieden wie normal (340 mg statt 180 mg täglich).

Warum Training mit zunehmendem Alter wichtiger wird

Wenn Sie älter als 40 Jahre sind, sollten Sie auf jeden Fall auf ausreichend Bewegung und körperliches Training achten: Denn ein bis eineinhalb Prozent Kalzium gehen nun jährlich durch einen natürlichen Abbauprozess verloren. Steigt dieser Verlust auf drei bis vier Prozent, entwickelt sich eine richtige Entkalkung, die Osteoporose, die Knochen brechen dann leicht.

Als Prophylaxe wird die tägliche Zufuhr von 1000 Milligramm Kalzium empfohlen, bei Frauen nach der Menopause 1500 Milligramm. Die meisten Menschen nehmen täglich nur etwa die Hälfte dieser Menge zu sich. Ich persönlich empfehle, Kalzium einzunehmen, wenn ein Mangel nachgewiesen ist. Fraglich ist auf jeden Fall, ob Kalzium und Vitamin D allein den gewünschten Erfolg bringen. Denn gerade in Europa, wo Milch- und Milchprodukte in Hülle und Fülle zur Verfügung stehen und konsumiert werden, ist die Knochenentkalkung weit verbreitet. In Afrika dagegen, wo fast keine Milch getrunken wird, ist Osteoporose in diesem Ausmaß unbekannt.

Viele Ärzte empfehlen Frauen Östrogene, um ihren Knochenabbau zu verhindern. Es ist aber wissenschaftlich nicht erwiesen, dass die Hormongabe nach den Wechseljahren das Osteoporoserisiko wirklich verringert.

Wer hofft, durch den Konsum vieler Milchprodukte vorzubeugen, erzielt möglicherweise den gegenteiligen Effekt: Das Bindegewebe wird übersäuert und zehrt an der alkalischen Knochensubstanz. Nur ausreichende Bewegung kann dem Knochenabbau langfristig entgegenwirken.

Knorpel: Stoßdämpfer, Schutzschicht, Kugellager

Damit sich die Knochen in einem Gelenk nicht gegenseitig abreiben, sind sie mit einer Schutzschicht überzogen: dem Knorpel. Diese glatte und glänzende Abdeckschicht kann bis zu einem halben Zentimenter dick werden.

Ihre oberste Lage besteht aus zellfreier Matrix, die viel Wasser anreichert und die Aufgabe hat, Scherkräfte aufzufangen. Die tiefer liegende, dickste Schicht des Knorpels verfügt über besonders viel kollagene Fasern und fängt Druckbelastungen auf. Die unterste Schicht ist bereits stark

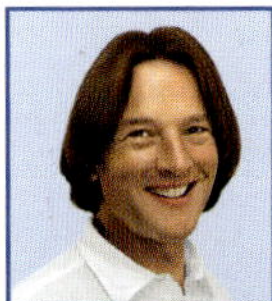

AUS MEINER PRAXIS

Der Unsinn namens Diät

Jede zweite Frau und jeder fünfte Mann hat mindestens schon einmal im Leben eine Diät gemacht. Der Anfangserfolg einer Diät ist nichts weiter als eine schöne Illusion. Langfristig nimmt fast jeder, der auf Hungerkuren setzt, nicht ab, sondern – im Gegenteil – zu. Statistiken beweisen, dass nach mühsamem Abspecken das Gewicht in 80 Prozent aller Fälle wieder auf das ungewollte Maß zurückschnellt und meist noch darüber hinaus. Diäten sind gefährlicher Unsinn. Sie führen zu Frust, Konzentrationsschwäche, Leistungsabfall. Das hängt mit dem Verlust von Eiweiß zusammen. Um Energie zu gewinnen, greift der Körper nicht etwa nur auf die Fettdepots zurück, sondern holt sich die Kraft aus körpereigenem Protein. Täglich wandelt er 200 Gramm wertvollstes Körpereiweiß (vor allem aus der Muskulatur) zu Glukose um und verheizt es. Erst nach zwei Wochen greift der Organismus die Fettreserven an. Die einzig funktionierende Diät ist konsequente Ernährungsumstellung in Kombination mit regelmäßiger Bewegung.

kalzifiziert und verbindet Knorpel und Knochen miteinander. Dieser vielschichtige Aufbau ähnelt Stahlbeton: Er verbindet Stabilität mit Elastizität. Die Knorpeloberfläche ist von einem Flüssigkeitsfilm, der Gelenkflüssigkeit, bedeckt, der Wassermoleküle und Schmierungsproteine enthält. Dadurch kann Knorpel Belastungen aushalten, die das Körpergewicht pro Quadratzentimeter um ein Mehrfaches übersteigen.

Was dem Knorpel schadet

Der Knorpel kann sich durch ein Zuviel an Belastung abnützen, aber noch größeren Schaden erleidet er, wenn die Gelenke zu wenig bewegt werden. Bewegungsmangel ist nach Ansicht des holländischen Physiotherapeuten Frans van den Berg auch die Ursache dafür, dass die Arthrose, der Abbau von Knorpel, im Alter stark zunimmt. Negative Einflüsse haben außerdem chronische Entzündungen der Gelenkkapsel, Gelenkergüsse, Kortison, zu hohe Harnsäurewerte, Übergewicht und eine Gewebeübersäuerung. Wird ein schlecht versorgter Gelenkknorpel plötzlich großen Belastungen ausgesetzt, beginnt eine fatale Kettenreaktion: Weil Fasern verletzt werden, kann die Grundsubstanz mehr Wasser binden, als dem Knorpel gut tut. Das bläht ihn auf, seine Oberfläche schwillt an und bietet nun eine noch größere Angriffsfläche.

Was dem Knorpel helfen kann

Wird der Knorpel weiter zerstört, lösen sich Kollagenfibrillen und gelangen in die Gelenkflüssigkeit. Dort gelten sie als Fremdkörper, gegen die das Immunsystem sich wehrt. Die Folge ist eine Entzündung des Gelenks. Irgendwann brechen kleine Stückchen aus dem angegriffenen Knorpel. Das verursacht große Schmerzen und führt zu starken Einschränkungen der Beweglichkeit: Der Teufelskreis schließt sich. Wer Knorpelschäden vorbeugen will, sollte Enzyme und Antioxidantien einnehmen, auch entzündungslindernde Stoffe wie Antizytokine (Interleukin-Rezeptor-Antagonisten). Positiv wirken sich auch säurebindende Substanzen wie Bullrichsalz oder Kaisernatron aus. Mit dosierter Druckbelastung können langfristig ruhig gestellte, rückgebildete (atrophierte) Gelenke wieder vorsichtigt mobilisiert werden. Der Erfolg hängt davon ab, ob die Knorpel-Knochen-Grenzlamelle und der darunter liegende Knochen ebenfalls beschädigt bzw. verletzt sind.

Menisken: Passgenaue Ausgleichsscheiben

Im Kniegelenk gibt es zwei knorpelähnliche Gebilde, die nicht wie die anderen Knorpel an einen Knochen gebunden sind, sondern ein Eigenleben führen: die Menisken. Als eine Art Zwischenglied helfen sie u. a. dabei, die Passgenauigkeit dieses besonders strapazierten Gelenks herzustellen. Die beiden sichelförmigen Scheiben bestehen zu etwa drei Vierteln aus Wasser. Ihre äußere Hülle ist von Blutgefäßen und Nerven durchzogen, deshalb schmerzen beschädigte Menisken auch stark. Sie müssen Extrembelastungen aushalten. Besonders leicht werden sie bei gebeugtem und gleichzeitig gedrehtem Gelenk verletzt, was die Häufigkeit dieser Verletzungen etwa beim Skifahren erklärt. Geschützt werden die Menisken durch feste und stabile Bänder (Innen- und Außenband sowie vorderes und hinteres Kreuzband, s. Seite 52) und durch eine gut entwickelte und leistungsfähige Oberschenkelmuskulatur.

AUF EINEN BLICK

Volkskrankheit Arthrose

Es gibt keine Arthrose, bei der nicht ein Knorpelschaden vorliegt. Fünf Millionen Deutsche sind von dieser manchmal äußerst schmerzhaften Krankheit betroffen. Mehr als die Hälfte davon sind Frauen. Weitere 15 Millionen Menschen leiden schon unter den ersten Symptomen, weil der Knorpel in dem schmerzenden Gelenk bereits Schäden aufweist (präarthrotische Deformität). Die Moleküle der Knorpelgrundsubstanz (die Glykosaminoglykane) sind von einem dichten Mantel aus Wasser umgeben. Wird der Knorpel durch eine Bewegung zusammengepresst, gibt er bis zu 70 Prozent dieses Wassers ab und nimmt es, wie ein Schwamm, bei Entlastung wieder auf. Bei einer beginnenden Arthrose liegt immer eine mehr oder weniger stark ausgeprägte Knorpelschädigung vor (Schäden am kollagenen Netzwerk). Ist der Knorpel einmal lädiert (z. B. durch Risse oder Auffaserungen), dann ist die Gefahr einer weiteren Verschlechterung sehr groß: weiter gehende Auffaserung, Ausbruch unterschiedlich großer Fragmente. Dies kann Entzündungsreaktionen zur Folge haben, die in aller Regel von Schmerzen begleitet sind. Eine wirkliche Heilung gibt es bei Arthrose nicht. Richtig dosiertes Training, etwa Fahrradfahren oder Langlauf, können den Knorpel belastbarer machen und weiteren raschen Abbau verhindern. Denn um die Folgen der Abnutzung zu kompensieren und die Knorpelsubstanz zu regenerieren, benötigen die Zellen viel Sauerstoff sowie Aminosäuren und Glukose. Diese Stoffe erreichen das Gelenk nur, wenn es gut durchblutet ist. Belastungswechsel stimulieren den Transport, unter anderem – wie beim Knochen – durch die elektrischen Spannungswechsel.

Die Schulter

Das Schultereckgelenk ist beim Mountainbiken, Football oder Eishockey besonders verletzungsgefährdet: Kommt es zu einer Sprengung, entsteht das »Klaviertastenphänomen«. Dabei wölbt sich das Schlüsselbein höckerartig nach oben und kann dann wie die Taste eines Klaviers nach unten gedrückt werden

Schulterdach: Beim Sturz auf den gestreckten Arm kann es hier zum »Impingement-« oder »Einklemm-Syndrom« kommen, bei dem Faszien, Schleimbeutel oder Sehnen eingeklemmt werden, die dann ihrerseits heftige Schmerzen und Bewegungseinschränkungen verursachen können

Halteband: Der lange Kopf des Bizeps mit seiner Sehnenscheide und seinem Halteband wird häufig durch übertriebenes Krafttraining überlastet und gereizt

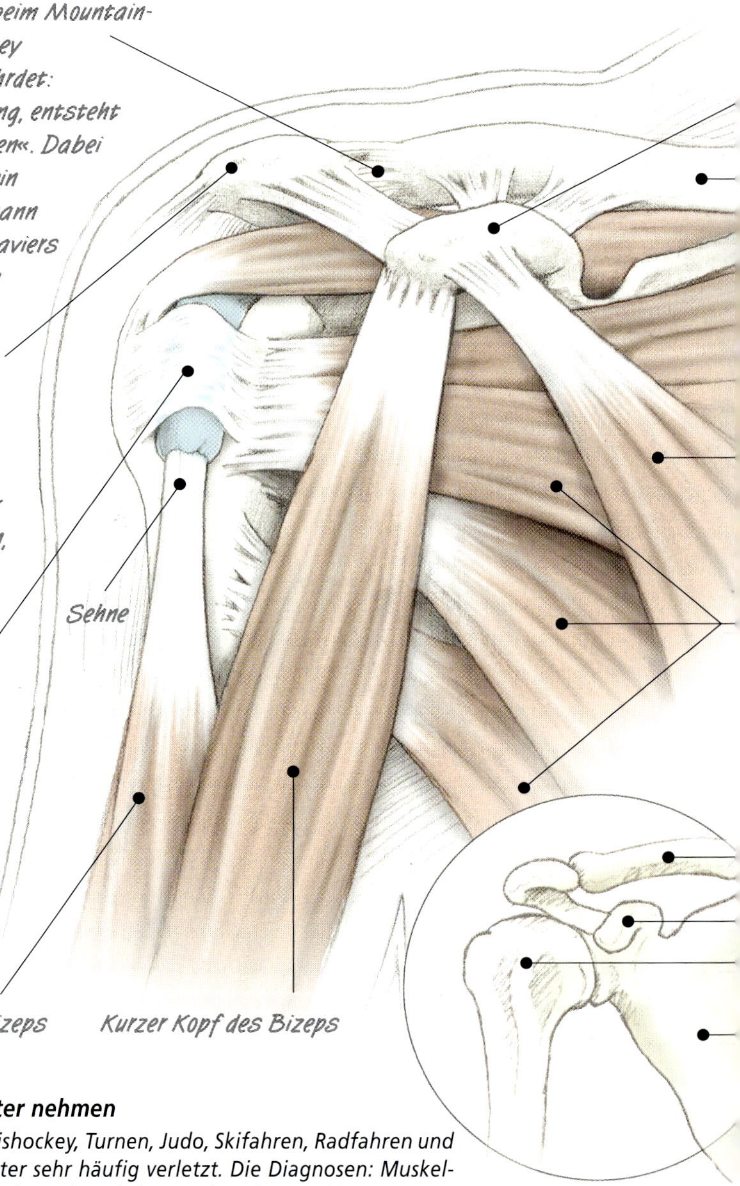

Nicht auf die leichte Schulter nehmen

Beim Fußball (Fouls), Tennis, Eishockey, Turnen, Judo, Skifahren, Radfahren und Reiten (Stürze) wird die Schulter sehr häufig verletzt. Die Diagnosen: Muskelriss, Kapselriss, Bänder- und Sehnenriss, Abriss von knöchernen Vorsprüngen, Reizungen im Bereich der Muskelansätze, Entzündungen der Schleimbeutel, die als Gleitkissen und Druckpuffer dienen.

Der Rabenschnabelfortsatz des Schulterblattes ist Ansatzstelle für eine Reihe von Muskeln und Bändern

Das Schlüsselbein kann bei einem Sturz auf die Schulter brechen oder ausgerenkt werden

Ein wichtiger Muskel für Turner: der kleine Brustmuskel

Der große Brustmuskel bildet eine wichtige Verbindung zwischen Rumpf und Schultergelenk

Schlüsselbein

Rabenschnabelfortsatz

Oberarmkopf

Schulterblatt

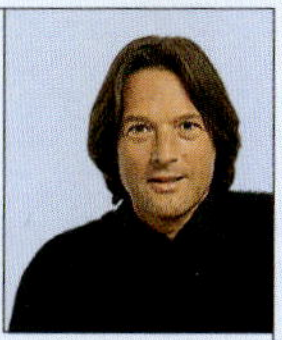

Schultergelenk: Verkehrsknotenpunkt

Aus der Schulter kommt Klitschkos blitzartiger Haken und Pete Sampras' Aufschlag mit mehr als 200 Stundenkilometern. Der Treibschlag eines Golfers, ein Ausheber beim Ringen, der Kreuzhang eines Turners, die Akrobatik beim Skilaufen oder die Dynamik beim Sprinten – ohne die entscheidende Mitwirkung der Schulter gäbe es das alles nicht. Das Schultergelenk ist ein kompliziertes Kunstwerk aus wenigen knöchernen Anteilen (Schulterblatt, Schlüsselbein und Oberarmkopf), das über eine komplizierte muskuläre Aufhängung gesichert und gesteuert wird. Das Raffinierte daran: Der gesamte Schultergürtel ist eben nicht knöchern fixiert, sondern an Muskeln und Bändern frei aufgehängt – das gibt ihm seine unvergleichliche Beweglichkeit. Viele Bänder und Muskeln, die um die Schulter herum angeordnet sind, funktionieren wie ein stufenloses Getriebe für die feinsten Nuancen von Bewegungen. Kein Roboter schafft das so reibungslos. Für Halt sorgt das Schlüsselbein – wie eine Pleuelstange, als Stütze am Brustbein. Eine Schwachstelle ist die Gelenkkapsel, sie bietet in manchen Situationen nicht den nötigen Halt. Dann rutscht die »Kugel« – der Oberarmkopf – über den Rand der Gelenkpfanne und der Arm ist »ausgekugelt«.

AUF EINEN BLICK

Vorsicht vor Kochsalzinjektionen bei Bandscheibenschäden

In den letzten Jahren sind chirurgische Eingriffe entwickelt worden, um Bandscheibenvorfälle und -vorwölbungen zu behandeln. Darunter auch ein so genannter minimal-invasiver Eingriff mit einem Wirbelsäulenkatheter. Dabei wird über einen Katheter konzentrierte Kochsalzlösung in die Nähe der erkrankten Bandscheibe »gespritzt«. Durch die Kochsalzlösung wird der Bandscheibe Wasser entzogen, sie soll dadurch kleiner werden. Diese Methode hat sich jedoch in keinster Weise bewährt – im Gegenteil: Sie ist sogar sehr gefährlich, denn durch den Wasserentzug verfestigt sich die Bandscheibe und wird glashart. Das führt oft dazu, dass sie brüchig wird und regelrecht in Stücke zerbricht. Für den Patienten kann das sehr schmerzhaft sein und eine kostspielige operative Nachbehandlung bedeuten, wenn die Bandscheibenbruchstücke aus dem Wirbelsäulenbereich entfernt werden müssen. Ich kann von einer solchen Kochsalzbehandlung also nur abraten.

Disken: Federnde Druckpolster

Sie sehen ähnlich aus wie die Menisken, aber sind ganz anders aufgebaut: die Disken, kleine ellipsenförmige oder runde Körper, die aus kollagenen und größeren Mengen elastischer Fasern gebildet werden. Disken gibt es in verschiedenen Gelenken – am besten beschrieben ist er im Kiefer. Dort federt er die enormen Belastungen ab, die durch die Beißbewegungen auf die Kieferknochen und die Zähne einwirken. Wenn wir kauen, öffnen und schließen wir das Gelenk zwischen den beiden Kieferknochen. Das bedeutet ständigen Wechsel zwischen Zug- und Druckbelastung: Leistungstraining für den Diskus.

Warum der Kiefer Probleme macht

Probleme tauchen erst auf, wenn die Belastung zu groß oder einseitig wird. Nächtliches Knirschen oder das sprichwörtliche Zähne-Zusammenbeißen unter Stress nehmen ihm Elastizität und Spannkraft.
Auch eine schlechte Körperhaltung trägt zu Kieferproblemen bei. Wer nicht gerade steht oder sitzt, sondern bei rundem Rücken den Kopf hängen lässt, muss den Unterkiefer zum Sprechen und Kauen nach vorne schieben: eine Fehlhaltung, die zur Fehlbelastung des Diskus und zu Schmerzen führen kann.

Bandscheiben: Puffer für alle Fälle

Ein besonders wichtiger Diskus, den jeder kennt, ist die Bandscheibe. Sie verbindet nicht wie andere Disken verschiedene Knochen, sondern gleichartige Segmente: die Wirbelkörper (s. Seite 92). In jungen Jahren sind diese runden oder ellipsenförmigen Körper von einer gelartigen Konsistenz und durchsichtig. Später werden sie weiß und besonders biegsam. Im höheren Alter neigen sie zum Austrocknen und verlieren ihre Elastizität. Die Bandscheiben zählen zu den Teilen des Körpers, die im Laufe des Lebens am stärksten belastet werden. Sie fangen

Stöße auf, sei es beim Gehen, beim Skifahren oder allen Sportarten, bei denen gesprungen wird. Sie sorgen für Beweglichkeit, etwa, wenn wir einen runden Rücken machen, um ins Auto zu steigen. Und sie stabilisieren die Wirbelsäule. Das erst ermöglicht uns, aufrecht zu gehen.
Bandscheiben sind flache Gebilde, die wie Zwiebeln aus mehreren Schalen aufgebaut sind. Die bestehen aus verschiedenen kollagenen Fasern: Die äußeren Ringe fangen vor allem Zug-, die inneren eher Druckbelastungen auf. Ein Anteil von etwa zehn Prozent elastischer Fasern erlaubt es der Bandscheibe, sich bis zu einem bestimmten Grad zu verformen. In ihrem Innersten schließlich liegt der Nucleus pulposus, ein Kern aus ungeformtem und stark wasserhaltigem Bindegewebe.

Wie Sie Ihren Bandscheiben am besten helfen – durch Bewegung

Um die vielen Belastungen auszuhalten, müssen sich Fasern und Grundsubstanz der Bandscheiben ständig erneuern. Dabei helfen die elektrischen Impulse, die bei Be- und Entlastung in ihrem Gewebe entstehen. Druck und Zug sichern auch den Transport von Nährstoffen – Aminosäuren, Glukose und Sauerstoff – und die Entsorgung von verbrauchtem Baumaterial. Bewegung unterstützt die ständige Erneuerung der Bandscheiben. Das ist auch deshalb wichtig, weil im Laufe des Alters auch hier die für die Federung wichtige wässrige Grundsubstanz verloren geht. Die Bandscheibe baut dann stärker kollagenhaltiges Gewebe auf. Sie lagert mehr Kalzium, Phosphat, Fluor und Magnesium ein, was ihr Elastizität nimmt. Der größtmögliche Schaden für die Bandscheibe ist also nicht Überlastung, sondern Unterforderung. Wir sitzen zu viel, verrichten einseitige Tätigkeiten am Schreibtisch oder an der Werkbank. Hinzu kommt schlechte Ernährung und Rauchen, das einen besonders negativen Einfluss auf die Bandscheiben hat, weil es die Durchblutung des Gewebes stark beeinträchtigt: Der pH-Wert im Gewebe sinkt, es wird »saurer«, was den Stoffwechsel weiter verschlechtert. Raucher haben, wie eine wissenschaftliche Studie im Auftrag von Volvo ergeben hat, deutlich häufiger Bandscheibenvorfälle.

Der gefürchtete Bandscheibenvorfall

Werden untrainierte Bandscheiben großen Belastungen ausgesetzt, zum Beispiel durch ungewohnte schwere körperliche Arbeit oder übertriebenes Leistungstraining ohne kontinuierlichen Aufbau und richtiges Aufwärmen, werden zunächst die Fasern ihres äußeren Faserrings angegriffen. Mit der Zeit werden sie immer spröder.
Drückt der Kern der Bandscheibe immer häufiger in den Faserring hinein, kann er sich verformen und schließlich zu einer Vorwölbung führen (Protrusion). Wenn er durchbricht und nach außen austritt, kommt es zu dem gefürchteten Bandscheibenvorfall. Drückt die Bandscheibe dann auf eine Nervenwurzel, kommt es zu starken Schmerzen, Taubheit und schließlich auch zu Lähmungserscheinungen im Versorgungsgebiet dieses Nervs.
Nach dem Austritt aus der Lendenwirbelsäule fließen mehrere Nervenwurzeln zu einem Strang (»Ischiasnerv«) zusammen. Dieser verzweigt sich bereits auf Höhe des unteren Gesäßes wieder in viele Nerven-

stränge und erreicht die entferntesten Regionen. So kann auch das Kreuz, das Gesäß, der Oberschenkel, das Knie, die Wade oder der kleine Zeh Schmerz melden. Diese Bereiche dann zum Beispiel mit Salben zu behandeln bringt natürlich nicht den ersehnten Erfolg, weil die Schmerzursache ganz woanders, nämlich an der geschädigten Bandscheibe liegt.

Kann die Bandscheibe sich regenerieren?

Wenn die Bandscheibe einmal beschädigt ist und an Substanz und Höhe verliert, verändert das die gesamte Statik der Wirbelsäule: Die Bänder, die die Wirbel miteinander verbinden, lockern sich, die Gelenke zwischen den Wirbeln verschleißen schneller, da die Gelenkflächen nicht mehr genau zueinander passen. Lange Zeit dachte man, das Innere einer Bandscheibe könne sich nicht regenerieren. Aktuelle Forschungen zeigen das Gegenteil: Richtige Reize durch gezielte Bewegung, gute Durchblutung und Versorgung mit Sauerstoff, Vitamin C und Zink können die Synthese der Fasern und Grundsubstanz wieder ankurbeln. Es gibt allerdings noch kein allgemein anerkanntes Behandlungskonzept für Bandscheibenvorfälle. Eine Reihe lokaler Anwendungen sind aber geeignet, die Durchblutung und den Stoffwechsel in dem betroffenen Segment anzuregen und zu verbessern. Das fördert die Regeneration der Fasern.

Kapsel und Bänder: Hülle und Sicherheitsgurt

Jedes Gelenk ist von einer zarten, weiß glänzenden Hülle umgeben, die oft kaum einen Millimeter dick ist: die **Kapsel.** Sie besteht aus lockerem Bindegewebe, das innen mit einer Schleimhaut ausgekleidet ist. Diese produziert so genannte **Synovialflüssigkeit** und gibt diese in das Gelenk ab. Diese »Schmiere« sorgt dafür, dass Bewegungen so gut wie reibungslos ablaufen. Außerdem ernährt sie den das Gelenk schützenden Knorpel. Die Kapsel enthält zudem zahlreiche Nerven und leitet die entscheidenden Bewegungsimpulse zwischen Gehirn und Gliedmaßen hin und her.

Entlang der Bewegungsrichtung des Gelenks bildet der äußere Teil der Kapsel so genannte »Ligamente«, Bänder, die das Gelenk stabilisieren. Sie bestehen überwiegend aus Kollagenfasern.

Werden Gelenk und Kapsel bewegt, gelangen Sauerstoff und Nährsubstanzen in das Innere der Kapsel und in die Gelenkflüssigkeit. Der ständige Wechsel von Anspannung und Entspannung des Gefäßsystems hält den Nährstofftransport in Gang. Auch hierfür ist also körperliche Aktivität überaus wichtig. Kommt es dagegen durch eine Verletzung oder Krankheit zu längerer Untätigkeit, verlieren die Gewebe des Gelenks stark an Vitalität. Nach nur vier Wochen sind sie nur noch mit einem Fünftel ihrer früheren Stärke belastbar. Schrumpft die Kapsel, schränkt das die Beweglichkeit des Gelenks weiter ein. Auch können bei langer Ruhestellung Teile der Kapsel miteinander verkleben. Das Gelenk wird nahezu unbeweglich.

Was tun bei Kapsel- und Bänderproblemen?

Sind Kapsel oder Ligamente verletzt, so werden Entzündungsmediatoren (etwa Interleukine oder Zytokine) freigesetzt.

Diese führen über die Produktion von neuem Kollagen zur Heilung, rufen gleichzeitig aber auch Entzündungs- und Fresszellen herbei. Deren Enzyme können den Knorpel angreifen. Wenn Kapsel oder Bänder gerissen sind, lassen sie sich über physiologische Belastungsreize gut therapieren und belastungsstabil ausheilen. Aber hier ist Geduld gefragt: Die Heilung kann sich über Monate hinziehen.

Gelenkflüssigkeit: Wie Bewegungen fließend werden

Die Flüssigkeit im Inneren der Gelenke **(Synovialflüssigkeit)** hält die Knorpeloberflächen feucht und schützt sie. Gleichzeitig ernährt sie den Knorpel. Dazu reichen zwei bis vier Milliliter der leicht gelblichen Substanz, die von den Zellen der inneren Gelenkkapselschleimhaut produziert wird.
In ihrer Zusammensetzung gleicht sie dem Blutplasma und ist auch dem Hühnereiweiß ähnlich: Die Synovialflüssigkeit besteht zu 66 Prozent aus Zucker. Hyaluronsäureketten binden Wasser. Bewegung veranlasst die Zellen der Gelenkkapsel, Synovialflüssigkeit zu bilden und auch wieder abzubauen. Bei Gelenkerkrankungen, zum Beispiel einer Entzündung (Arthritis), wird zu viel Gelenkflüssigkeit produziert, die zudem anders zusammengesetzt ist. Diese ist dann nicht mehr klebrig und ölig, sondern wird dünnflüssig, ja fast wässrig.
Dadurch verändern sich die Druckverhältnisse in der Kapsel, und die Gelenkpartner können nicht mehr ausreichend aneinander gebunden werden. Das Gelenk lockert sich. Außerdem sind die Schmiereigenschaften der Gelenkflüssigkeit dann nicht mehr so gut, sodass der Knorpel nicht mehr ausreichend geschützt ist. Entzündungsprozesse im Gelenk heilen vergleichsweise langsam aus. Ein Grund dafür ist, dass die Gelenkflüssigkeit im Gegensatz zu anderen Körperflüssigkeiten wie dem Blut wesentlich weniger antioxidative Schutzsubstanzen enthält, die zum Abklingen der Entzündung beitragen. Sie sind schnell verbraucht. Deshalb ist es so wichtig, den Körper mit antioxidativen Puffern, wie Vitamin C und E, oder radikalabbauenden Enzymen, etwa der Superoxiddismutase, zusätzlich zu versorgen und das Gelenk auf diese Weise bei seiner Heilung zu unterstützen.

Sehnen: Wie Stahltrosse im Körper

Jeder Muskel läuft in einer mehr oder weniger langen **Sehne** aus, die am Knochen ansetzt und mit ihm verwachsen ist. Sehnen bestehen aus faserreichem Bindegewebe, das sich im Gegensatz zum Muskelgewebe aber nicht zusammenziehen kann, sondern vielmehr den elastischen Übergang zur harten Knochensubstanz bildet.
Sehnen treten entweder senkrecht in den Knochen ein (direkter Übergang) oder sie spalten sich in verschiedene Fasern, die parallel zum Knochen verlaufen. Der Muskel wird dann wie mit Klebstreifen am Knochen fixiert (indirekter Übergang). Je näher die Sehne am Knochen liegt, desto stärker ist sie mineralisiert. Im Vergleich zu Kapseln oder Bändern ist sie weit weniger elastisch. Die Übergänge zwischen Sehnen und Knochen werden besonders stark beansprucht: Sie unterliegen drei- bis viermal höheren Spannungen als der Rest der Sehne.

Wie entsteht eigentlich ein Tennisellenbogen?

Eine klassische Verletzung des Sehnenübergangs ist der Tennisellenbogen. Er entsteht, wenn die den Unterarm streckenden Muskeln dauerhaft verkürzt sind und den Sehnenansatz unter Dauerstress setzen. Die Sehne kann nicht regenerieren, wird verletzungsanfällig und schmerzt.

Sehnen halten Kräfte bis zu 1 000 Kilogramm pro Kubikzentimeter aus und sind stabiler als Stahlseile. Sehnen bestehen aus langen, wellenförmigen Kollagenfasern (Typ I, s. Seite 55), die sich bei Zugbelastungen dehnen und bis zu fünf Prozent länger werden.

Elastische Fasern bringen die Sehne nach der Belastung wieder in ihre ursprüngliche Form zurück. Im Inneren der Sehnen liegen Faserbündel, die von Bindegewebe umgeben sind. Dort laufen Nerven und Gefäße. Solche Schichten umhüllen auch die zu dickeren Bündeln gepaarten Sehnen. Sie werden durch Flüssigkeit befeuchtet. Das hält die Sehne gleitfähig.

Welche Aufgabe Sehnenscheiden und Schleimbeutel haben

Wo das nicht ausreicht, weil die Sehne besonders großen Reibungskräften ausgesetzt ist (zum Beispiel gegenüber einem Knochen), entwickelt sich eine zusätzliche Trennwand, die **Sehnenscheide.** Einen weiteren Schutz bieten **Schleimbeutel,** die sich an exponierten Stellen zwischen Knochen und Sehne entwickeln. Sie fangen den Druck ab, den ein Knochen in ungünstigen Gelenkstellungen auf die Sehne ausüben würde, und verhindern eine Sehnenreizung (entzündungshemmend) oder -verkürzung.

Wie Bewegung auf die Sehnen wirkt

Regelmäßiges Trainieren lässt in der Sehne den Anteil der **kräftigenden Kollagenfasern** steigen. Die Menge der **elastischen Fasern** nimmt jedoch ab. Krafttraining ist deshalb schlechter für die Sehne als eine gleichbleibende Belastung (z. B. Ausdauersport), die ihre Anpassungsfähigkeit stärkt. Nach vierwöchiger Ruhigstellung hat eine Sehne nur noch ein Fünftel ihrer früheren Belastbarkeit. Wenn durch mangelnde oder einseitige Bewegung viele Sehnen des Körpers unterfordert sind, kann schon eine kleine Anstrengung zur Verletzung führen. Meistens reißen Sehnen dabei ein.

Welche Verletzungen und Beschwerden sich einschleichen können

Kleinere Risse führen oft nicht zu einer erkennbaren Entzündung. Das hat fatale Folgen, denn die verletzte Region kann nicht ausheilen, wenn sie nicht geschont wird. Sie bleibt chronisch überempfindlich. Vor allem die Sehnenscheiden leiden unter der Kombination von einseitigem Druck, Reibung oder einer ungewohnten, sich häufig wiederholenden, einseitigen und daher anstrengenden Muskeltätigkeit.

Weil bei einer **Sehnenscheidenentzündung** zusätzliche Synovialflüssigkeit produziert wird, schwillt die Sehnenscheide an, manchmal auch die Sehne selbst. Das Gewebe wird dann sehr schmerzempfindlich. Eiweißmoleküle und Fibrin, eine hochaktive Substanz, die zum Gerinnungssystem gehört und durch Blutgefäßwände in die entzündeten Gebiete wandert, können zusätzlich dazu führen, dass die Sehne mit der sie umgebenden Sehnenscheide verklebt. Das Ende der Sehnen, das nicht an den harten Knochen, sondern am Muskel ansetzt, wird seltener verletzt. Wenn es doch zu einem solchen Schaden kommt, führt ein raffiniertes Wechselspiel von Botenstoffen dazu, dass der betroffene Muskel sich kaum mehr zusammenzieht: Der Körper schützt ihn, um den Heilvorgang nicht zu gefährden. Im Alter nimmt, wie in vielen anderen Regionen des Körpers auch, in den Sehnen die Zellaktivität ab. Nur regelmäßige Zug- und Druckbelastungen können nun dafür sorgen, dass sie nicht übermäßig eingeschränkt wird.

Muskeln: Stützen und schützen Gelenke

Die Verlängerungen der Sehnen reichen bis tief in die Skelettmuskeln hinein. Diese Muskeln sind regelrechte Kraftpakete: Sie speichern die für alle Bewegungen notwendige Energie.
Muskeln sind aber auch der Prellbock des Skeletts und der Gelenke: Sie schützen die Knochen, indem sie Stöße auffangen oder Druck abhalten – sie schützen die Gelenke, indem sie Bewegungen ausbremsen. Es gibt über 300 Skelettmuskeln. Sie machen fast die Hälfte unseres Körpergewichtes aus. Ein solcher Muskel besteht aus langen, zylindrischen Zellen mit hunderten, aneinander gereihten Zellkernen. Unter dem Mikroskop weist ein Skelettmuskel zahlreiche regelmäßig angeordnete Streifen oder Linien auf, deshalb nennt man sein Gewebe »quer gestreift«. Andere Muskelfasern, die etwa den Magen öffnen, heißen glatte Muskelzellen. Nur die quer gestreiften Muskeln können wir bewusst steuern.

Wie Bindegewebe die Muskeln schützt und verbindet

Das Bindegewebe durchzieht den Muskel mit vielen Häuten: Wie ein Netz aus feinen Spinnweben legt es sich um jede einzelne Muskelfaser (Endomysium), verpackt die Bündel (Perimysium) und schließlich auch den ganzen Muskel in eine weiße Haut, die **Faszie.** Auf diese Weise sichert das Bindegewebe die Beweglichkeit der Fasern gegeneinander, stärkt die Elastizität des Muskels und schützt und verbindet seine verschiedenen Funktionseinheiten. Es führt Nerven und Blutgefäße, Fibroblasten und Lymphgefäße bis in sein Inneres, Schlackenstoffe und Milchsäure werden abtransportiert.
Mit der An- und Entspannung des Muskels spannt und dehnt sich auch die Faszie, was ihre Durchblutung verbessert und den Stofftransport in Gang hält. Durch seine Elastizität sorgt das Bindegewebe auch dafür, dass der Muskel nach getaner Arbeit – Dehnung oder Verkürzung – wieder in seine Ausgangslage zurückkehrt. Nur aus dieser Entspannung heraus kann ein Muskel immer wieder neu seine Maximalkraft entwickeln.

Wie sich das Wunder der Bewegung in den Zellen entwickelt

Die Nerven, die Befehle von Gehirn und Rückenmark an die Muskulatur weiterleiten, regen über ihre Impulse die Muskeln zu Bewegung an. Sie kontrollieren diese auch. Muskel- und Nervenzellen stehen über besondere Kontakte (Synapsen) in Verbindung miteinander. Gibt der Nerv über die Synapse sein elektrochemisches Signal ab, zieht sich der Muskel zusammen – ein hochkomplexes Zusammenspiel, wenn bei

Der Ellenbogen

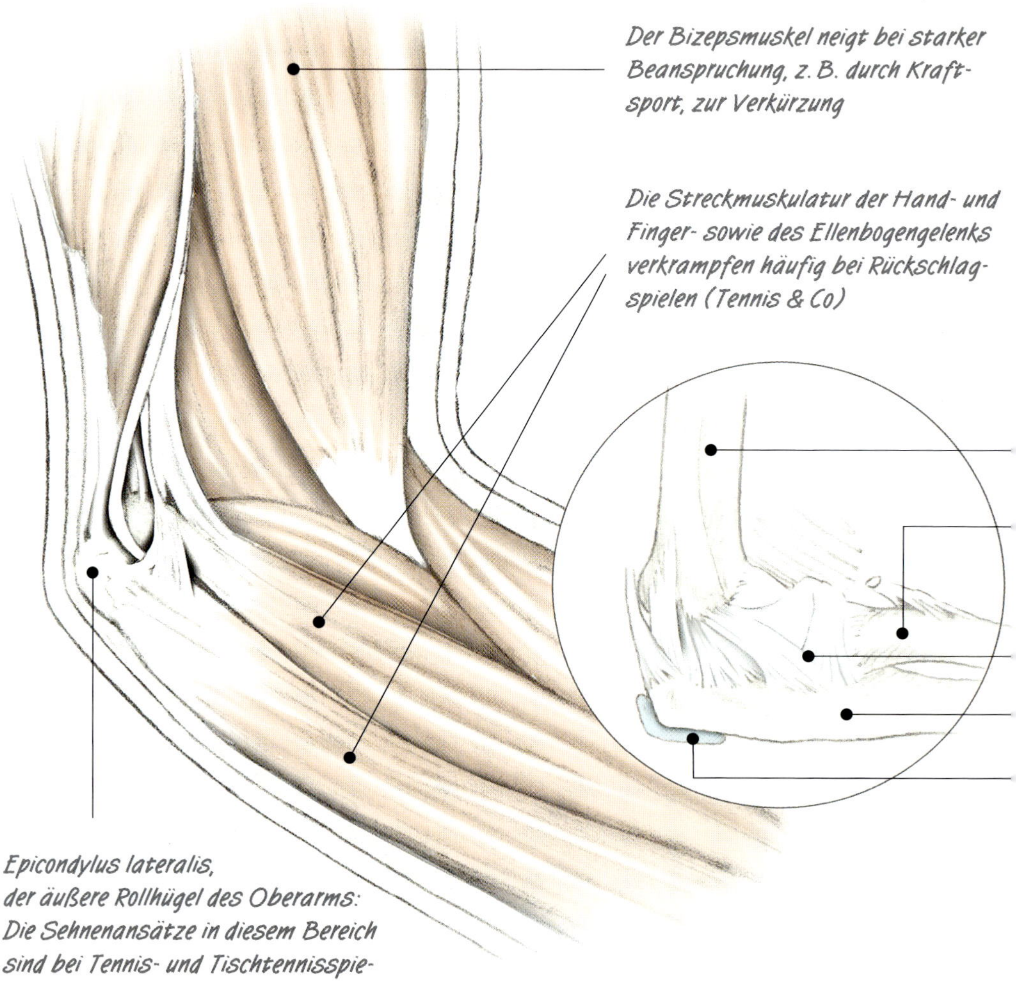

Verletzungsanfällige Konstruktion

Verletzungen am Ellenbogen sind oftmals hartnäckig und in der Behandlung langwierig, weil man sie nicht immer gut ertasten kann und weil sie nicht unbedingt mit einem größeren Gewebeschaden (in Muskel, Sehne, Kapsel oder Band) bzw. einer Knorpel- oder Knochenverletzung einhergehen. Häufig sind es »nur« Entzündungen oder Reizungen, verursacht durch eine Überbelastung.

Oberarmknochen

Speiche

Kapsel-Band-Apparat

Elle

Schleimbeutel

Schleimbeutel und Kapsel-Band-Apparat verursachen teils heftige Schmerzen und eine Bewegungseinschränkung nach einem Sturz auf das Ellenbogengelenk

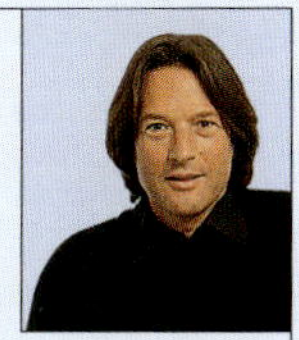

Ellenbogengelenk: Scharnier und Schaltstelle

Der Ellenbogen soll als Verbindung von Oberarmknochen und zwei Unterarmknochen für größtmögliche, dreidimensionale Beweglichkeit sorgen. Streckung, Beugung und Rotation gehen noch über das hinaus, was etwa das Knie leisten kann. Das Ellenbogengelenk besteht eigentlich aus drei Gelenken, die in eine einzige Gelenkkapsel gehüllt sind. Beuge- und Streckmuskeln setzen hier an, Beuge- und Strecksehnen laufen darüber. Schleimbeutel polstern die Konstruktion ab. Der Ellenbogen ist mehr als ein Zwischengelenk – er ist das entscheidende Scharnier zwischen Körper, Schulter, Handgelenk und Hand – die Schaltstelle zwischen Gedanken und Ausführung. Wenn der Ellenbogen verletzt ist, leidet die Lebensqualität erheblich: Weil die Hand, unser wichtigstes Erfolgsorgan, außer Gefecht ist. Die häufigste Verletzung des Ellenbogens ist der »Tennisarm«. Das bedeutet: Es hat sich infolge einer Überbelastung ein Reiz- bzw. Entzündungszustand im Ursprungsbereich der Unterarmstrecksehnen an der Ellenbogenaußenseite – dort, wo die Sehnen am Knochen verankert sind – entwickelt. Im akuten Zustand bereitet selbst das Heben einer Kaffeetasse oder das Händeschütteln heftige Schmerzen – unser gesamtes Bewegungsspektrum ist eingeschränkt.

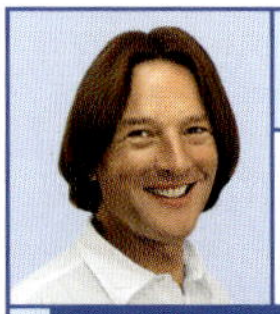

AUS MEINER PRAXIS

Was tun bei Muskelverspannung?

Die Symptome kennt wohl jeder: krampfartige, ziehende Schmerzen bei verkrampfter Nackenmuskulatur. Häufig kommt sogar noch migräneartiger Kopfschmerz dazu. Typisches Büroschicksal, typischer Fall von Muskelverspannung oder Muskelverhärtung. Mal sind permanenter und lang anhaltender Stress und Versagensängste die Ursache (psychosomatische Reaktion), mal aber auch nur fehlgeleitete Muskelspannung aufgrund stereotyper Fehlhaltung beim Arbeiten (unphysiologisch-mechanische Belastung). Deswegen ist Dehnen (Stretching) nicht immer die optimale Antwort – dieses Missverständnis ist leider immer noch verbreitet. Wenn Verspannungen aus einseitiger Fehlhaltung entstehen, lassen sich diese durch Stretching wirksam reduzieren. Wenn aber eine permanente Stresshormonausschüttung Auslöser der Verspannung ist, sollten Sie andere, nämlich sanfte und ganzheitlich orientierte Muskel-Entspannungs-Techniken anwenden: Yoga, Autogenes Training oder TME (Tiefenmuskelentspannung nach Jacobsen) verringern die Muskelspannung und wirken gleichzeitig positiv auf die eigentliche Ursache – den Stress – ein.

komplizierten Bewegungsabläufen die Arbeit von vielen Millionen Muskelfasern koordiniert werden muss. Die Kraft selbst entsteht im »**Sarkolemm**«, einer Schicht dicht unter der Zellmembran der Muskelzelle, die wie eine Nervenzelle erregbar ist. Mehrere Muskelzellen, die über die Muskelfaser verstreut liegen, bilden gemeinsam eine motorische Einheit, die von einer auf Bewegung spezialisierten Nervenzelle **(Motoneuron)** aktiviert wird. Weil dieser Impuls von Zelle zu Zelle weitergeschaltet wird, reagiert schließlich der ganze Muskel.

Woher der Muskel seinen Brennstoff bekommt

Die Muskelverkürzung wird durch ein Ineinanderschieben bestimmter Filamente (fadenförmiger Gebilde) erzielt, Entspannung entsteht durch das Auseinandergleiten dieser Strukturen. Dabei wird chemische Energie in mechanische umgesetzt. Den Brennstoff für diese Vorgänge liefert das **Adenosintriphosphat (ATP).** Es speichert seine Energie nicht besonders lange und wird schnell wieder abgebaut. Aber diese Verbindung kann bei Bedarf sehr schnell Energie liefern.

ATP wird nicht nur für die Arbeit der Zellen gebraucht, sondern auch für den Ruhestoffwechsel und die aktive Muskelarbeit. Es entsteht in den Mitochondrien, den Kraftwerken der Körperzellen, durch Verbrennung von Fetten und Zucker. Dieser Vorgang funktioniert aber nur, wenn der Körper die richtigen Fette und Kohlenhydrate bekommt.

Sportlern wurde lange Jahre dazu geraten, viele Proteine, vor allem Fleisch, zu essen, weil diese besonders rasch **Muskelmasse** aufbauen sollten. Heute weiß man, dass diese Empfehlung einen entscheidenden Nachteil hatte: Tierische Proteine machen den Muskel auch hart und unelastisch – das führte zu vielen Verletzungen.

Warum Bewegung auch für die Ernährung des Muskels essentiell ist

Mindestens ebenso wichtig wie die Ernährung ist für den Muskel ausreichend Bewegung: An- und Entspannung des Muskels wird vom Bindegewebe auf die Sehne und den Knochen übertragen. Diese physiologischen Reize führen dazu, dass sich Kollagen mit einer besonders stabilen Struktur bildet. Wird der Muskel jedoch zu stark zusammengepresst, ist die Blutversorgung beeinträchtigt. Überanstrengte Muskeln werden schlecht durchblutet und das Muskelgewebe kann dabei Schaden erleiden. Deshalb kommt es auf die richtige Dosis der geeigneten Sportart(en) an!

Wenn Muskeln schwinden

Bewegung und Sport bauen Muskeln auf, bei längerer Inaktivität wird dagegen Muskelmasse abgebaut. Das Bindegewebe wird dann kaum mehr beansprucht. Die verschiedenen Häute verlieren ihre Spannung, Grundsubstanz geht verloren. Die kollagenen Fasern fallen zusammen und verkleben miteinander. Die Bewegungsfreiheit des Muskels wird weiter eingeschränkt. Nur mit sorgfältigem Dehnen (Stretching) lassen sich solche Schäden zumindest teilweise beheben. Besonders schwierig wird es, wenn der Muskel in gebeugter Stellung längere Zeit unbeweglich fixiert war, etwa nach einem Gipsverband. Dann verkürzen sich Muskel- und Sehnengewebe, sie atrophieren.
Mit gezielten Behandlungen kann man solchen Schäden entgegenwirken und verhindern, dass es nach einem Muskelfaserriss zu narbigen Verwachsungen an der Wunde kommt. Denn eine überschießende oder ausgedehnte Narbenbildung innerhalb des Muskels kann auf Dauer hinderlich sein.

Nerven: Signalvermittler und Impulsgeber

Die Nerven, genauer gesagt: die »peripheren« Nerven außerhalb von Gehirn und Rückenmark, bestehen etwa zur Hälfte aus Bindegewebe.
Ihr Aufbau gleicht einem Kabel mit Kupferkern (Axon), einem Schutzmantel (Nervenscheide) und einer »Kabelhülle« – die besteht aus Bindegewebe.
Es gibt sehr große Nerven – zum Beispiel den Ischiasnerv, der so dick ist wie ein kleiner Finger und entsprechend viele Leitungen vereinigt – und relativ zarte, wie die Nervenäste der Haut, die etwa den Durchmesser von Nähgarn haben. Das elastische Bindegewebe sorgt dafür, dass auch sie große Zugbelastungen aushalten und Informationen störungsfrei über weite Strecken weiterleiten: von der Hautoberfläche bis zum Rückenmark und von dort aus in das Gehirn.
Das Axon des Nervs, also die Informationsleitung, ist von einer Haut aus **Plasma** und den so genannten **Schwann-Zellen** umgeben. Die meisten Axone sind »myelinisiert«, das heißt, dass sich die Schwann-Zellen spiralförmig mehrfach – bis zu 50-mal – um die Axone wickeln.

Welche Rolle das Bindegewebe für die Nerven spielt

Axone und Schwann-Zellen fügen sich wie Muskelfasern zu Bündeln zusammen, die einzeln und gemeinsam von dünnen Häuten aus Bindegewebe bedeckt sind. Um den

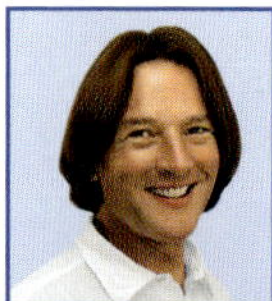

AUS MEINER PRAXIS

Verletzungstypen des Bindegewebes

Nicht nur Muskeln, Sehnen und Gelenke werden bei Verletzungen in Mitleidenschaft gezogen – auch das allgegenwärtige Bindegewebe wird verletzt. Es kann verdreht, zusammen- oder entfaltet sein oder in seinem Spannungsvermögen verändert (zu kurz oder zu lang) sein. Der Fachmann kann sofort erkennen, welche bindegewebige Struktur welche Art von Verletzung erlitten hat und wie sie zu behandeln ist – und zwar an der Reaktion des Patienten. Wenn er zum Beispiel brennenden, ziehenden Schmerz empfindet, handelt es sich um eine so genannte Fasziendistorsion. Dabei werden die bindegewebigen Strukturen unnatürlich gefaltet oder verdreht (z. B. nach einem Sturz aufs Gelenk) – sie müssen also durch manuelle Druck- und Zugbehandlung eines geschulten Therapeuten wieder »entfaltet« werden. Wenn der Patient einen klaren, punktuellen Schmerz beschreibt, handelt es sich um eine Kontinuumsstörung (z. B. »Tennisarm«). Dann sind aufgrund plötzlicher, starker Zugbeanspruchungen die elastischen Fähigkeiten besonders am Knochen-Sehnen-Übergang verändert.

gesamten Nerv herum liegt zusätzlich noch eine weitere Schicht von lockerem Bindegewebe, das den Nerv mit anderen Geweben wie Knochen, Muskeln, Kapseln, Bändern und Fett verbindet. Fett dient vor allem der besseren Isolation der Nerven. Das Bindegewebe der Nerven ist reich auch an faserproduzierenden **Fibroblasten,** aber auch **Mastzellen,** die bei Verletzungen aktiv werden und Histamin, Heparin und Serotonin produzieren, um die Blutgefäße zu weiten und die Heilung zu beschleunigen.

Wie Nerven versorgt werden

Von allen Geweben in unserem Körper ist das Nervengewebe am besten durchblutet. Denn es ist besonders von einer guten und kontinuierlichen Versorgung mit Sauerstoff, Zucker und anderen Nährstoffen abhängig. Obwohl es nur zwei Prozent des Körpergewebes ausmacht, enthält es deshalb trotzdem etwa 20 Prozent des Blutes.

Die Wand der Blutgefäße fungiert dabei wie ein Filter: Sie hält – ähnlich wie die Blut-Hirn-Schranke im Kopf – unerwünschte Substanzen von den Nerven fern. Nur wenige winzige Eiweißmoleküle dürfen passieren.

Neben den Gefäßen verfügen die Nerven noch über ein weiteres Transportsystem: eine Art Rohrpost, durch deren feinste Kanäle Fette, Proteine und Enzyme weitergeleitet werden. Diese »Rohrpost« ist deutlich langsamer als der Weg über das Blut. Übrigens: »Schnell« heißt, wenn ein Stoff vier Zentimeter am Tag schafft. »Langsam« kommen solche voran, die die gleiche Zeit für nur sechs Millimeter benötigen.

Für den optimalen Transport von Nährstoffen brauchen die Nerven ein bestimmtes Druckgefälle, das vom arteriellen Blutdruck genauso beeinflusst wird wie vom äußeren Druck des Gewebes. Störungen in der Durchblutung führen deshalb sehr schnell zum Absterben der Nervenzellen und können massive Schäden nach sich ziehen – zum Beispiel nach einem Schlaganfall.

Druck auf eine Nervenwurzel, zum Beispiel bei einem Bandscheibenvorfall, führt ebenfalls dazu, dass der Nerv schlechter durchblutet wird. In der Folge löst sich die spiralförmige Schutzschicht auf. Es kommt zu Flüssigkeitsverlust und Leitungsblockaden. Ist nur das Bindegewebe des Nervs verletzt, sind die Aussichten auf Heilung gut. Schwieriger wird es, wenn auch die Schwann-Zellen in Mitleidenschaft gezogen wurden. Dann lassen sich Schäden nur noch selten reparieren.

Haut: Schützender Mantel und flexible Hülle

Wie wir bereits wissen, spielen bei allen Teilen des Bewegungsapparates Häute aus Bindegewebe eine wichtige Rolle. Das gilt erst recht für die menschliche Haut, die unser Innenleben nach außen abgrenzt. Zwar zählt sie nicht direkt zum Bewegungsapparat, aber Veränderungen der Haut – zum Beispiel Narben nach Verletzungen oder Verbrennungen – können die Beweglichkeit stark beeinträchtigen.
Die **Haut** ist das größte Organ unseres Körpers. Sie macht etwa 16 Prozent seines Gewichts aus und hat eine riesige Oberfläche. Ihre Aufgaben sind vielfältig: Sie schützt uns vor dem Austrocknen, wehrt Pilze, Viren und Bakterien ab, bremst die Wirkung von Strahlen oder chemischen Substanzen und widersetzt sich Druck. Haut lässt sich dehnen und strecken, bei einer Schwangerschaft genauso wie bei einem vollen Bauch. Diese Flexibilität verdankt sie vielen elastischen Fasern und einem kollagenen Netzwerk, das zu großen Teilen ungeformt ist und viel Spielraum für Bewegung lässt.

Die äußere Hautschicht

Das Äußere der Haut ist die **Epidermis,** also die Oberhaut. An ihrer Oberfläche besteht sie aus Keratinozyten, das sind abgestorbene, mehr oder weniger verhornte Hautzellen, die fortwährend abgeschuppt werden. Sie wird bis zu eineinhalb Millimeter dick. Darunter wird die Epidermis durch eine besondere Schicht abgeschlossen: die **Basalmembran.** Sie bildet ständig neue Hautzellen, die an die Oberfläche wandern und die abgestorbenen Zellen der Epidermis ersetzen. Die Grundsubstanz der Epidermis besteht aus einer homogenen Schicht von Eiweißen (Keratohyalin), die das Eindringen von Flüssigkeiten und Krankheitserregern verhindert.

Die zweite Hautschicht

Die Basalmembran ist nicht in beide Richtungen durchlässig: Sie lässt zwar Körperflüssigkeit und Ionen von der darunter liegenden **Dermis,** der Lederhaut, in die Oberhaut, schützt aber umgekehrt die Unterhaut vor Fremdstoffen. Das macht es auch so schwierig, die Dermis mit Kosmetika aufzubauen, weil die meisten Wirkstoffe gar nicht bis zu ihr vordringen.
In den unteren Schichten der Epidermis gibt es die **Melanozyten,** die abhängig von der UV-Strahlung Pigmente produzieren: Sie bräunen die Haut.
Spezielle Zellen des Immunsystems sind die **«Langerhans-Zellen».** Sie liegen frei und unverbunden in der Epidermis und werden bei Entzündungen, Strahlung, allergischen Reizen oder dem Eindringen von schädlichen Fremdstoffen und Mikroorganismen aktiv. Dann übertragen sie nicht nur Informationen an andere Abwehrzellen (z.B.

Das Handgelenk

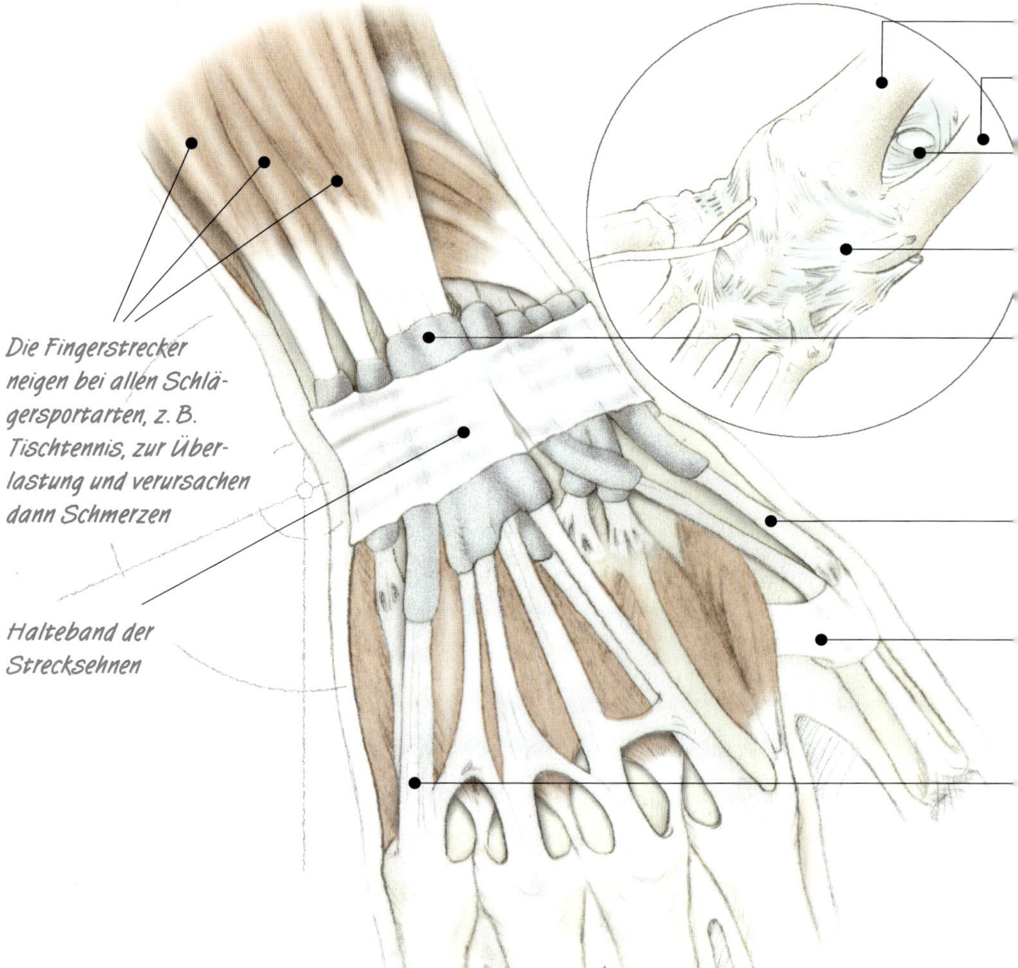

Engpass in der Gleithülle

Am Übergang vom Unterarm zur Handwurzel geht es eng zu. Die Knochen bilden auf der Hohlhandseite eine Rinne, die von einem Band überspannt wird (Karpal-Tunnel). Zahlreiche Sehnen und ein Nerv liegen hier auf engstem Raum nebeneinander. Bei anhaltender einseitiger Belastung kann es zur Entzündung der Sehnenscheiden und zur Nervenkompression kommen, was heftige ausstrahlende Schmerzen verursachen kann.

Speiche

Elle

Bandverbindung zwischen Elle und Speiche

Bandapparat der Handinnenseite

Die Sehnenscheiden der Fingerstrecker entzünden sich leicht bei einseitiger Dauerbelastung. Häufige Folge: äußerst schmerzhafte Schwellung und ein Knirschen bei Bewegungen des Handgelenks

Der Daumenstrecker ist häufig bei Tennis- und Tischtennisspielern überlastet, vor allem beim so genannten Rückhandslice

Daumenband (Seitenband): reißt es, handelt es sich um einen »Skidaumen«, eine sehr schmerzhafte Seiteninstabilität im Bereich des Daumengrundgelenks

Der Kleinfingerstrecker ist wichtig, um die Handaußenseite zu stabilisieren

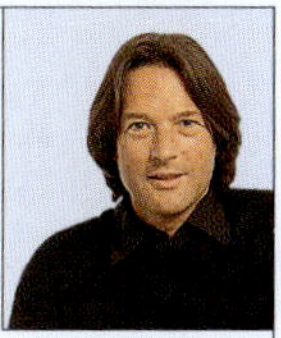

Handgelenk: stark, sensibel & präzise

Die Hand fühlt, greift, hält, stößt zu und wehrt ab. Sie klatscht, krallt, stützt, wirft, schleudert, zielt, zirkelt, tastet, treibt voran und hält Balance. Sie kann drohen, segnen, schwören und das eigene Körpergewicht tragen. Das wird durch 27 aufeinander abgestimmte, mit Zügeln und Scharnieren verbundene Knochen ermöglicht – Gelenke, Knorpelscheiben, Sehnen, Bänder und 36 Muskeln, die Hand und Finger bewegen. Die Hand kann im Prinzip Bewegungen in allen Ebenen ausführen, weil an den Endflächen der beiden Unterarmknochen Elle und Speiche ein System von acht vielgestaltigen Handwurzelknochen ansetzt, die mit zahlreichen Gelenkfacetten im Zusammenspiel ein Allround-Gelenk bilden. Sie werden durch ein kompliziertes Bandsystem zusammengehalten, das diese Gelenke selbst bei Verschiebung, Drehung oder Verwringung funktionieren lässt und immer einen festen Halt bietet. Die Knochen haben keine feste Lage. Sie verschieben sich so zueinander, dass nichts blockiert oder wehtut. Die Handmuskulatur ist in der Lage, kleinste Bewegungen präzise und feinst koordiniert auszuführen und zu kontrollieren.

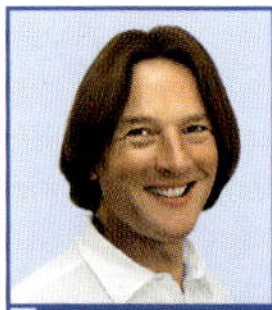

AUS MEINER PRAXIS

Ist Cellulitis heilbar?

Cellulitis, die entstellende Orangenhaut, gilt als »Veranlagung« und als nicht therapierbar. Das stimmt so nicht: Eine 20-jährige, schlanke Patientin hatte eine rasch zunehmende Cellulitis entwickelt. Es stellte sich heraus, dass ihr Darm nach einer Antibiotikakur massiv mit Candida- und Schimmelpilzen besiedelt war. Die produzierten so viel Gift, dass ihr Körper vermehrt das Stresshormon Kortisol ausschüttete: Das wiederum führte dazu, dass Toxine und Wasser ins Bindegewebe eingelagert wurden. Die Behandlung des Pilzes (auf biologische Weise) sowie die Gabe von Radikalfängern und Bindegewebskapseln führten zum Erfolg: Die Patientin verlor das angestaute Wasser und damit drei Kilo Gewicht. Nach sechs Wochen waren ihre Oberschenkel geglättet und sahen aus wie früher. Positive Erfahrungen machte auch eine 35-jährige, beleibte Patientin. Sie war aus Italien in die Oberpfalz gezogen und aß nun viel Schweinefleisch. Dieser Patientin half ein Ernährungsplan nach ayurvedischen Grundregeln. Sie verlor 20 Kilo Gewicht – die Haut wurde wieder frisch.

T-Lymphozyten), sondern verbinden sich auch mit dem Eindringling, dem so genannten Antigen. Über die Lymphflüssigkeit schleppen sie diesen zu einer Lymphdrüse, wo ihn Killer-Zellen zerstören. Die **Merkel-Zellen** reagieren auf mechanische Belastungen der Haut, also Druck oder Zug, indem sie Neurotransmitter freisetzen, die das zentrale Nervensystem über Veränderungen der Haut informieren. Die Basalmembram ist stark gefaltet und fügt sich so wie ein geschwungenes Puzzleteil in die Dermis ein. Je nach Körperteil und Geschlecht ist diese unterschiedlich dick und kann bis zu vier Millimeter umfassen. In ihrem oberen Bereich enthält sie viele Fibroblasten, Makrophagen, Mastzellen und Leukozyten. Der untere Bereich stabilisiert die Haut durch kollagene Fasern. Die Dermis kann auch große Mengen Wasser speichern. Weil sie so widerstandsfähig ist, liefert sie bei Tieren das Leder und wird deshalb auch »Lederhaut« genannt. Mit dem Alter verliert die Haut die Fähigkeit, Feuchtigkeit zu binden.
Der dickste Teil der Haut aber ist die Unterhaut, die **Hypodermis,** die sie gegen die Muskeln abgrenzt und verschiebbar macht. Sie besteht aus lockerem, fetthaltigem Bindegewebe.

Warum Frauen mehr zu Cellulitis neigen

Die Haut von Frauen unterscheidet sich in mehreren Punkten von der der Männer. Sie ist dünner und weit weniger behaart. Ihre Kollagenfasern bilden senkrechte Kammern, die viel Fett aufnehmen und sich weiten können. Werden die Fasern relativ zu kurz, dann dellt sich die Haut wie ein Steppkissen ein. Bei Übergewicht wird die Erscheinung noch ausgeprägter, weil sich das zwischen den Fasern liegende Fettgewebe vergrößert. Bei der **Cellulitis** vergrößern sich die Zellen so stark, dass der Blutfluss behindert wird. Dadurch werden die im Fett gespeicherten Schlacken nicht mehr abtransportiert, sondern lagern sich ins Gewebe ein. 80 Prozent der Frauen leiden unter dem Phänomen, das als Cellulitis oder »Orangenhaut« bekannt ist.

Hormone spielen eine Rolle

Meistens sind bei Frauen mit Cellulitis die Hormone Östrogen und Progesteron im Ungleichgewicht. Deshalb neigen sie auch besonders zu Cellulitis, wenn sie in der Pubertät oder schwanger sind, aber auch kurz vor der Menstruation und nach der Menopause. Außerdem kann die Antibabypille Cellulitis begünstigen.

Auch der übermäßige Konsum von Eiweiß und Vitaminmangel begünstigen das Entstehen von Cellulitis. Ebenso können sich Säuren, die zum Beispiel in Kaffee und Süßigkeiten enthalten sind, nachteilig auswirken. Enthält die **Nahrung** zu wenig Ballaststoffe, verbleibt sie zu lange im Darm, Wasser und **Schlacken** sammeln sich an und werden ins Bindegewebe gebracht.

Obwohl viele Cremes und Medikamente gegen Cellulitis angeboten werden, kann sie nur durch eine ausgewogene Ernährung, Nahrungsergänzungsmittel und ausreichend Bewegung positiv beeinflusst werden (siehe Kasten).

Wie die Haut gestrafft werden kann

Häufige Diäten können nicht nur zum berüchtigten Jojo-Effekt führen: Das damit verbundene ständige Schrumpfen und Dehnen der Haut schwächt das Bindegewebe. Statt Hungerkuren zu machen, sollten Sie sich deshalb vitaminreich, spurenelement- und aminosäurehaltig ernähren und natürlich viel Sport treiben. Dadurch werden das Bindegewebe aktiviert, die Durchblutung verbessert und Schlacken besser abtransportiert, die Muskulatur gestärkt, dadurch die verkürzten Bindegewebszüge wieder gedehnt und die Hautoberfläche gestrafft.

Ratsam sind Sportarten, bei denen der Puls nicht zu stark ansteigt: Schwimmen, Radfahren oder leichte Gymnastik. Dann ist die Fettverbrennung besonders effektiv.

Ein schwaches Bindegewebe kann aber auch veranlagt sein. Oft beginnt diese »Anlage« schon vor der Geburt. Das **Mesenchym,** das embryonale Bindegewebe, spielt dabei eine entscheidende Rolle. Dieses Gewebe – ein lockeres Schwammwerk mit viel Flüssigkeit – bildet im Laufe der Entwicklung alle Formen von Stütz- und Bindegewebe, auch das Gefäßsystem und die Blutzellen. Es durchzieht nahezu alle Organe. So wird es zum Umschlagplatz jeder Immunreaktion und zum Speicher aller Schadstoffe und Gifte.

Welche vielfältigen Funktionen die Haut erfüllen muss

Die Haut bildet **Haare** und **Nägel, Talg-** und **Schweißdrüsen.** Während die Behaarung bei Tieren noch der Wärme-Isolierung dient, hat sie diese Funktion beim Menschen weitgehend verloren. Um die **Körpertemperatur** von 37 Grad trotzdem zu halten, schaltet die Haut Impulse an das zentrale Nervensystem weiter, das aktiv (zum Beispiel mit der Ausschüttung von Schilddrüsen-Hormonen) oder passiv (über das Gefäßsystem) reagiert und die Wärme reguliert.

Auch verstärkte Muskelbewegung hat natürlich Einfluss auf die Körpertemperatur, und zwar aktiv (etwa durch Armkreisen oder Stampfen mit den Füßen) oder passiv

AUF EINEN BLICK

Warum reichlich Trinken dem Bindegewebe nützt

Die meisten unterschätzen immer noch, wie wichtig Wasser für unseren Körper ist. Immerhin besteht der Organismus zu fast zwei Dritteln aus Wasser. Etwa die Hälfte des Körperwassers befindet sich in den Bindegewebsstrukturen. Viele Körperfunktionen hängen von ausreichender Flüssigkeitszufuhr ab:

- Wasser ist die Substanz, die für die gesunde Funktion von Herz, Kreislauf und Nieren zuständig ist.
- Wasser ist elementares Kühlmittel für den Stoffwechsel-Motor und sorgt bei warmem Wetter (Schwitzen) dafür, dass die Körpertemperatur im grünen Bereich bleibt.
- Wasser hilft bei der Müllentsorgung: Es schwemmt die Stoffwechselreste (Kohlendioxid, Milchsäure) aus, die dann über die Nieren durch den Urin ausgeschieden werden.
- Wasser ist Bestandteil der Gelenkschmiere und bettet Gewebe und Organe ein.
- Wasser löst die Nährstoffe auf und transportiert sie über das Blut und das Bindegewebe zu allen Körperzellen und Organen.

(durch Zittern, Schüttelfrost oder Zähneklappern). Die Schweißdrüsen setzen Duftstoffe frei und entziehen dem Körper Wasser, was ebenfalls seine Temperatur reguliert. Vor allem aber leitet die Haut **sensorische Informationen** (auch Schmerzen) an das zentrale Nervensystem weiter. Lederhaut und Unterhaut sind gut durchblutet, um den Transport verschiedener Stoffe zu ermöglichen. Nährend zum Beispiel ist das Sonnenlicht, das eine Substanz der Epidermis, das 7-Hydroxycholesterol, in Provitamin D3 umwandelt. Daraus entsteht schließlich Vitamin D3, ein wichtiger Stoff für die Knochenstabilität. 20 Minuten Bestrahlung der Hände täglich reichen bei älteren Menschen aus, um ihren Vitamin-D3-Bedarf zu decken. Die Haut transportiert über den Schweiß aber auch wieder viele Giftstoffe aus dem Körper heraus. Über ihre Rezeptoren und Nervenenden hat die Haut auch Kontakt zu den inneren Organen. Durch **Bindegewebsmassagen** oder **Reflexzonen-Therapie** kann deshalb über die Haut der gesamte Körper beeinflusst werden. Man nennt dies Haut-Organ-Reflex.

Was die Hautalterung beschleunigt

Wenn Haut altert, ist das ein komplexes Geschehen, bei dem die Durchblutung, der Zustand der Bindegewebsfasern, die Spannung der Muskulatur und andere Faktoren eine Rolle spielen. Starke Sonneneinstrahlung, auch häufige Solariumbesuche können die Hautalterung beschleunigen (Zellschädigung durch freie Radikale).

Die Zahl der elastischen Fasern nimmt im Alter zwar zu, aber zwischen dem 30. und 50. Lebensjahr entstehen zugleich Löcher in diesen Fasern. Nach dem 70. Lebensjahr verschwinden diese zunehmend wieder. Die Falten zwischen Dermis und Epidermis glätten sich, leider wird aber auch die Bindung zwischen den beiden Hautschichten geringer und die Haut wirkt schlaffer.

Das Alter fügt der Haut viele Schäden zu: Sie regeneriert im Alter langsamer: Die Zellteilung ihrer Keratinozyten sinkt um 30 bis

50 Prozent. Dadurch heilt die Haut auch nach Verletzungen schlechter. Die Zahl der Melanozyten nimmt um 15 bis 40 Prozent und die der Langerhans-Zellen um 20 bis 50 Prozent ab. Das schwächt das Immunsystem. Weil auch die Zahl der Mastzellen abnimmt, geht die Produktion von Heparin zurück, was wiederum die Regeneration der winzigen Hautgefäße behindert. Die Haare wachsen langsamer und sind dünner, weil die Kopfhaut nicht mehr ausreichend durchblutet wird. Dass weniger Vitamin D produziert wird, schwächt außerdem die Knochen. Und weil die Dermis im Laufe der Jahre etwa ein Fünftel ihres früheren Umfangs verliert, funktioniert auch die Wärmeregulation im Alter nicht mehr so gut.

Bei Patienten, die lange Zeit liegen müssen, kann der dauernde Druck auf die Haut zu Durchblutungsstörungen führen. Die Haut beginnt dann, sich an besonders belasteten Stellen unter dem Dauerdruck zu entzünden. Durch ständiges Umlagern und Massieren versucht man, dieses »Dekubitus« genannte Symptom zu verhindern.

Verbrennungen der Haut können deshalb lebensgefährlich sein, weil der Körper seinen Flüssigkeitshaushalt und Gasaustausch nicht mehr kontrollieren kann. Werden große Teile der Haut zerstört, funktioniert auch die Temperaturregulation nicht mehr.

Inzwischen kann man im Labor aus Haarwurzelzellen Haut züchten und damit großflächige Verbrennungen behandeln. Dieses Gewebe erfüllt zwar nicht alle Funktionen der normalen Haut, deckt aber die offenen Stellen erfolgreich ab und verhindert weiteren Flüssigkeitsverlust.

Das Bindegewebe reguliert unsere Gesundheit

Medizin ist eine Gratwanderung. Ein schmaler Pfad zwischen Erfahrungslehre und Naturwissenschaft. Bis zur Renaissance waren es Frauen, die über die Erfahrungen mit ihrem eigenen Körper die Heilkunst erlernten: Klosterschwestern und so genannte Hexen. Dann, mit der Entschlüsselung der Anatomie und der Entdeckung des Blutkreislaufs, übernahmen die Männer diese Domäne: Heilkunst wurde zur wissenschaftlich erklärten Medizin. Vorbild war die Mechanik Isaac Newtons: Der Körper erhielt nun ein klares Funktionsschema. Bis heute ist unsere Vorstellung vom Körper von diesen mechanischen Bildern geprägt. Rudolf Virchow (1821–1902) etwa, ein Pionier der modernen Medizin, hielt Krankheiten für Schäden an einzelnen Zellen. Seien diese defekt, könnten auch die restlichen Zellen im Körper nicht mehr richtig zusammenarbeiten. Also müsse man versuchen, die Defekte zu reparieren.

Im Prinzip ist das nach wie vor richtig. Aber es bedeutet noch lange nicht, dass sich automatisch wieder Gesundheit einstellt, wenn diese Schäden behoben sind. Die meisten Mediziner, darunter auch viele Orthopäden, vertreten jedoch diese Ansicht. Sie suchen

Die Lendenwirbel

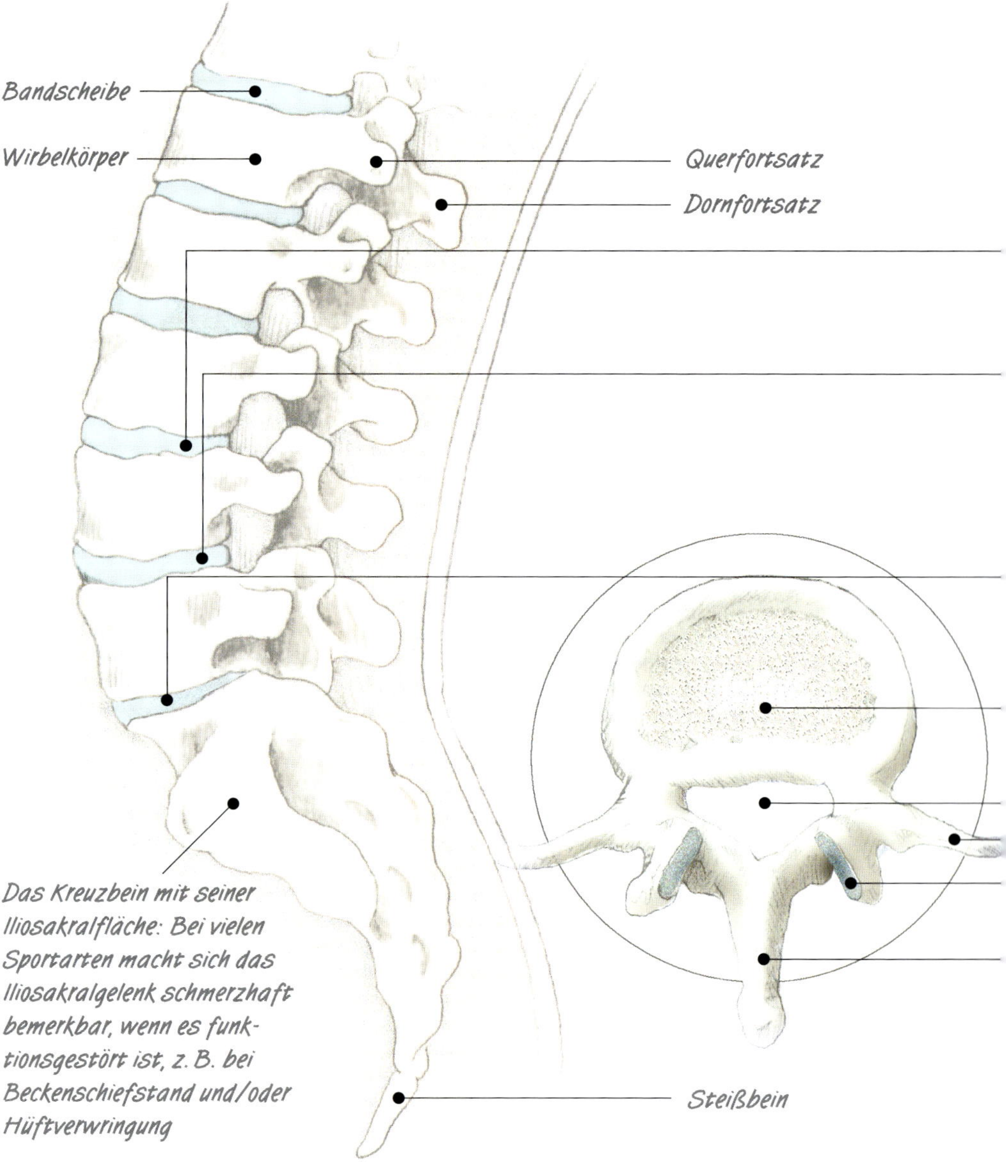

Der unterschätzte Schwerstarbeiter

Alle Sportdisziplinen, bei denen aus verschiedenen Fall- und Sprunghöhen das Körpergewicht abgefangen und beschleunigt werden muss (Basketball, Fußball, Weitsprung, Hochsprung), belasten die Lendenwirbelsäule-Kreuzbein-Darmbein-Region sehr stark.

Bei Degeneration, also Abnutzung der Bandscheibe zwischen dem 3. und 4. Lendenwirbel, kann es zur Schwächung des Oberschenkelstreckmuskels kommen

Ist die Bandscheibe zwischen dem 4. und 5. Lendenwirbel ekrankt, kann es zu einer Fußheberschwäche kommen, d. h. das Anheben des Vorfußes ist erschwert

Hat die Bandscheibe zwischen dem 5. Lendenwirbel und dem Kreuzbein Schaden genommen (z. B. bei einem Bandscheibenvorfall), kann es zur Schwächung der hinteren Oberschenkel- und Wadenmuskulatur kommen

Wirbelkörper

Rückenmarkskanal

Querfortsatz

Wirbelgelenkfläche

Dornfortsatz

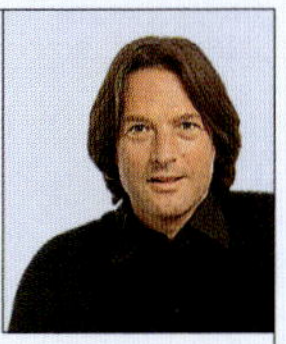

Lendenwirbelsäule: Stabilisator und Stoßdämpfer

Die Wirbelsäule besteht aus insgesamt 24 Wirbelknochen, die kräftig und beweglich sind: sieben Halswirbel, zwölf Brustwirbel und fünf Lendenwirbel. Dazwischen liegen die Bandscheiben als Puffer. Sie machen etwa ein Viertel der Wirbelsäulenlänge aus. Die Bandscheiben bestehen aus einem äußeren, konzentrischen Faserring und einem zentralen, stark wasserhaltigen Bindegewebskern. Die Faserringe sind mit den benachbarten Wirbelkörpern verwachsen und geben den Wirbeln Halt. Die gallertartigen Kerne sorgen wie Wasserkissen für eine gleichmäßige Druckverteilung und wirken als Stoßdämpfer. Die fünf Lendenwirbel tragen den Rumpf. Sie müssen – als größte Einzelknochen des Rückgrats – im Stehen das meiste Gewicht aufnehmen. An den fünften Lendenwirbel schließt sich das Kreuzbein an, das im Laufe der Evolution aus fünf Wirbeln zu einem Knochen verschmolzen ist. Es ist keilförmig zwischen die beiden Darmbeine eingepasst und bildet die hintere Beckenwand. An das Kreuzbein schließt sich das kleinere Steißbein gelenkig an. Es ist durch Verschmelzung von drei bis sechs Wirbelresten entstanden. Das Steißbein hat als Rudiment für uns keine bedeutende Funktion.

nach dem Defekt und reparieren ihn: Sie fixieren Wirbel, schienen Brüche oder flicken gerissene Sehnen wieder zusammen. Aber damit behandeln sie nur die Symptome und nicht die Ursache eines Leidens, und diese ist oft vielschichtig. Über das Reparieren von Schäden hinaus müssen die Selbstheilungskräfte des Organismus angeregt werden, indem die gesamte Konstitution des Körpers gestärkt wird. Der österreichische Arzt Alfred Pischinger (1899 bis 1983) hat gezeigt: Das kann nur über das Bindegewebe passieren.

Der Körper ist ein Netzwerk und ein offenes System

Pischingers Lehre einer **Grundregulation** des Organismus über das Bindegewebe hatte revolutionäre Folgen: Die mechanischen Gleichungen der Medizin und die traditionellen Leitsätze der Erfahrungsmedizin wurden durch moderne Physik, durch Kybernetik und Thermodynamik offener Systeme bereichert. Im Klartext: Der Zellexperte zeigte, dass der Körper viel komplizierter ist als etwa ein Uhrwerk.

Der Körper ist keine Maschine

Stattdessen belegte Pischinger, dass der Körper aus vielen biologischen Systemen besteht, die miteinander vernetzt sind. Sie tauschen ununterbrochen Energie und Substanzen aus und »kommunizieren« so miteinander. Zufuhr von Energie – aber auch von Medikamenten, Wärme oder Strahlung – wirkt also nicht nur an einer bestimmten Stelle, sondern kann sich als Information blitzschnell im ganzen Organismus ausbreiten.

Wie Bindegewebsflüssigkeit die Heilung ermöglicht

Das wichtigste Medium bei der Kommunikation zwischen den einzelnen Systemen ist nach Pischinger die extrazelluläre Flüssigkeit im Bindegewebe. Die einzelne Zelle sei nur »eine Abstraktion«, nichts ohne das sie umgebende Milieu. Gemeinsam mit den Lymphgefäßen und Lymphbahnen beeinflusse demnach diese Grundsubstanz sämtliche Entzündungs- und Abwehrvorgänge im Körper.

So wie einst das Salzwasser des Meeres für den Einzeller betrachtet Pischinger die Grundsubstanz als lebenswichtig für das Funktionieren der komplexen Zellverbände im menschlichen Körper. Viele Krankheiten ließen sich deshalb auch mit ein- und demselben Heilmittel heilen, wenn es nur in der richtigen Dosis verabreicht würde. Diese Theorie haben übrigens schon viele Ärzte der Antike vertreten.

Das wirksamste aller Heilmittel

Bewegung kann ein wichtiges Heilmittel sein, wie die Beispiele der vorausgegangenen Kapitel gezeigt haben. Sie stärkt nicht nur Knochen, Muskeln und Sehnen, sondern – über das Bindegewebe – den gesamten Organismus. Pischingers Lehre reicht weit über die klassische Orthopädie hinaus: Er warnt etwa vor dem zunehmenden Abbau der körpereigenen Regulationsmechanismen, der schlimmstenfalls chronische Erkrankungen nach sich zieht. An deren Ende können auch lebensbedrohliche Tumore stehen. Die Grundsubstanz des Bindegewebes wird durch eine Vielzahl von Schadstoffen (Noxen) in unserer Umwelt geschwächt: Schwer abbaubare chemische

Moleküle, Abgase, elektromagnetische Strahlung und vor allem auch psychischer Stress belasten sie.

Chronische Krankheiten durch Übersäuerung

Eine besondere Rolle spielen dabei die bereits erwähnten bürstenartigen Proteoglykane (PGs) der Grundsubstanz (s. Seite 61): Fehlt ihnen Wasser, falten sie sich zusammen und blockieren die Transitstrecken der Zellkommunikation.

Beeinträchtigt wird die Grundregulation auch durch Eiweißdepots, die, von der Grundsubstanz gespeichert, zu pathologischen Verschlackungen führen können. Behindern diese den Transport von Substanzen im Bindegewebe, setzt ein Negativkreislauf ein: Zellreste und Abfallprodukte können nicht richtig abgebaut werden, sie zerfallen nur und führen dabei zu einem **sauren Milieu,** das weitere schädliche Folgen nach sich zieht.

Diese als **Azidosen** bezeichneten Säurekrankheiten rufen jahrelang nur unklare Symptome und Befindlichkeitsstörungen hervor, die sich jedoch mit der Zeit zu handfesten Krankheiten auswachsen: Allergien, Rheuma, Neurodermitis, Schuppenflechte, Krampfadern, Parodontose, Karies, Magen-Darm-Erkrankungen, Herzinfarkt und Schlaganfall.

Wie sich der Körper gegen Übersäuerung wehrt

Durchfall ist ein Abwehrmechanismus des Körpers, um die überschüssigen Säuren auszuscheiden. Ein anderer Teil wird von den Nieren abgebaut oder von der Haut ausgeschieden. Um die Säuren zu neutralisieren, bedient sich der Körper auch seiner eigenen Mineralstoffdepots: Haare, Fingernägel, Gefäße, Sehnen, Zähne und Knochen werden dafür ausgelaugt. Werden die Säuren auf diese Weise mineralisiert, liegen sie als schwer ausscheidbare Salze vor, die als Schlacken abgelagert werden. Das Zellgewebe verliert dadurch an Elastizität. Die Durchlässigkeit der Membranen verringert sich. So liegt etwa bei Bandscheibenvorfällen immer eine latente Azidose vor.

Wie Übersäuerung entsteht

Menschen, die übersäuert sind, altern früher. Auch heilt ihr Gewebe deutlich langsamer. Eine wichtige Ursache der Übersäuerung ist falsche Ernährung: zu viel Fleisch, kohlensaures Mineralwasser, Kaffee, Fett, Weißmehl, Süßigkeiten, Alkohol und bestimmte Medikamente verändern die Bakterienflora des Darms und lassen dort Pilzkulturen entstehen. Nahrungsmittel können dann nicht mehr genügend aufgeschlossen werden, was zur Gärung und Bildung weiterer Säuren führt.

Im sauren Milieu, stellte der Münchner Immunologe Peter Schleicher fest, ist vor allem auch die Aktivität der Fresszellen gebremst: Sie bewegen sich kaum mehr.

Ein aus dem Ruder gelaufener Säurehaushalt führt dazu, dass das Immunsystem verrückt spielt: Da einzelne Zellen nicht richtig abgebaut werden, führt das zu Fehlmeldungen in den komplizierten Botenstoffkreisläufen des Körpers. Antigen und Antikörper – der Stoff, der zerstört werden soll und sein Widerpart – verbinden sich zu **Immunkomplexen,** die im Körper kursieren und viel Schaden anrichten. Sie führen

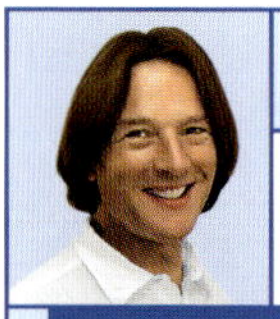

AUS MEINER PRAXIS

Was tun bei Osteoporose?

Osteoporose ist eine Schwächung der Knochensubstanz, die anfällig für Knochenbrüche macht. Der Knochen verliert seine Substanz, seine Struktur wird zerstört, seine Festigkeit lässt nach – er wird porös. Wir müssen wissen: Unsere Knochen sind keine starren Gebilde, sondern lebendes Gewebe, das sich ständig erneuert. Wenn der Abbau von Knochenmasse den Aufbau übertrifft, dann ist das zum Teil erbliche Veranlagung. Aber Osteoporose ist kein unabwendbares Schicksal. Sie sollten täglich mindestens ein Gramm Kalzium aufnehmen (Milch, Käse). Reduzieren Sie Alkohol, Nikotin, Cola, übermäßigen Kaffeegenuss – das sind Kalzium-Räuber, die die Entstehung der Osteoporose begünstigen. Gezielte Bewegungsreize (z. B. Seilspringen, Mini-Trampolin ohne zu starke Aufprallbelastungen) stimulieren den Knochenaufbau.

dazu, dass das Immunsystem den eigenen Körper angreift. Die Fresszellen, die Makrophagen, können die entzündlichen Herde nicht mehr abbauen: Das Leiden wird chronisch. Solche zerstörerischen Immunkomplexe lassen sich beim Rheumatiker an Gelenkkapseln, bei Multiple-Sklerose-Kranken an der Myelinscheide und bei Infarktpatienten an der Koronararterie finden. Hoch dosierte Enzyme und Antioxidantien sind deshalb wichtig zur Vorbeugung und Behandlung solcher Krankheiten.

Rheumatische Arthritis – Folge eines gestörten Säurehaushalts?

Jüngste Forschungen verstärken den Verdacht, dass auch die rheumatische Arthritis oder Polyarthritis, deren genaue Ursachen bisher unklar sind, mit solchen Steuerungsfehlern im Immunsystem zusammenhängen. Jeder von uns kann plötzlich diese Krankheit bekommen und ein Leben lang darunter leiden, wenn er nicht auf seinen Säurehaushalt achtet. Wie Sie Ihren Säure-Haushalt messen und was Sie gegen Übersäuerung tun können, lesen Sie im Kapitel Ernährung (Seite 176).

Wie Stress den Organismus schädigt

Alle Aspekte, über die wir bisher im Zusammenhang mit dem Knochenbau gesprochen haben, spielen auch im System der Grundregulation eine Rolle. Der Anteil und die Verteilung kollagener Fasern zum Beispiel, die darüber entscheiden, ob die Zellen piezoelektrische Signale (s. Seite 62) austauschen können. Oder die Rolle elastischer Fasern, deren übermäßiger Abbau Krankheiten wie Lungenemphysem, Arteriosklerose oder Entzündungen der Bauchspeicheldrüse erzeugt.

Darüber hinaus zeigt Pischinger aber, wie gefährlich vor allem Störungen im Rhythmus der einzelnen Kreisläufe sein können. Denn der Organismus arbeitet nicht wie ein einziges Uhrwerk, sondern wie viele verschiedene, die sich untereinander abstimmen müssen: Die unterschiedlichen Taktgeber sind zum Beispiel die Kraftwerke in den Zellen, Botenstoffe der Zellmembranen oder auch die Thymusdrüse. Störungen der körpereigenen Rhythmen – etwa durch Jet Lag – führen zu unklaren Befindlichkeitsstörungen, Depressionen und unbestimmten Schmerzen. Eine besondere Rolle für die Grundregulation spielt der Stress. In Maßen kann er zwar die Reaktionsbereitschaft des Körpers trainieren und stärken. Fühlen wir uns aber vom Stress überwältigt, führt das zu einer latenten Entzündungsbereitschaft des lockeren Bindegewebes. Das fördert allergische, autoaggressive Reaktionen des Körpers und chronische Krankheiten.

Wie chronische Krankheiten entstehen

Unsere Stressgesellschaft hat in den letzten Jahrzehnten ganz neue Krankheitsbilder hervorgebracht: zum Beispiel CFS, das »chronic fatigue syndrome«, das mit Störungen des Immunsystems und starker Müdigkeit einhergeht.

Hinter vielen Symptomen, die von der Medizin als akutes Leiden erkannt und behandelt werden, stecken nach Ansicht Pischingers chronische Krankheiten. Genauer gesagt: Defekte in den körpereigenen Kreisläufen. Dazu tragen zum Beispiel auch minimale Dauerbelastungen wie etwa ein Eiterherd an einer Zahnwurzel oder ein magnetisches Störfeld bei, weil sie die Regelkreise kontinuierlich durcheinanderbringen.

Auch Operationen können – wenn der Patient nicht genügend Vitamine, Spurenelemente und Mineralstoffe bekommt – zu Störungen bei der Heilung und zu »Rest«-Herden führen. Besonders negativ wirkt sich hier Zinkmangel aus. In der ganzheitlichen Medizin werden in diesem Zusammenhang auch die erstaunlichen Fernwirkungen von **Störfeldern** diskutiert, die zum Beispiel Narben im Körper haben können.

Warum kein Eingriff in den Körper ohne Folgen bleibt

Die minimalen Reize, die die Kreisläufe stören, lassen sich aber auch zur Therapie einsetzen. Schon der Einstich einer Injektionsnadel führt laut Pischinger zu deutlichen Reaktionen in der Grundsubstanz.

Kein Eingriff in den Organismus bleibt ohne Folgen auf die Grundfunktionen des Körpers. Das bestätigt auch Hartmut Heine vom Baden-Badener Institut für Antihomotoxische Medizin und Grundregulationsforschung. Schwache Reize aktivieren die Lebensreflexe: Sie helfen, das Immunsystem wiederherzustellen, sie leiten toxische Substanzen aus und fangen freie Radikale ab.

Solche Regulationsmechanismen haben zwar keine rasche Wirkung, aber eine lang anhaltende Wirksamkeit. Die Naturheilkunde versucht mit den verschiedensten Methoden (Akupunktur, Homöopathie, Eigenbluttherapie, Neuraltherapie usw.), die Regulationsfähigkeit des Körpers anzuregen.

In Einzelfällen empfehle ich meinen Patienten, sich solchen Therapien zu unterziehen. Besonders wichtig aber sind aus meiner Sicht eine richtige Ernährung, ergänzt durch wichtige Vitamine und Mineralstoffe, Spurenelemente und essentielle Fettsäuren sowie Bewegung.

Die Halswirbel

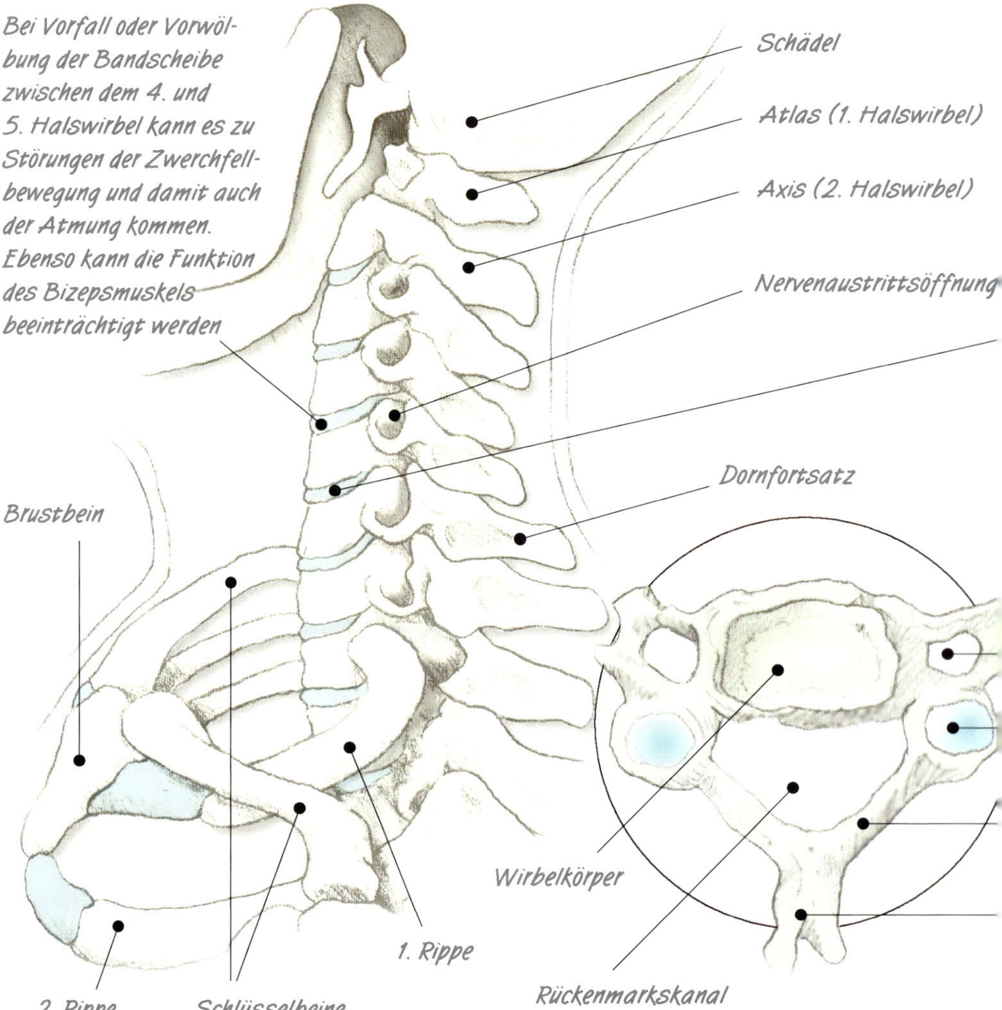

Das Schleudertrauma und die Folgen

Jedes Jahr werden tausende Autofahrer in einen Auffahrunfall verwickelt und verrenken sich die Halswirbelsäule. Zunächst scheint nichts Dramatisches passiert zu sein. Oft stellen sich jedoch Wochen, Monate und manchmal Jahre später Nacken-Schulter-Arm-Beschwerden ein (Verspannungen, Bewegungseinschränkungen, ein Ziehen, Taubheitsgefühl). Auch migräneartige Beschwerden können auftreten, ebenso Ohrgeräusche, Hör- und Sehstörungen wie auch Schwindelerscheinungen.

Die Gelenke zwischen Schädel, Atlas und Axis sind wichtig für Koordination und Gleichgewichtssinn

Kommt es zum Bandscheibenvorfall zwischen dem 5. und 6. Halswirbel, können Schmerzen und Taubheitsgefühle am Daumen auftreten sowie Kraftlosigkeit im Bereich des Brachioradialismuskels, der neben dem Bizepsmuskel für die Beugung des Ellenbogens notwendig ist

Kanal für die Halswirbelarterie

Wirbelgelenkfläche

Wirbelbogen

Dornfortsatz

Halswirbelsäule: federnde Kopfstütze

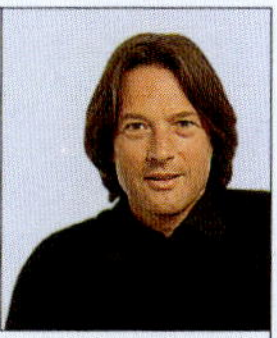

Die Wirbelsäule, das zentrale Achsenorgan, hat die Aufgabe, den gesamten Körper vom Becken bis zum Kopf zu stabilisieren. Die Rippen sind an der Wirbelsäule aufgehängt, der Kopf wird von ihr getragen. Da alle Befehle aus dem Gehirn über das Rückenmark und die peripheren Nerven zu den jeweiligen Organen geleitet werden müssen, ist die stark beanspruchte und relativ wenig geschützte Halswirbelsäule der sensibelste Abschnitt des Rückgrats. Der erste Halswirbel heißt Atlas. Er hat die Form eines Ringes, der oben zwei Gelenkflächen für die gelenkige Verbindung zum Hinterhauptbein hat. Dem Atlas fehlt der Wirbelkörper. Dieser hat sich im Laufe der Evolution mit dem Körper des zweiten Halswirbels (Axis) vereinigt und bildet den Zahn (Dens) des Axis. Diese Konstruktion hat einen überaus großen Anteil an der guten Beweglichkeit des Kopfes. Die nach hinten gekrümmte Halswirbelsäule dient als federnde Stütze des Kopfes. Sie ist die knöcherne Verbindung zwischen Kopf und Rumpf und gleichzeitig der beweglichste Teil der Wirbelsäule. Verschleißerscheinungen und Funktionsstörungen im Bereich der Halswirbelsäule können zu reaktiver, schmerzhafter Verspannung der Nackenmuskulatur führen.

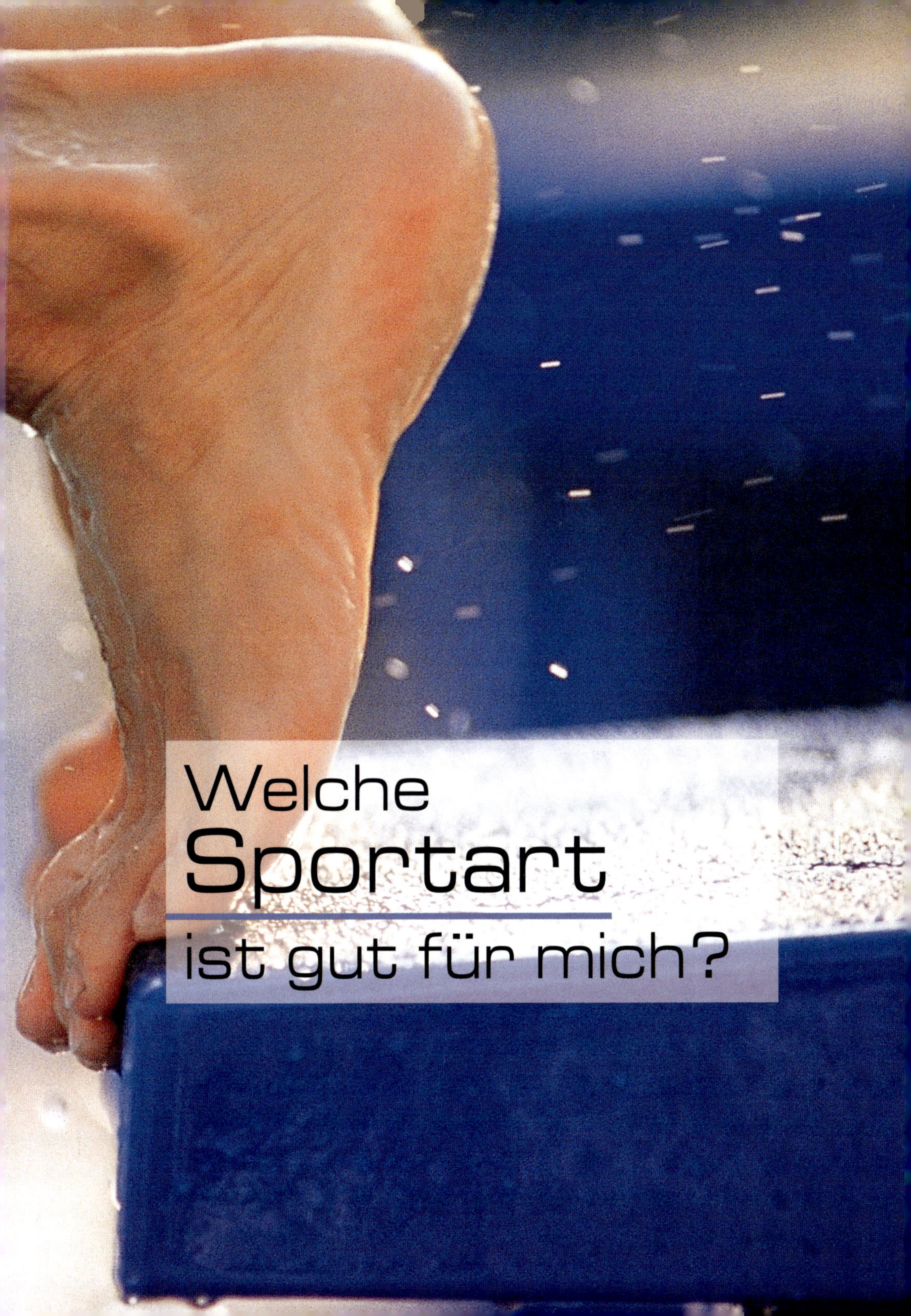

Welche Sportart ist gut für mich?

Worauf es bei der Fitness ankommt

Fitness ist längst zu einem jener Zauberwörter geworden, die für die meisten Menschen einen ganz besonderen Klang haben. Fitness steht für Gesundsein. Es bedeutet nicht nur körperliche, sondern auch mentale Leistungsfähigkeit: Dass Sie konzentriert sind, dass Sie sich gut entspannen können, gut schlafen, spielend mit Stress fertig werden. Fitness ist ein stabiles Fundament für das ganze Leben, die Basis für Schönheit, Kraft, Vitalität, Spaß und Lebensfreude. Fitness ist aus diesem Grund ein Lebensziel, das Millionen von Menschen anstreben.

»Herr Doktor, machen Sie mich gesund!«

Doch Fitness kann man nicht kaufen, ebenso wenig wie Gesundheit. Um beides muss ich mich selbst bemühen. Leider gehen immer noch viele Menschen mit dem Ansinnen: »Herr Doktor, machen Sie mich gesund!« zum Arzt. Aber diese schicksalsergebene Einstellung ist falsch. Der Arzt kann nur diagnostizieren und den Patienten bei der Heilung unterstützend therapieren. Bei vielen Leiden, vor allem bei den so genannten Zivilisationskrankheiten, kann der Patient einen Großteil zur Heilung selbst beitragen: dadurch, dass er mit seiner Gesundheit verantwortlich umgeht, durch einen gesunden Lebensstil, durch ausgewogene Ernährung und ausreichend Bewegung. Ein Kollege aus dem hohen Norden, Are Waerland, hat es einmal wunderbar auf den Punkt gebracht: »Wir haben es nicht mit Krankheiten zu tun, sondern mit Fehlern in der Lebensführung.«

Unterstützt durch die Medien, im Besonderen durch die neue Generation der Fitness-Zeitschriften, wächst das Gesundheitsbewusstsein der Bevölkerung. Die Magazine geben gelegentlich oberflächliche, aber oft auch nützliche Anregungen, den Lebensstil kritisch zu überdenken und vielleicht dem eigenen Körper mehr Aufmerksamkeit zu widmen. Dieses Bewusstsein für den Körper halte ich für außerordentlich wichtig.

Was heißt das eigentlich, Fitness?

Haben Sie die Tests ab Seite 36 gemacht? Dann wissen Sie ja in etwa, wie es gegenwärtig um Ihre Fitness steht. Und aus Erfahrung wissen Sie sicher auch: Wer den Alltag stemmen will, braucht **Kraft.** Wer sein Leben auf Trab halten will, braucht **Ausdauer.** Wer flexibel bleiben will, muss **beweglich** sein. Wer alles unter einen Hut bekommen will, muss **koordinieren** können. Ausdauer plus Kraft plus Beweglichkeit plus Koordinationsfähigkeit – das ist Fitness.

Die vier Säulen der Fitness

Fitness lässt sich mit einem Stuhl vergleichen. Wenn eines der Beine zu kurz geraten ist – dann wackelt der Stuhl. So ist das auch bei der Fitness. Sie ruht auf vier Säulen. Wenn eine ihrer Säulen zu kurz gekommen ist, ist die Stabilität der Konstruktion nicht gewährleistet. Also: Nicht nur Ausdauer und Kraft sind wichtig, sondern auch Beweglichkeit und Koordination.

Aber lassen Sie uns zunächst diese Begriffe aus der Trainingslehre und Sportwissenschaft klären.

Was bedeutet Ausdauer?

Ausdauer ist die Fähigkeit, physisch und psychisch eine Belastung, die den Organismus eigentlich ermüdet, eine lange Zeit zu ertragen und sich nach physischen und psychischen Belastungen rasch wieder zu erholen. Ausdauer nennen wir umgangssprachlich »gute Kondition«. Und eine gute Kondition spielt in allen Bereichen des Lebens eine wichtige Rolle, nicht nur im Sport.
Vielleicht kennen Sie die Fachbegriffe »Cardiotraining« oder »aerobes Training«. Sie stehen für eine sich wiederholende Bewegung, die lang und anstrengend genug ist, um Herz und Lunge zu fordern. Das erreicht man meistens durch Betätigung der großen Muskeln, etwa der Oberschenkel-, der Gesäßmuskeln, der großen Rücken- und der Armmuskeln (zum Beispiel beim Laufen, Radfahren, Schwimmen, Wandern und Walken oder Skilanglaufen). Der Begriff »Aerobic« bzw. aerobes Training wurde Ende der 60er Jahre von Dr. Kenneth Cooper, einem amerikanischen Arzt und Fitness-Experten, geprägt.

Was Ausdauertraining bewirkt

Für den Körper ist Ausdauertraining segensreich: Das Volumen des Herzens, immerhin unser wichtigster Muskel, vergrößert sich, Ruhepuls und Blutdruck sinken. So kann das Herz ökonomischer arbeiten, denn es muss, um dieselbe Leistung zu bringen, weniger oft schlagen. Das ausdauertrainierte Sportlerherz ist mit einem Motor vergleichbar, der stark ist und viel Hubraum hat. Das Herz eines Untrainierten entspricht hingegen einem schwachen Motor mit kleinem Hubraum. Der schwache Motor erbringt die größere Leistung nur durch eine höhere Drehzahl. Dadurch verschleißt er schneller als der stärkere. Regelmäßiges Ausdauertraining hat viele Vorteile: Es beugt Herzinfarkten wirkungsvoll vor. Die Zahl der roten Blutkörperchen, die für den Sauerstofftransport verantwortlich sind, nimmt zu. Dadurch wird die Durchblutung verbessert. Die Gefäße gewinnen eine höhere Elastizität.
Aerobes Training ist also ein gesundheitsorientiertes Ausdauertraining. »Aerob« heißt das Training, weil der Körper bei solch einer sportlichen Betätigung mit mindestens so viel Sauerstoff versorgt wird, wie er verbraucht.
In den »anaeroben« Bereich kommt man, wenn man außer Atem gerät. Der Körper wird dann nicht ausreichend mit Sauerstoff versorgt, er muss eine Sauerstoffschuld eingehen. Das geschieht oftmals bei Tennis, Squash oder Fußball, bei allen Stop-and-go-Sportarten also.

Was bedeutet Beweglichkeit?

Die Sportwissenschaft definiert Beweglichkeit oder Flexibilität als die Fähigkeit, willkürliche Bewegungen mit großer Schwingungsbreite aus eigener Kraft oder durch den Einfluss äußerer Kräfte in einem oder mehreren Gelenken ausführen zu können. Dabei setzt sich Beweglichkeit gleichermaßen aus den Komponenten der Dehnfähigkeit der Muskulatur, der Sehnen, der Bänder und der Gelenkkapseln sowie der Gelenkigkeit, die durch die Struktur des Gelenks selbst bestimmt wird, zusammen.

> AUF EINEN BLICK
>
> **Warum ein sportärztlicher Check wichtig ist**
>
> Jeder, der sich entschlossen hat, künftig regelmäßig zu trainieren, sollte vorher unbedingt einen Termin beim Arzt – am besten bei einem Arzt mit Zusatzausbildung in Sportmedizin – vereinbaren. Im Rahmen dieser sportärztlichen Untersuchung soll überprüft werden, ob die beabsichtigte, erhöhte körperliche Belastung vom Organismus ohne gesundheitliche Gefährdung möglich ist. Denn Tatsache ist: Plötzlicher Herztod beim Sport ist leider Realität. In fast allen Fällen hätte ein sportärztlicher Check dies Risiko aufgedeckt.
>
> Der Arzt untersucht vor allem:
>
> - die Leistungs- und Funktionsfähigkeit des Herz-Kreislauf-Systems (Belastungs-EKG, Echokardiogramm),
> - die Lungenfunktion (Lungenkapazität),
> - das Blutbild (mit Hilfe einer Laboruntersuchung werden die Anzahl roter und weißer Blutkörperchen, Triglyceride, Cholesterin, Harnsäure, Mineralien, Spurenelemente und Aminosäuren bestimmt),
> - die Schilddrüsenfunktion (Leistungsfähigkeit des endokrinologischen Systems),
> - die Muskel- und Gelenkfunktionen.
>
> Übrigens: Unter bestimmten Voraussetzungen übernehmen die Krankenkassen einen Teil der Kosten.

Wir sitzen zu viel und bewegen uns zu wenig – das wurde bereits ausführlich dargestellt. Diese Inaktivität, die ungenügende Bewegung der Gelenke, die monotone und zu geringe Belastung der Muskulatur, führt, wenn wir nichts dagegen tun, zu vorzeitigen degenerativen Veränderungen, zum Abbau der Muskeln und zum »Einrosten« der Gelenke. Die Folge: Wir werden immer unbeweglicher.

Warum Beweglichkeit wichtig ist

Beweglichkeit ist eine Grundvoraussetzung, wenn Sie Ihre erworbene Kondition und bewegungstechnischen Fähigkeiten umsetzen wollen. Oder anders ausgedrückt: Je mehr Sie für Ihre Beweglichkeit tun, umso besser können Sie auch Ihre Ausdauer und Kraft trainieren. Beweglichkeit ist noch aus einem anderen Grund wichtig: Wenn sie beeinträchtigt ist, erhöht sich das Verletzungsrisiko.

Wie Sie durch Dehnungsübungen (Stretching) Ihre Beweglichkeit verbessern können, lesen Sie auf Seite 162.

Was bedeutet Koordination?

Vereinfacht ausgedrückt versteht man unter Koordination die Abstimmung eines gezielten Bewegungsablaufes, bei dem das zentrale Nervensystem (Gehirn und Rückenmark) die Kontrollfunktion übernimmt. Zum Beispiel bei einem Aufschlag beim Tennis: Der Ball soll übers Netz, noch dazu möglichst hart. Die Kommandozentrale Gehirn muss nun berechnen, auswerten und den Bewegungsauftrag an die Beine, den Kopf, die Schultern, die Arme weitergeben: den Ball mit dem linken Arm so hoch werfen, gleichzeitig mit dem rechten Arm präzise, schwungvoll und kontrolliert ausholen, um den Ball im richtigen Moment im richtigen Winkel und mit dem richtigen Maß an Kraft zu treffen. Danach sofort den

Körper in Stellung bringen, um für den Rückschlag bereit zu sein. An diesem harmlosen Aufschlagbeispiel (es wurden sogar noch etliche Koordinations-Schritte unterschlagen) wird klar: Koordination ist ein ebenso komplizierter wie auch wichtiger Prozess. Koordinative Fähigkeiten – das sind Gewandtheit, Geschicklichkeit, Reaktionsfähigkeit, Gleichgewichts- oder auch Rhythmusgefühl. Je besser die Koordination, umso leichter, präziser und ökonomischer laufen unsere Bewegungen ab. Außerdem vermindert sich auch die Verletzungsgefahr (z. B. durch Stolpern).

Was bedeutet Kraft?

Das Sportlexikon erklärt: Kraft ist die Fähigkeit des Muskelsystems, eine Masse zu bewegen bzw. Widerstände zu überwinden, ihnen nachzugeben oder sie zu halten. Krafttraining steigert die Muskelkraft. Wir unterscheiden dabei zwischen Schnellkraft, Kraftausdauer und Maximalkraft:

- **Schnellkraft** ist zur größtmöglichen Beschleunigung des Körpers oder eines Geräts notwendig und auch, um einen entgegenkommenden Gegenstand abbremsen zu können. Im Sport ist Schnellkraft zum Beispiel beim Sprint, beim Skispringen oder bei den Sprungdisziplinen gefragt.
- **Kraftausdauer** ist nötig für Ausdauerleistungen gegen erhöhte Widerstände. Im Sport etwa beim Boxen, Ringen, Judo, Kanufahren oder Ski alpin.
- **Maximalkraft** ist nötig, um große äußere Kräfte zu überwinden. Man benötigt sie beispielsweise beim Gewichtheben, Kugelstoßen oder Speerwerfen.

Eine ausgeprägte Muskulatur war und wird wohl auch weiterhin für viele ein besonders erstrebenswertes Ergebnis der Fitness sein. Das beweist der Bodybuilding-Boom. Doch einseitiges Krafttraining führt nicht zu allgemeiner körperlicher Fitness. Durch allzu rasanten Muskel- und Kraftzuwachs werden die Gelenke zu sehr belastet, es kann zu vorzeitigen Verschleißerscheinungen kommen. Beim Gewichtheben etwa wird der Kniescheibenknorpel mit Druckkräften bis zu 2000 Kilopond an die Oberschenkelrolle gepresst, dadurch können schwere Knorpelschäden und Arthrose entstehen.
Wer also große Lasten stemmen will, sollte zunächst kräftige Oberschenkelmuskeln aufbauen. Das erreicht man mit gemäßigtem und langsamem Krafttraining, das Ihren individuellen Möglichkeiten angepasst ist.

MEIN TIPP

Zur Verbesserung der Koordination sind vor allem die so genannten Rückschlagspiele, also Tennis, Tischtennis, Badminton bzw. Federball, aber auch Volleyball, Völkerball und Basketball, Aerobic und Tanzen geeignet. Aber auch mit ganz einfachen Übungen, die sich leicht in den Alltag oder in den Urlaub einbauen lassen, können Sie Ihre Koordinationsfähigkeit verbessern. Hier ein paar Vorschläge:

- Balancieren Sie auf einem Balken.
- Laufen Sie barfuß im Sand.
- Gehen Sie in einem Flussbett.
- Wandern Sie in unwegsamem Gelände.
- Bewegen Sie sich rhythmisch tanzend zur Musik.

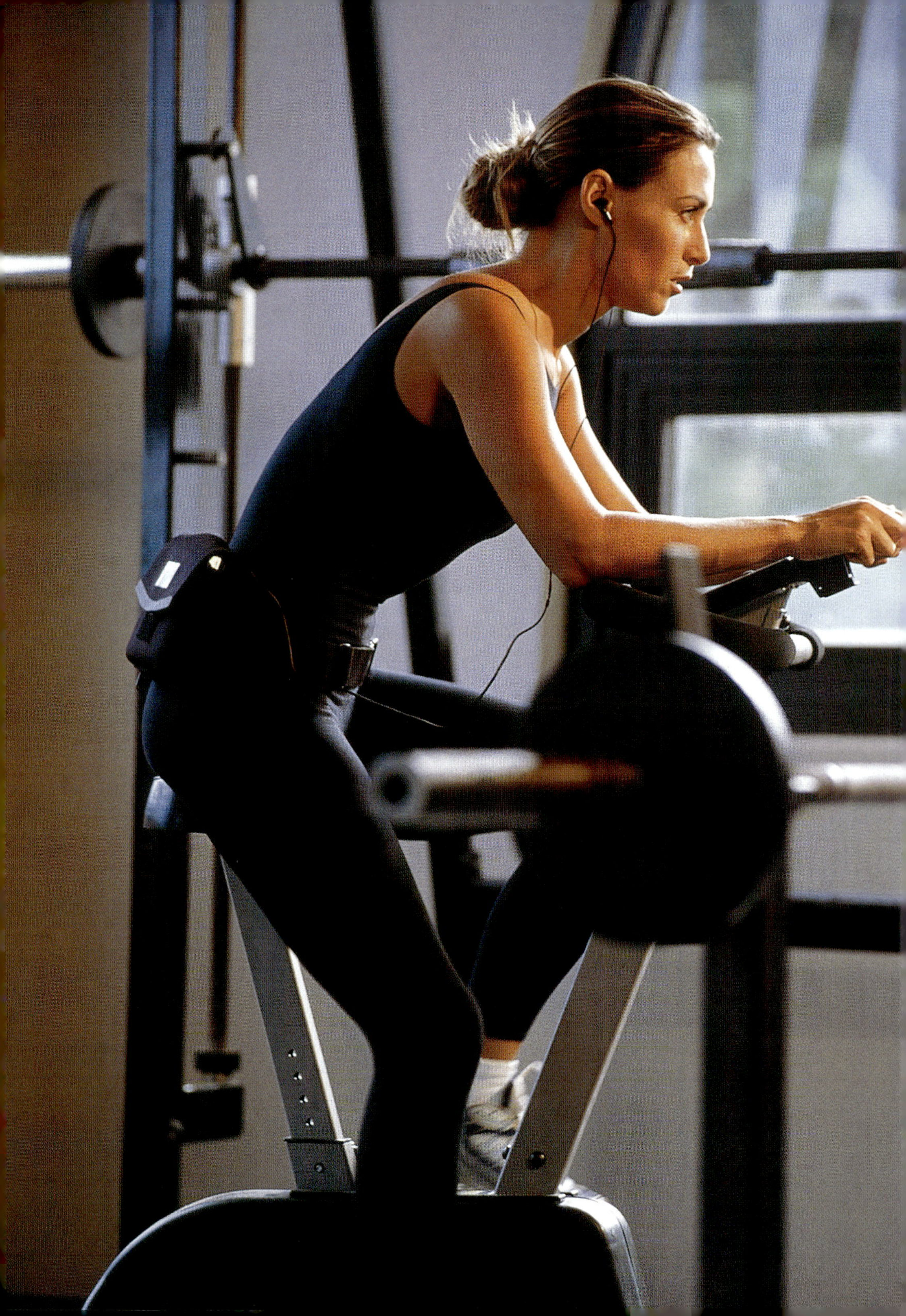

Krafttraining

Sportliche Leistungen, nein, Leistungen allgemein sind ohne Kraft nicht zu verwirklichen. Auch Ausdauer ist fundamental wichtig. Aber Ausdauersport allein reicht noch nicht, wenn Sie bis ins hohe Alter fit bleiben wollen. Um den ganzen Muskelapparat in Harmonie zu halten, empfehle ich außerdem gezielte Kräftigung – also regelmäßiges Krafttraining.

Den Muskelabbau aufhalten

Im Laufe des Lebens bildet sich die Muskelmasse zurück. Das ist leider so. Bis zum 70. Lebensjahr kann der (inaktive) Mensch ein Drittel, manchmal sogar bis zu 40 Prozent seiner jugendlichen Muskulatur und Kraft eingebüßt haben. Gleichzeitig nimmt der Körperfettanteil erheblich zu. Dieses muskuläre Defizit, besonders an Rücken, Bauch und Gesäß ist häufig Auslöser für degenerative Erkrankungen des Bewegungsapparates. Zum Beispiel:

- Schäden an der Wirbelsäule (Rückenschmerzen, Bandscheibenschäden),
- Schäden an Knorpel, Knochen und Kapsel der größeren Gelenke, vor allem an Hüfte und Knie (Arthrosen),
- vorzeitiger Abbau von Knochensubstanz, etwa aus Wirbelkörpern und Röhrenknochen mit dem Risiko einer erhöhten Knochenbruchneigung (Osteoporose) und
- Bindegewebsschwäche.

Die meisten älteren Menschen leiden unter nachlassender Muskelkraft, die den Alltag oft mühsam macht: Das Gehen, Treppensteigen und das Tragen von schweren Gegenständen werden immer beschwerlicher. Außerdem steigt wegen der nachlassenden Muskelschwäche die Sturzgefahr erheblich. Ist dieser nicht ungefährliche Schwund von Muskulatur ein Preis und eine unvermeidbare Begleiterscheinung des Älterwerdens? Nein. Für die Wissenschaft steht längst fest, dass Altersschwäche – krankhafte Degenerationen ausgenommen – nicht unbedingt eine Frage generellen körperlichen Verfalls ist, sondern ganz oft eine Folge von Bewegungs- und Belastungsmangel. Im Prinzip ist Muskeltraining für jeden wichtig. Und es wird umso wichtiger, je älter Sie werden, um das Zurückbilden der Muskelmasse aufzuhalten und neue Muskulatur aufzubauen.

Wachstumshormone ankurbeln

Muskeltraining stimuliert die Produktion des menschlichen Wachstumshormons Somatotropin. Das Hormon wird von der Hypophyse ausgeschüttet, allerdings nur zweimal täglich. Und zwar nach ein bis zwei Stunden in der Phase des tiefsten Schlafes und kurz vor dem Aufwachen. Somatotropin regt das Gewebewachstum an, erhöht die Grundspannung der Muskulatur, die Festigkeit des Muskelgewebes und die Flexibilität. Es baut Muskelmasse auf und sorgt für Wachstum von Knochen und Organen. Wer gezielt mit Hanteln an seinen Muskeln arbeitet, stärkt Physis und Psyche. Sie wissen ja: Je mehr Muskulatur Sie entwickeln, umso mehr Fett können Sie verbrennen – denn Fett verbrennt nur in der Muskulatur. Durch gezieltes Muskeltraining ist es möglich, Fettpolster abzutrainieren, schlaffe Körperpartien zu straffen und knochige Körperregionen mit Muskulatur aufzufüllen. Man nennt das Bodyshaping. Die straffende Wirkung des Muskeltrainings ist für Frauen besonders effektiv und attraktiv.

Regelmäßiges und richtig ausgeführtes Workout verändert nicht nur den Körper, sondern auch die ganze Lebenseinstellung. Über eine durch Krafttraining verbesserte Figur und Körperhaltung gewinnen viele Menschen Vitalität und Selbstsicherheit.

Ideal: 2- bis 3-mal pro Woche trainieren

Jeder, der gesund ist, kann jederzeit mit dem Muskeltraining beginnen. Es schadet also nichts, wenn Sie sich in einem Fitness-Studio anmelden und sich von gut ausgebildeten Fachkräften professionell anleiten lassen. Perfekt wäre, wenn Sie wöchentlich zwei- bis dreimal jeweils 30 bis 45 Minuten trainieren würden.

Wählen Sie beim Krafttraining die Gewichte immer so, dass Sie leicht zehn Wiederholungen schaffen. Bei dieser Frequenz ist auch das Verhältnis von Zuwachs an Kraftausdauer zur Fettverbrennung optimal. Krafttraining ist aber auch zu Hause möglich. Schaffen Sie sich zum Beispiel einen Satz Hanteln, ein Thera-Band oder Gewichtsmanschetten an. Allerdings lässt sich auch das eigene Körpergewicht fürs Krafttraining einsetzen. Als Übungen bieten sich regelmäßige halbe Kniebeugen – also nicht bis in die tiefe Hocke –, Liegestütz oder gezieltes Treppensteigen an.

Lebenslanges Krafttraining lohnt sich

Es wäre ideal, wenn jeder sein Leben lang Krafttraining in seinen Alltag einbauen würde. Es ist nie zu spät, mit Krafttraining zu beginnen. Etliche Studien mit untrainierten 63- bis 90-jährigen Probanden haben eindrucksvoll belegt, dass sich Muskeln jederzeit wieder aufbauen lassen. Kraftübungen, dreimal wöchentlich ausgeführt, schlugen schon nach acht bis zwölf Wochen deutlich an: Die Muskelkraft wuchs um 50 Prozent. Selbst wer nur einmal pro Woche trainiert, kann mit 15 Prozent Kraftzuwachs rechnen.

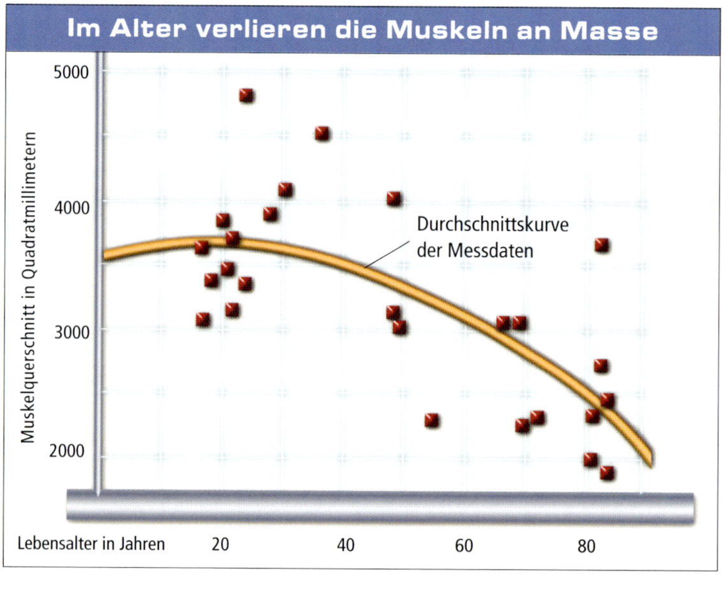

Um bis zu 40 Prozent reduziert sich der Muskelquerschnitt mit zunehmendem Alter. Wie die Durchschnittskurve von Messdaten verschiedener Testpersonen zeigt: Schon ab dem 30. Lebensjahr nimmt die Muskelmasse kontinuierlich ab.

AUF EINEN BLICK ▸ DER SPORTÄRZTLICHE CHECK

1 Welchen Nutzen hat Krafttraining?
Jedes Gelenk ist nur so belastbar und funktionsfähig wie die Muskulatur, die es umgibt. Gezieltes Krafttraining erhält das physiologische Verhältnis von Beugern und Streckern (Agonist und Antagonist) eines Gelenkes und gewährleistet dadurch den Erhalt und die Funktionsfähigkeit des jeweiligen Gelenkes (oder der Wirbelsäule). Also ist richtiges Krafttraining die natürliche Basis für die Funktions- und Leistungsfähigkeit des gesamten Bewegungsapparates – und erhält uns mobil.

2 Was sind die sportart-spezifischen Belastungen und Risiken?
In jeder Chance liegt immer auch eine Gefahr: Exzessiv und einseitig betriebenes Krafttraining führt zu unphysiologischen Verhältnissen der Muskulatur und belastet demzufolge die betroffenen Gelenke einseitig und über die Belastungstoleranz der betroffenen Gelenkstrukturen. Folge: Überlastung und degenerative Veränderungen (z. B. Arthrose).

3 Wie viel Training ist gesund?
Wer eine leistungsfähigere, d. h. kräftigere Muskulatur haben möchte, sollte mindestens zwei Trainingseinheiten (maximal jeweils eine Stunde) in der Woche einplanen. Wer mehr trainieren will, sollte beachten: »Die Dosis macht das Gift.« Der limitierende Faktor ist meistens nicht die Muskulatur, sondern andere bindegewebige Strukturen wie z. B. Muskel-Sehnen-Übergänge, Knorpel, Kapsel-Bandstrukturen. Sie können schnell überlastet werden und brauchen länger, um sich ans neue Belastungsniveau anzupassen. Kein Training unter Schmerz!

4 Welche Muskel- und Bindegewebsstrukturen werden besonders gefordert?
Ganz einfach: Die arbeitende Muskulatur sowie alle dadurch beanspruchten, passiv-bindegewebigen Strukturen des Bewegungsapparates wie Sehnen, Kapsel-Bandapparat, Knorpel werden sich durch gezieltes Krafttraining funktions- und leistungsfördernd verändern.

5 Wann besteht die Gefahr einer Überbelastung?
Wenn mit zu hohen Intensitäten (hohe Gewichte) trainiert wird, vergrößern sich auch die Druck- und Zugkräfte (intraartikulär), die auf die Binnenstrukturen der beteiligten Gelenke einwirken.

6 Woran merke ich das (typische Symptome)?
An Schmerzen, Hitze, Rötung, Schwellung und schlechterem Regenerationsvermögen.

7 Wie kann ich das Risiko minimieren?
Durch biomechanisch korrekt ausgeführte Bewegungen während des Krafttrainings (das erfordert geschultes und qualifiziertes Trainerpersonal im Fitness-Studio).

8 Wann ist von Krafttraining abzuraten?
Bei vorgeschädigtem Bewegungsapparat sollte das Training von speziell geschulten Trainern zusammengestellt und kontrolliert werden. Bei chronischem Bluthochdruck unbedingt vorher ärztlichen Rat einholen.

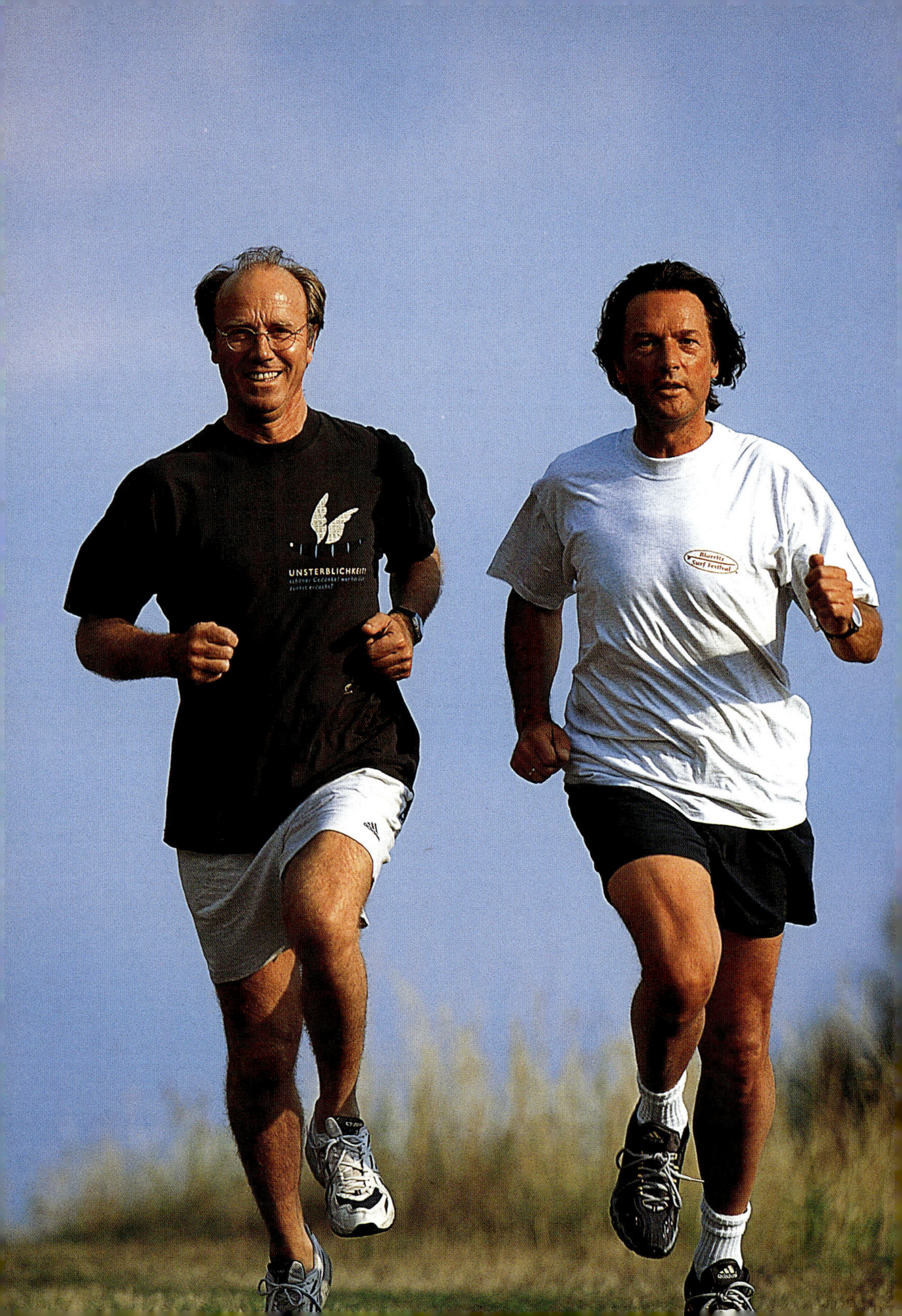
UNSTERBLICHKEIT!
Surf Festival

Laufen

Sehr oft sind meine Arbeitstage lang und anstrengend. Natürlich hat jeder meiner Patienten – auch der letzte, abends nach acht Uhr – Anspruch darauf, dass ich mich ihm mit voller Konzentration widme. Ich schaffe das. Aber oftmals bin ich auch geschafft, wenn ich schließlich nach Hause fahre.
Was ich dann mache? Schuhe aus? Füße hochlegen?
Nein. Schuhe aus ja, aber dann Laufschuhe an und los. Selbst bei größter Mattigkeit schicke ich mich selbst noch los, laufe langsam, laufe eine halbe Stunde, manchmal auch mehr, in ruhigem Tempo. Und das Verrückte ist: Ich komme erfrischt wieder heim, fühle mich nach dem Laufen frischer als vorher.
Laufen ist ein probates Mittel, um wenigstens einmal täglich die angefallenen Stresshormone abzubauen. Ursprünglich sorgte unsere Natur dafür, dass der Reiz »Stresshormon-Ausschüttung« sofort von körperlicher Anstrengung (Angriff oder Flucht) beantwortet wurde. Wenn Bewegung fehlt, nimmt das Gefäßsystem Schaden. Denn jede Stresshormon-Ausschüttung, die nicht kontrolliert abgebaut werden kann, schlägt gewissermaßen eine Kerbe ins Blutgefäß, die nie wieder heilt.

Laufen ist ideal für Kopfarbeiter

Unterwegs kommen die besten Ideen ganz von selbst. Wenn wir unseren Körper belasten, nimmt die Blut- und Sauerstoffzufuhr in bestimmten Hirnarealen um bis zu 25 Prozent zu. Wie positiv sich das auswirkt, wissen Läufer. Sie sind wacher, aufnahmefähiger und haben einen klareren Kopf. Teilweise liegt das sicher auch am rhythmischen Gleichmaß der Bewegungen und am Ungestörtsein. Außerdem kommt es beim Training im richtigen Pulsbereich zu einem messbaren Anstieg des adrenocorticotropen Hormons (ACTH). Dieses Hormon ist unverzichtbar für kreative Kopfarbeiter und außerdem die einzige uns bekannte Substanz, die in der Lage ist, Fettablagerungen zwischen den Gehirnzellen wieder aufzulösen. Dadurch verbessert und beschleunigt sich unser Gedankenstrom. In Fachkreisen wird ACTH daher »Kreativitätshormon« genannt.

Laufen stärkt das Immunsystem

Wenn der Stoffwechsel intakt ist, weiß sich der Körper besser zu wehren und ist weniger anfällig. Laufen ist ein idealer Schutz gegen Erkältungen. Mäßiges, ruhiges Ausdauertraining stimuliert nachweislich das Immunsystem, aber zu viel Training kann es auch schwächen. Ab 95 Trainingskilometern pro Woche steigt die winterliche Anfälligkeit für Erkältungen sprunghaft an.
Laufen ist für Körper und Seele eine wunderbare Sache. Laufen sorgt für neue Spannkraft und Energie. Die meisten fühlen sich nach dem Laufen froh, ausgeglichen, entspannt. Laufen ist ein ideales Ausdauertraining – als Einstieg in ein bewegtes Leben bestens geeignet.

Wie Sie in Bewegung kommen

Nichts überstürzen, den Körper anfangs nur nicht überbelasten. Sonst verlieren Sie schnell wieder die Lust. Anfangs zählen die Minuten, nicht die Kilometer. Laufen Sie so langsam es geht. Lassen Sie sich nicht von anderen unter Druck setzen. Vermeiden Sie auch diesen typischen Anfängerfehler: zu große Schritte. Kurze Schritte sind für Sie

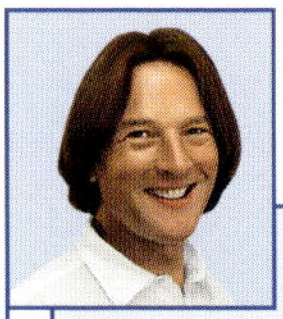

MEINE 12 LAUFTIPPS

1 Sparen Sie nicht an den Schuhen. Der Schuh ist der wichtigste Teil der Ausrüstung. Er soll den Fuß führen und stützen, das Abrollen unterstützen, die Bewegungen stabilisieren und kontrollieren, den Aufprall des Körpers dämpfen. Empfehlenswert sind Schuhe mit angepasstem Fußbett oder Sporteinlagen.

2 Lassen Sie sich von einem Experten beraten. Schaffen Sie sich mindestens zwei Paar Laufschuhe an, die Sie abwechselnd tragen.

3 Belasten Sie zwei Stunden vor Ihrem Training den Magen nicht mehr mit schwer verdaulicher Kost.

4 Verabreden Sie sich, wenn möglich, mit Gleichgesinnten, die auf einem ähnlichen Niveau laufen. Gemeinsam läuft es sich leichter.

5 Bei Seitenstechen langsamer laufen oder pausieren, bis der Schmerz abgeklungen ist. Seitenstiche sind oft das Ergebnis von zu schwacher Bauchmuskulatur. Kräftigungsübungen siehe ab Seite 168.

6 Laufen Sie am besten morgens oder am frühen Abend (zwischen 16 und 19 Uhr). Das sind die Zeiten mit dem besten Trainingseffekt – und auch, um Stresshormone Ihres Arbeitsalltags abzubauen.

7 Wärmen Sie sich auf. Ein Kaltstart tut keinem Auto gut, auch Ihnen nicht. Sie können sich durch flottes Gehen aufwärmen, ehe Sie langsam loslaufen.

8 Zum Schluss bitte keinen Spurt. Die letzten Minuten einfach das Tempo drosseln, dem Kreislauf Gelegenheit geben, sich zu normalisieren. Dabei kräftig ein- und ausatmen.

9 Tauschen Sie mit anderen Lauf-Erfahrungen aus. Das erhöht nicht nur Ihre Motivation, Sie lernen sicher auch aus den Fehlern anderer – und aus Ihren eigenen.

10 Auf keinen Fall gegen auftretenden Schmerz anlaufen. Vermutlich verkraftet der Körper eine Belastung oder Überbelastung nicht, er schickt schmerzende Signale, bittet um Ruhe und Schonung. Treten Sie kürzer. Gehen Sie bei heftigen Schmerzen umgehend zum Sportarzt.

11 Nach jedem Lauftraining noch zehn Minuten Stretching (siehe ab Seite 162). Nur laufen belastet einseitig. Außerdem sind die Muskeln jetzt wunderbar vorgewärmt.

12 Führen Sie ein Trainings-Tagebuch, um Ihre Leistungssteigerung zu dokumentieren. Das motiviert zusätzlich.

weniger anstrengend. Wichtig ist nur: Verlieren Sie Ihr Ziel nicht aus den Augen. Und das lautet: Schritt für Schritt zum Erfolg. Geben Sie sich Zeit. Wenn Sie Laufanfänger sind: Geben Sie sich acht Wochen Zeit – dann sind Sie fit für eine halbe Stunde Laufen am Stück. Erst wenn Sie mindestens 30 Minuten laufen, wird der Erfolg messbar: Ihre Muskeln und Ihr Bindegewebe werden optimal durchblutet, Milchsäure und Schlacken abtransportiert, Fett wird verheizt. Wenn Sie Ihre müde Muskulatur spüren: wunderbar. Das ist ein Beweis, dass Sie auf einem guten Weg sind – zu mehr Fitness.

Geben Sie Ihrem Körper aber immer Zeit zur Erholung. Sie werden sich schon bald an die Belastung gewöhnen. Muten Sie Ihrem Körper nach und nach eine etwas höhere Belastung zu.

Wie sieht der perfekte Laufstil aus?

Wenn es richtig läuft, sieht Laufen mühelos aus. Ein leichter, vollkommen fließender, automatischer, eleganter Bewegungsablauf:

- Die Schritte sind flüssig und nicht zu groß (das kostet unnötige Kraft).
- Das Kinn bzw. der Kopf wird hoch genommen, die Augen schauen geradeaus.
- Der Oberkörper ist aufrecht, nur leicht nach vorne geneigt.
- Die Schultern sind entspannt und ruhig, sie pendeln nicht vor und zurück.
- Das Becken ist leicht nach vorne gekippt.
- Die Arme, nicht der Oberkörper, schwingen im Schultergelenk mit: zügig und parallel zum Körper (die Ellenbogen im rechten Winkel halten).
- Die Hände bleiben locker (machen Sie keine feste Faust).

So perfekt laufen die wenigsten. Die meisten haben nun mal ihren eigenen, eigenwilligen Stil. Es kann auch keine Norm geben. Der Laufstil ist bis zu einem gewissen Grad durch den Körperbau und die Struktur der Muskulatur vorgegeben.

Was passiert, wenn ich zu schnell laufe?

Manchmal hört man von Joggern noch den Spruch: »Nur wenn ich im Mund den Geschmack von einem Kupferpfennig habe – nur dann habe ich das Gefühl, heute hat es richtig was gebracht.« Was für ein Unsinn. Der metallische Geschmack im Mund weist auf ein elementares Missverständnis hin.

AUF EINEN BLICK

Warum Walking ein schonender Einstieg und eine gute Alternative fürs Laufen sein kann

Walking ist aufrechtes, lockeres, aber bewusstes, zügiges Gehen. Ein bisschen schneller als Spazierengehen, ein bisschen langsamer als Jogging. Arme, Beine und Becken bewegen sich in einem gleichmäßigen, harmonischen Rhythmus. Auf simple Weise wird der ganze Körper trainiert. Betonter Armeinsatz steigert den Puls um 10 bis 15 Schläge pro Minute. Beim Walking werden zwar dieselben Muskelgruppen beansprucht wie beim Laufen – aber die Stauchbelastung ist wesentlich geringer.

Walking ist sehr gut geeignet

- zum Aufwärmen vor dem Laufen, wenn Sie Ihren unelastischen, kalten Körper schonend in Gang bringen und aufwärmen wollen,
- beim Cool-down nach dem Lauftraining (je härter Sie laufen, umso empfehlenswerter, wenn Sie zum Schluss ein paar Minuten Walking daran anschließen),
- als Ersatz für das Laufen, wenn Sie sich nicht 100 Prozent wohl fühlen, aber Bewegung wollen oder brauchen,
- wenn Sie längere Laufdistanzen anstreben.

Gehpausen sind ein wirkungsvoller Teil des Intervalltrainings. Es war der Lauf-Pionier Dr. Ernst van Aaken, der die Methode populär machte, das Lauftraining durch Gehpausen zu unterbrechen. So können Sie schneller werden, ohne sich zu überfordern, und länger laufen, ohne sich zu erschöpfen. Wichtig: Walkingschuhe müssen andere Anforderungen erfüllen als Laufschuhe. Lassen Sie sich vom Fachhandel beraten.

Die meisten laufen viel zu schnell. Laufen Sie bewusst langsam. Wer schnauft, hechelt, keucht, erzeugt im Körper eine Sauerstoffnot. Die Milchsäure (Laktat) im Blut steigt über die kritische Schwelle von vier Millimol pro Liter. Da wird auch der Läufer sauer – denn der erhoffte Trainingseffekt stellt sich nicht ein.

Wer sehr scharf läuft, wer sehr lange zu schnell läuft, löst in seinem Körper eine negative Reaktion aus. Die Temperatur des Darmes erhöht sich auf über 40 Grad. Dann gibt der Körper Aminosäuren (Eiweißbausteine), Spurenelemente und Elektrolyte in den Darm ab. Er »schwitzt« also nicht nur über die Haut, sondern auch in den Darm hinein. So kommt es zu einer Verschiebung vor allem im Elektrolythaushalt – man läuft in eine Mangelsituation hinein. Jetzt wäre es wichtig, zu pausieren und den Elektrolythaushalt wieder zu regulieren.

Wann sollte ich besser aussetzen?

Auf keinen Fall gegen den Schmerz anlaufen. Vermutlich verkraftet der Körper eine Belastung oder Überlastung nicht, er schickt schmerzende Signale, bittet um Ruhe und Schonung. Treten Sie in solchem Fall kürzer. Bei heftigen Schmerzen sollten Sie umgehend zum Sportarzt gehen.

Aussetzen sollten Sie auch bei Schwäche nach einer Krankheit und erhöhter Temperatur.

Wie Laufen die Körperchemie verändert

Laufen ist die effektivste und beste Möglichkeit, Fett loszuwerden. Beim Laufen sind immerhin 70 Prozent Ihrer Muskulatur im Einsatz. Der Körper bildet vermehrt Enzyme, die für den Fettstoffwechsel notwendig sind. Nach vier Wochen Training verheizen Ihre Muskeln während eines halbstündigen Laufes bereits etwa fünf Gramm Körperfett. Das hört sich wenig an. Aber nach zwölf Wochen sind es pro Laufeinheit schon 25 Gramm – rund 250 Kalorien reines Fett.

Bewegung erzeugt einen Schlüsselreiz, der Ihr Fettverbrennungssystem wieder anwirft. Sie verbrennen Fett, während Sie laufen. Und das Beste ist: Danach verbrennen Sie auch Fett, während Sie am Schreibtisch sitzen oder schlafen.

Außerdem treibt Laufen den Stoffwechselgrundumsatz hoch. Bewegung erhöht den Energiebedarf. Der Körper fordert mehr Kalorien – bis zu 25 Prozent. Noch Stunden nach dem Training bleibt der Stoffwechsel angeregt und der Grundumsatz an Kalorien ist sehr deutlich erhöht (Afterburn-Effekt).

Wenn Zink und Magnesium verloren gehen

Beim Laufen wird viel Zink und Magnesium verbraucht. Diese Stoffe sind entscheidend bei der Synthese von Eiweiß-Substanzen, für den Energiehaushalt und die Regeneration. Durch den gesteigerten Verbrauch der Spurenelemente aufgrund der erhöhten Stoffwechselaktivität führt übertriebenes Laufen zu einer entzündungsähnlichen Akutphase-Reaktion, die das Immunsystem belastet. So genannte »Mediatorstoffe« aus weißen Blutkörperchen werden freigesetzt (die Interleukine Il-1 und Il-4), die dann zu einer Umverteilung der Spurenelemente Eisen und Zink führen.

AUF EINEN BLICK ▸ DER SPORTÄRZTLICHE CHECK

1 Welchen Nutzen hat Laufen?
Es ist die natürlichste Form des Ausdauertrainings und kräftigt neben der Bein- und Pomuskulatur auch die gesamte Rumpfmuskulatur – das verbessert die Haltung, kann Rückenschmerzen vorbeugen. Laufen fördert die Durchblutung und die Sauerstoffaufnahme. Haut und Gewebe werden besser versorgt, bleiben länger straff und jung. Vor allem aber: Laufen trainiert Herz und Kreislauf schonend und effektiv und optimiert sämtliche Stoffwechselprozesse.

2 Was sind die sportart-spezifischen Belastungen und Risiken?
Herz- und Kreislaufprobleme sind bei Überforderung möglich. Aufgrund der wiederholten einbeinigen Landephasen treten (je nach Körpergewicht) mehr oder weniger hohe Druckbelastungen in Sprung-, Knie- und Hüftgelenken sowie in der gesamten Wirbelsäule auf.

3 Wie viel Training ist gesund?
Drei- bis viermal pro Woche je 30 bis 60 Minuten, in einem Tempo, in dem man sich noch mühelos unterhalten kann. Einsteiger sollten zunächst einen Tag Pause zwischen den Trainingseinheiten einlegen, denn auch das Bindegewebe braucht Zeit zur Regeneration.

4 Welche Muskel- und Bindegewebsstrukturen werden besonders gefordert?
Alle Muskeln der Beine, der Hüfte sowie der gesamten Wirbelsäule.

5 Wann besteht die Gefahr einer Überbelastung?
Bei Übergewicht und/oder ungewohnt viel Training können alle druckdämpfenden Systeme, also im Bereich der Wirbelsäule alle Bandscheiben sowie Menisken und Knorpelgewebe in Hüft-, Knie- und Sprunggelenken überlastet werden.

6 Wie macht sich das bemerkbar (typische Symptome)?
Wenn während des Trainings Beschwerden (z. B. Verspannungen, Ziehen) auftreten und zunehmen. Bei Schmerzen sofort das Training abbrechen und den Arzt aufsuchen.

7 Wie kann ich das Risiko minimieren?
Vor Beginn eines regelmäßigen Lauftrainings sollte ein ärztlicher Herz-Kreislauf-Check durchgeführt werden. Weiterhin sind vor und nach jedem Training ausreichendes »Warm-up« und »Cool-down« unbedingt notwendig (s. auch Seite 113). Einsteiger sollten sogar ein längerfristiges Trainings- und Gymnastikprogramm voranstellen. Zum anderen verhindert das richtige Schuhwerk unphysiologische Belastungen. Schließlich sollten Sie mit der optimalen Intensität, d. h. mit der für Sie richtigen Pulsfrequenz trainieren (s. Seite 28).

8 Wann ist vom Laufen abzuraten?
Liegen bereits Gelenkprobleme (Arthrose, Arthritis) vor, sollte vor Beginn eines Lauftrainings ein Facharzt konsultiert werden. Häufig betrifft dies Übergewichtige. Diese sollten mit gelenkschonendem Walking beginnen und gleichzeitig versuchen, ihr Gewicht zu reduzieren, z. B. durch Aqua-Jogging oder Aqua-Aerobic.

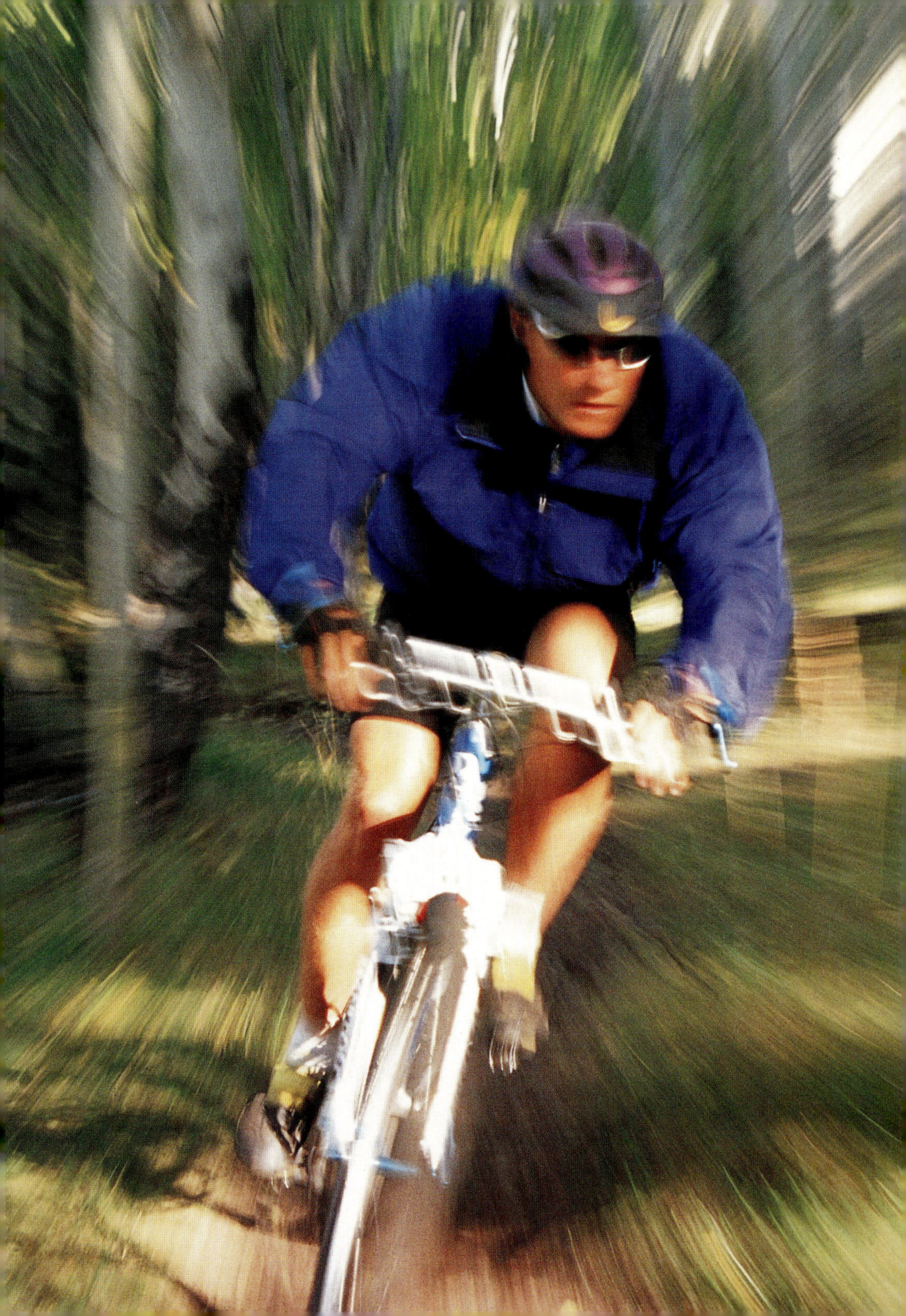

Radfahren

»Das Schöne am Radfahren ist, dass es nicht immer schön ist.« Dies antwortete Rudi Altig, der Weltmeister von 1966, einmal auf die Frage, worin die Schönheit des Radfahrens liegt.
Gute Antwort. »Das Schöne am Radfahren ist, dass es nicht immer schön ist.« Und warum? »Schön ist es, wenn du bergab fährst, nicht so schön, wenn du bergauf fährst. Es gibt nichts Schlimmeres als etwas Neutrales, Emotionsloses. Beim Radfahren gibt es das nicht. Mal ist es anstrengend, mal geht's wieder leichter. Das fasziniert.«
Stimmt. Radfahren fasziniert Millionen. Sie strampeln auf unseren Straßen, zuckeln über Wege und durch das Gelände oder quälen sich Tritt für Tritt über die Alpenpässe. Der Bau von Radwegen ist zu Recht zu einer politisch-sozialen Forderung und Aufgabe hohen Ranges geworden: Radfahrer haben Hochkonjunktur.

Der Boom der Biker

Längst ist das Radeln eine der beliebtesten Sportarten. Es ist Abenteuer, Körper- und Natur-Erlebnis, Wochenendspaß, Hochleistung, Fitness-Training und Therapie in einem. Laut Umfrage sitzen 62 Prozent mindestens einmal pro Woche im Sattel und strampeln, 15 Prozent sind Mountainbiker. Innerhalb der letzten zehn Jahre stieg hierzulande die Zahl der Fahrräder von 56 Millionen auf 65 Millionen an: Cityrad und Rennmaschine, Trekkingräder, Mountainbikes oder Allterrains – die Industrie bietet für jeden das geeignete Gerät. 45 Millionen Menschen, so errechnete der Bund Deutscher Radfahrer, steigen pro Jahr für insgesamt 2,8 Milliarden Fahrten aufs Rad. Und das ist gut so.

Welchen gesundheitlichen Nutzen Radfahren hat

Radfahren ist ein Sport für alle Lebensalter. Wichtig ist zuallererst die Beinarbeit: Unter- und Oberschenkelmuskeln werden dabei besonders intensiv beansprucht. Der Radsport stärkt auch die Lungenfunktion, kräftigt das Herz und hat einen positiven Einfluss auf den Blutdruck, gerade bei Menschen mit niedrigem Blutdruck.
Ich weiß, dass Menschen nach einem Herzinfarkt durch vernünftig dosiertes Radfahren eine Vitalität erlangen können, die sie vor dem Infarkt nie gehabt haben. Menschen mit Gelenkproblemen können durch Radfahren vieles an ihrem Zustand verbessern – denn das Rad stützt ja durch seinen Sattel und Lenker das Körpergewicht sehr gut ab. Herz-Kreislauf-Patienten verbessern durch Radfahren ihre Gesamtkoordination. Nach Meniskus- oder Kreuzband-Operationen empfiehlt sich Radtraining als Reha-Maßnahme. Ideal ist Radtraining auch, wenn mal eine Fußverletzung plagt. Wenn Sie aufs Rad umsteigen, ist keine Trainings-Zwangspause notwendig.
Wer Probleme mit der Bandscheibe hat, sollte aufrecht sitzen. Deshalb sind in diesem Fall ein Rennrad oder Mountainbike ungeeignet. Ich empfehle ein vollgefedertes Hollandrad.
In seinen positiven Aspekten ähnelt Radfahren dem Skilanglauf, und man hat dabei längst nicht so extreme Belastungsspitzen wie beim Joggen. Beim Radfahren ist die Gefahr geringer, weil sich die Anstrengung gut dosieren lässt. Vorausgesetzt, man hat das richtige Fahrrad, kann man weite Strecken fahren, ohne dafür ein Übermaß an Kraft aufwenden zu müssen. Dabei erlebt

man an der frischen Luft die Natur und ein wunderbares Gefühl der Freiheit. Radfahren ist der ideale Ausgleichssport.

Was beim Radfahren zu beachten ist

Grundsätzlich ist Radfahren ein Sport für jeden. Der Körper wird sinnvoll trainiert, ohne dass die Gelenke dabei stark beansprucht werden. Der Puls beim Radfahren ist rund 15 Schläge pro Minute niedriger als beim Laufen. Übertreiben Sie nicht. Häufigster Fehler: wenn Sie sich mit zu hohen Gängen abquälen. Eine höhere Trittfrequenz (90 bis 110 Umdrehungen pro Minute) ist viel wirkungsvoller und gelenkschonender.

Ein gesunder Mensch kann beim Radfahren kaum etwas falsch machen. Sicher, auf Bergstrecken geht der Puls unter Umständen schon mal in die Höhe – aber eine Gefahr besteht nur dann, wenn man seine Leistungsfähigkeit stimuliert, also in irgendeiner Form verbotenes Doping betreibt.

Wie Sie trainieren sollten

Ein gesunder Sportler sollte – das ist eine Faustregel – dreimal pro Woche trainieren. So könnte eine Trainingseinheit für Radfahrer aussehen:

- zum Aufwärmen ein paar Minuten gemütlich einrollen,
- dann eine halbe Stunde forciert fahren,
- alternativ: drei Intervalle (jeweils 5 Min.) mit hoher Trittfrequenz (90 bis 110 Umdrehungen/Min.),
- dazwischen jeweils eine Minute locker fahren.

Wer so trainiert, hat für seine Kondition und sein Herz-Kreislauf-System schon nahezu das Optimale herausgeholt.

Die Regelmäßigkeit macht's. Ich empfehle zusätzliche Alternativen, zum Beispiel »Spinning« oder regelmäßiges Krafttraining. Legen Sie den Trainingsschwerpunkt nicht nur auf die Beinarbeit, sondern auch auf die Rumpfmuskulatur, Schultern und Oberarme – all das ist fürs Biken wichtig.

Was ist das eigentlich – ein »Sportlerherz«?

Gegen das Radfahren wird immer wieder eingewandt: Dadurch bekäme man ein viel zu großes Herz – ein »Sportlerherz«.

Ein Sportlerherz ist kein krankhafter Befund, sondern eine ganz normale Anpassung an die Belastung. Insofern ist ein Sportlerherz ein Vorteil, denn es kann wesentlich mehr Blut und Sauerstoff in Umlauf bringen als ein »untrainiertes« Herz.

Das Sportlerherz ist nur dann gefährdet, wenn man ganz plötzlich aufhört, regelmäßig zu trainieren, und sich nicht mehr richtig fordert – sei es aus Krankheitsgründen oder weil der Spaß nachgelassen hat. Erst dann kann es zu Herz-Kreislauf-Störungen kommen. Die können sich so bemerkbar machen: Man fühlt sich nicht wohl, das Herz holpert oder man spürt schon mal einen »Doppelschlag«.

Baut man aber die Belastungen Schritt für Schritt ab, passt sich auch das Sportlerherz diesem Umstand an und nähert sich langsam wieder dem Zustand des »untrainierten« Herzens – ohne sich allerdings vollständig zurückzubilden.

Worauf es beim Material ankommt

Beim Radfahren ist die richtige Ausrüstung noch wichtiger als in den meisten anderen Sportarten: Das Rad muss auf die individuelle Körpergröße seines Benutzers abgestimmt sein. Körpergerechte Rahmenhöhe, die Höhe des Sattels, die Stellung des Lenkers – hier sollte man am besten einen Fachmann zu Rate ziehen.

Der Rahmen

Der Rahmen des Fahrrads sollte sich durch eine hohe Stabilität auszeichnen: Je kleiner der Rahmen, umso stabiler ist er. Ein kleiner Rahmen schließt auch Vibrationen aus. Als Richtmaße gelten:

- Körpergröße bis 1,65 Meter: Rahmenhöhe bis 54 Zentimeter,
- Körpergröße bis 1,80 Meter: Rahmenhöhe 54 cm bis 58 Zentimeter,
- Körpergröße über 1,80 Meter: Rahmenhöhe ab 58 Zentimeter.

Ihre individuelle Rahmenhöhe kann qualifiziertes Fachpersonal bestimmen. Bei Mountainbikes sollte die Rahmenhöhe jeweils zwei Zentimeter niedriger sein.

Sattel

Die Sitzhöhe hat Einfluss auf das Bewegungsausmaß in Hüft-, Knie- und Sprunggelenk und die Muskelarbeit. Die Kniegelenke sollten bei der Pedalstellung »sechs Uhr« fast durchgedrückt sein. Für den Fahrradsattel sollten Sie ausgiebige Sitzproben machen, denn er muss wie angegossen passen. Wer zu hoch sitzt, rutscht ständig hin und her und reibt sich einen »Wolf«. Wenn das passiert ist, sollte der Po rasch mit einer Wund- und Heilsalbe eingerieben werden.

Lenker

Sattel und Lenker sollten sich etwa auf gleicher Höhe befinden. Wenn sich der Lenker unter der Sattelhöhe befindet, muss man den Rücken allzu sehr krümmen. Das verursacht gesundheitliche Probleme, zum Beispiel den klassischen Überlastungsschaden im Bereich der Wirbelsäule. Durch das ewige Hochnehmen des Kopfes wird die Nacken-Schulter-Muskulatur überanstrengt. Verspannungen sind die Folge.

Die richtige Position des Fußes

Der Fußballen sollte zur optimalen Kraftübertragung direkt über oder kurz vor der Drehachse der Pedale stehen.
Wenn das Rad eine Sicherheitsbindung hat, sollte der Vorfuß in seiner tiefsten Position jeweils waagerecht in der Sicherheitsbindung sitzen. Achten Sie darauf: Die Sicherheitsbindung sollte einen gewissen Rotationsspielraum haben, um Fehlbelastungen im Kniegelenk zu vermeiden.

MEIN TIPP

Um Gefahren beim Radfahren auszuschließen, empfehle ich jedem, der eine anstrengende große Radtour machen will, vorher sein Herz untersuchen zu lassen. Dazu gibt es heute neben dem Elektrokardiogramm (EKG) eine diagnostisch sehr wertvolle Hilfe – eine Ultraschalluntersuchung. Mit dieser Methode kann der Arzt jeden Herzklappenfehler sehen und beobachten, wie eine Klappe schließt, wie ein Muskel arbeitet; er kann das Volumen des Herzens berechnen, seine Geräusche hören – und wichtige Rückschlüsse ziehen. Liegt nirgendwo ein Defekt vor, keine wirkliche Störung, schließen die Klappen richtig – dann wird er sein O.K. für die Tour geben.

Wie Sie Verletzungsgefahren minimieren können

Achten Sie auch darauf, nicht mit gestreckten Ellenbogen zu fahren, das provoziert einen Gelenkverschleiß. Es muss immer ein Spielraum zum Abfedern erhalten bleiben. Wer den Lenker stets krampfhaft festhält, ermüdet rasch und bekommt Druckschäden in der Hand. Kleine Nervenäste werden durch diesen chronischen Druck gereizt, ein taubes Gefühl kann sich einstellen.

Radfahrer sollten auf jeden Fall Kräftigungsgymnastik für den Rücken machen, um eingeschlichene Fehlhaltungen wieder zu korrigieren. Dehnübungen geben dem Rücken seine Bewegungsfreiheit wieder.

Leider ist beim Radfahren, nicht nur beim Mountainbiken, die Sturzgefahr relativ groß. Es drohen Schlüsselbeinbrüche, Schulter- und Kopfverletzungen. Deswegen sollten Sie auf jeden Fall einen Helm tragen. Vor allem, wenn Sie sehr schnell oder risikoreich fahren.

Welche Ausrüstung ist unbedingt notwendig?

Ich rate unbedingt zu Handschuhen. Die sollten auf der Innenseite aus Leder sein oder eine Schaumgummieinlage haben. Das federt Stöße ab, schützt die beim Radfahren durch die Griffhaltung stark beanspruchte Region zwischen Daumen und Zeigefinger und verhindert Hautverletzungen, wenn man stürzt.

Wichtig ist auch die richtige Kleidung. Das Trikot muss atmungsaktiv sein und zugleich Wind- und Sonnenschutz bieten, sonst kann der Schweiß bei anstrengenden Touren – etwa bei Steigungen – nicht »ausdampfen«. Sie sind ganz nass geschwitzt, der Körper befindet sich in einem gefährlichen Hitzestau. Bei der Abfahrt sind dann Geschwindigkeit und Fahrtwind so groß, dass durch die intensive Verdunstung ganze Körperpartien eiskalt werden, selbst im Hochsommer. Das kann zu Rückenbeschwerden, Nieren-, Blasen- und Erkältungskrankheiten führen. Deshalb sollte nach jedem Gipfelerlebnis das Trikot getauscht werden. Und nehmen Sie für die Talfahrt eine Windjacke mit. Zusätzlich kann eine Trägerhose wärmen, ähnlich wie ein Nierengurt beim Motorradfahrer.

Warum Sie auch auf die Hygiene Wert legen sollten

Bitte unterschätzen Sie nicht den Wert von Radlerhosen. Um Sitzbeschwerden zu vermeiden, sollten Sie stets eine Radlerhose mit Lederauskleidung oder Synthetikeinsatz tragen. Ein Leder-Innenteil sollte man mit Hirschtalg pflegen und geschmeidig halten. Ganz wichtig ist auch die Körperhygiene – nicht nur nach dem Radfahren, sondern auch vorher, besonders in der Leisten- und Po-Region. Sonst kommt es zu hautschädigender Schweiß- und Säurebildung.

Eines dürfen Sie auch nicht unterschätzen: die Sonneneinstrahlung im Sommer. Also Sonnenbrille und Kappe nie vergessen. Die Brille ist kein Schnickschnack, sondern einfach ein wichtiger Schutz vor UV-Strahlung. Ständige Zugluft, aufgewirbelter Staub und Schweiß, der in die Augen rinnt, können schnell zu Bindehautentzündung führen. Eine Abfahrt mit dem Rad kühlt außerdem den schweißnassen Kopf aus, was unangenehme Folgen haben kann: rasende Kopfschmerzen.

AUF EINEN BLICK ▸ DER SPORTÄRZTLICHE CHECK

1 Welchen Nutzen hat Radfahren?
Sehr gute Wirkung auf die Ausdauer. Kräftigt Herz, Kreislauf und Atmung. Gut geeignet für Personen, die durch Training Gewicht reduzieren wollen, ohne die Gelenke zu überlasten. Radfahren fördert das Gleichgewichtsgefühl, die Schnellkraft und Koordinationsfähigkeit. Positiv für die Psyche (Naturerlebnis).

2 Was sind die sportart-spezifischen Belastungen und Risiken?
Aufgrund der exponiert gebückten Haltung muss der Lenden-Becken-Hüft-Bereich ausreichend muskulär stabilisiert sein. Gleichzeitig wird je nach Lenkervariante eine überstreckte Haltung von Kopf und Halswirbelsäule provoziert, die oft muskuläre Verspannungen nach sich zieht.

3 Wie viel Training ist gesund?
Anfänger sollten langsam beginnen. Ideales Pensum: zwei- bis dreimal jeweils eine Stunde pro Woche. Später sind auch längere Touren (2–5 Std.) durchaus günstig.

4 Welche Muskel- und Bindegewebsstrukturen werden besonders gefordert?
Beim Radfahren arbeitet vorwiegend die Beinmuskulatur, die etwa 30 Prozent der gesamten Skelettmuskulatur ausmacht. Die Rumpfmuskulatur verrichtet dabei eher statische Haltearbeit, während die Armmuskulatur wiederum – besonders beim Mountainbike – aktiv Unebenheiten ausgleichen und stabilisieren muss.

5 Wann besteht die Gefahr einer Überbelastung?
Da sich aufgrund der reduzierten Gewichtseinwirkung die Überlastung der Gelenke in Grenzen hält, besteht eine Überlastungsgefahr eher durch zu viele Kilometer. Personen, die zu einer vermehrt kyphosierten Haltung der Brustwirbelsäule (Rundrücken) neigen, sollten ein entsprechendes Kompensationstraining zur Aufrichtung der gesamten Wirbelsäule durchführen, um Haltungsproblemen vorzubeugen.

6 Woran merke ich das (typische Symptome)?
Wenn ich nach dem Radtraining wiederholt Verspannungen im Bereich der Nackenmuskulatur, der Brustwirbelsäule und/oder der Lendenwirbelsäule oder sogar ein Kribbeln im Handgelenk und/oder den Fingern verspüre – dann deutet das auf eine zu schwache Rückenmuskulatur oder auf eine biomechanisch ungünstige Haltung auf dem Rad hin.

7 Wie kann ich das Risiko minimieren?
Den Rahmen und die Pedalstellung überprüfen lassen. Funktionelle Kleidung tragen. Vorher aufwärmen (Stretching). Bei Schmerzen Training abbrechen. Regelmäßig ein Haltungstraining zur Kompensation durchführen.

8 Wann ist vom Radfahren abzuraten?
Bei Rückenbeschwerden (bedingt), Osteoporose, nach einer Bandscheiben-OP, bei Kniegelenksschmerzen.

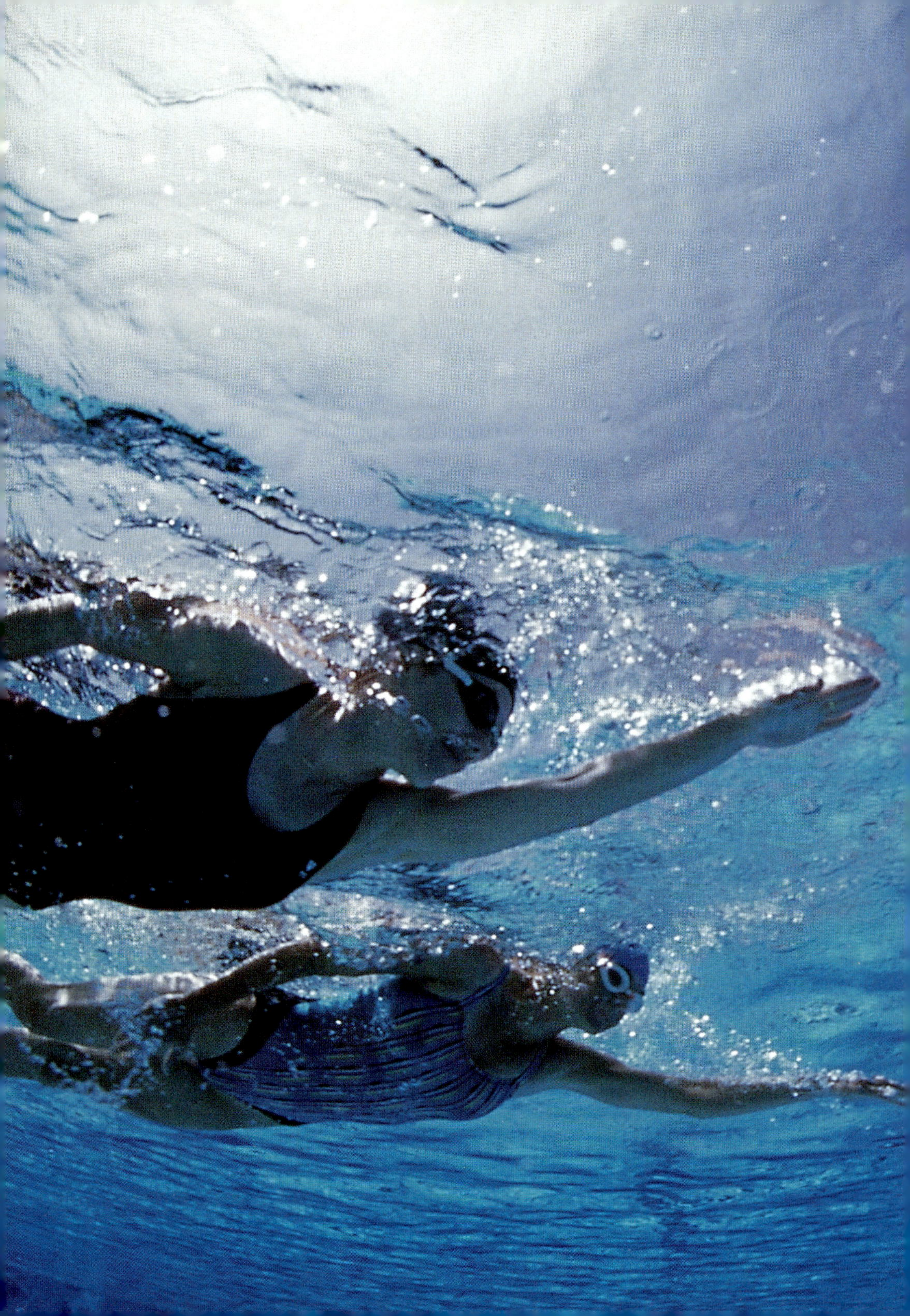

Schwimmen

Schwimmen ist der gesündeste Sport überhaupt! Durch den Auftrieb befreit das Wasser den Menschen weitestgehend von der Last der Schwerkraft, was ein gewichtiger Pluspunkt für Übergewichtige ist. Beim Schwimmen hat der Körper nur noch ein Siebtel des Gewichts, das er »an Land« hat. Denn diese schonende Art der Bewegung schadet den Gelenken nicht.

Weil Wasser eine 770-mal höhere Dichte als Luft hat, werden beim Schwimmen alle Bewegungsabläufe verlangsamt und abgebremst, sie lassen sich in jeder Phase kontrollieren. Das minimiert die Verletzungsgefahr. Wasser erzwingt somit eine Langsamkeit. Selbst eine Saltowende ist im Vergleich zu explosiven Bewegungsabläufen anderer Sportarten noch eine Zeitlupenaktion. Darum gibt es bei Schwimmern zum Beispiel kaum Muskelverletzungen und so gut wie nie einen Muskelriss.

Warum Schwimmen so viele Vorteile hat

Wer untrainiert ist, hat im Wasser einen großen Vorteil: Man kommt beim Schwimmen nicht so leicht außer Atem wie etwa beim Laufen. Das ist einfach erklärt. Die Wassertemperatur ist in aller Regel geringer als die Körpertemperatur. Weil die Haut weniger stark durchblutet wird, kommt mehr Blut zur arbeitenden Muskulatur – der Pulsschlag steigt also weniger stark an.

Im Wasser muss der Körper übrigens gegen einen zwölfmal höheren Widerstand ankämpfen als an Land. Das erfordert enormen Körpereinsatz. Der Kalorienbedarf für eine halbe Stunde Schwimmen beträgt durch Muskelarbeit rund 400 Kilokalorien. Auch durch den Temperaturunterschied von Wasser und Körper arbeitet der Stoffwechsel hochtouriger und wird angeregt. Schwimmen erfasst und stimuliert den ganzen Körper. Es fördert insgesamt Lockerheit, Geschmeidigkeit, Koordination. Bei zu niedrigem Blutdruck wird der Kreislauf positiv beeinflusst, die gesamten Pumpsysteme werden aktiviert. Der Herzschlag steigt aber nur um etwa 20 Prozent. Hände und Füße wirken wie Pumprelais und fördern den Rückfluss des Blutes zum Herzen.

Schwimmen fordert den ganzen Körper

Schwimmen findet anders als alle anderen Sportarten im »Liegen« statt und verlangt eine aktive Beteiligung des gesamten Körpers. Darum, und weil alle Bewegungsabläufe beidseitig und gleichmäßig erfolgen, wird die Lunge in ihrem gesamten Volumen beansprucht, die Atmung aktiviert und rhythmisiert, die Wirbelsäule entlastet, die Rückenmuskulatur gestärkt und das Bindegewebe »massiert«.

Es ist bezeichnend, dass Schwimmer im Allgemeinen die ausgeglichensten, harmonischsten Figuren haben – als wären da griechische Bildhauer am Werk gewesen.

Die vier Techniken des Schwimmens

Rückenschwimmen

Die gesündeste Stilart ist Rückenschwimmen, denn dabei wird vor allem die meist vernachlässigte Rückenmuskulatur (Trapezius, Latissimus, langer Rückenstrecker) beansprucht. Hier ist die Koordination zwischen Armen und Beinen nicht so wichtig. Schlagen Sie also mit den Beinen so häufig es geht (Idealfall 1:6). Die Brust bleibt etwas vorgewölbt unterhalb der Wasserlinie.

Brustschwimmen

Die komplizierteste Stilart und die langsamste ist Brustschwimmen. Denn ein Teil der Bewegungen muss gegen den Strom geführt werden. Brustschwimmen ist aber ein hervorragendes Herz-Kreislauf-Training. Es kräftigt Brust-, Schulter- und Armmuskulatur.

Kraulen

Die ökonomischste und schnellste Stilart ist Kraulen. Den Hauptantrieb leisten zu 80 Prozent die Arme. Trotzdem werden auch die Beine und die Bauchmuskeln trainiert. Durch wechselseitiges Auf- und Abschlagen sorgen die Beine für zusätzlichen Schub, während die Arme den Körper nach vorne schaufeln und ziehen.

Delphin (Butterfly)

Die eleganteste und anstrengendste Stilart ist schwierig zu lernen. Gefragt sind geschmeidige Beweglichkeit, Geschicklichkeit und Koordinationsvermögen. Der Hauptantrieb geht von den Armen aus. Beine und Rumpf führen eine dem Schlag des Delphins ähnliche Bewegung aus, die Arme werden gleichzeitig über dem Wasser nach vorne geschwungen und unter Wasser nach unten durchgezogen.

Wie Sie ins Training einsteigen sollten

Wenn Sie aus der Übung sind, sollten Sie anfangs bescheiden beginnen: Erst ein paar Minuten locker einschwimmen, an die Wassertemperatur gewöhnen. Machen Sie lange, gleichmäßige Züge, genießen Sie die Fast-Schwerelosigkeit. Nach drei, vier Minuten können Sie ruhig eine kleine Verschnaufpause einlegen. Pause machen heißt nicht: Einfach am Beckenrand herumstehen. Halten Sie sich stattdessen fest und machen Sie ein paar Übungen wie Paddelbewegungen mit den Füßen oder Beinschwingen. Dann trainieren Sie Tempo: 50 Meter schnell, 50 Meter langsam, 50 Meter schnell. Pause. Wechseln Sie ruhig auch mal in andere Stilarten: Mal eine Bahn Kraulen, eine Brust. Zurück mit langen Zügen. Schwimmen Sie zum Schluss nochmal drei, vier Minuten locker und langsam aus.

Warum Schwimmen als Therapie geeignet ist

Der therapeutische Effekt des Schwimmens ist so groß, dass auch ich immer wieder dafür werben möchte. Welchen enormen Wert hat es im Rahmen der Rehabilitation nach Operationen oder Verletzungen! Das Training stärkt den ganzen Körper, schont Sehnen und Gelenke, der Kreislauf kommt in Schwung, die Atmung auf Touren, Haut und Bindegewebe werden gestrafft. Schwimmen bringt den größtmöglichen Nutzen für Körper und Gesundheit. Selbst bei Gelenkverletzungen, Zerrungen und Muskelschmerzen kann es empfohlen werden. Damit lässt sich nach einer Verletzungspause zumindest teilweise die Muskulatur wieder aufbauen.

Oder – ich erlebe es ja im Trainingslager des FC Bayern München: Nach dem härtesten Training oder Match ist Wasser das beste Medium zur Entspannung. Durch die Schwimmbewegungen im Entmüdungsbecken erholen sich die Sportler viel schneller, als wenn sie sich irgendwo lang legen. Sie schwimmen nur ein paar Minuten: Der Körper reguliert dabei wieder seine Temperatur, die Überhitzung wird abgeleitet – und schon beginnt eine aktive Regeneration.

AUF EINEN BLICK ▸ DER SPORTÄRZTLICHE CHECK

1 Welchen Nutzen hat Schwimmen?

Beim Schwimmen bewegen wir uns in einem gänzlich anderen Medium. Durch den hydrostatischen Druck des Wassers werden die mechanischen Belastungen, die auf unseren Bewegungsapparat einwirken, auf etwa ein Siebtel der normalern Gewichtsbelastungen (bei Aqua-Aerobic und Aqua-Jogging ein Zehntel) reduziert. Beim Schwimmen werden alle Anteile der Skelettmuskulatur sowie das Herz-Kreislauf-System beansprucht und trainiert. Dadurch hat das Schwimmen einen besonders hohen gesundheitlichen Nutzen. Die erhöhte Wärmeleitfähigkeit des Wassers bewirkt eine generelle Stoffwechselförderung bzw. -optimierung.

2 Was sind die sportart-spezifischen Belastungen und Risiken?

Beim Brustschwimmen (besonders beliebt bei Trainingsanfängern) werden im Bereich der Kniegelenke aufgrund des Beinschlages Scherkräfte mit vermehrter Belastung der Menisken provoziert. Wird der Kopf ständig über Wasser gehalten, ist eine andauernde Überstreckung der Halswirbelsäule die Folge, was zu Beschwerden im Nacken-Schulter-Bereich führen kann. Ungeübte Schwimmer neigen zu Pressatmung mit entsprechenden Mehrbelastungen der Atemmuskulatur. Aufgrund des Tauchreflexes reduziert sich die Herzfrequenz im Wasser progressiv mit steigender Wassertiefe (in der Regel minus 15 bis 20 Herzschläge), sodass die üblichen Trainingsherzfrequenzen speziell fürs Schwimmen angepasst und dosiert werden müssen.

3 Wie viel Training ist gesund?

Zweimal, noch besser dreimal pro Woche jeweils 30 Minuten zügig Bahnen ziehen. Nur so wird sich Ihre Leistung stetig verbessern.

4 Welche Muskel- und Bindegewebsstrukturen werden besonders gefordert?

Je nach Schwimmstil wird der Anteil der Arm-/Beinmuskulatur unterschiedlich beansprucht. Insgesamt gesehen werden alle Skelettmuskeln belastet und entsprechend trainiert.

5 Wann besteht die Gefahr einer Überbelastung?

Wird die veränderte Herzfrequenz im Wasser nicht beachtet, kann das Training zu intensiv gestaltet werden. Die Folge: Überlastungen oder Übertraining.

6 Woran merke ich das (typische Symptome)?

Ich fühle mich – trotz richtiger Trainingsbereitschaft – weniger leistungsfähig und insgesamt ziemlich matt und schlapp. Bei mechanischer Überbelastung der Kniegelenke, der Wirbelsäule oder des Schultergürtels stellen sich Schmerzen ein.

7 Wie kann ich das Risiko minimieren?

Durch saubere Technik. Und: Lassen Sie Ihren Trainingsplan von einem Trainer überprüfen.

8 Wann ist vom Schwimmen abzuraten?

Bei stark vorgeschädigten Hüft-/Kniegelenken sollte der Brustbeinschlag vermieden werden. Delphinschwimmen ist bei Wirbelsäulenproblemen nicht ratsam. Bei Herz-Kreislauf-Problemen bitte vorher Arzt zu Rate ziehen. Bei Hauterkrankungen vorab den Dermatologen konsultieren.

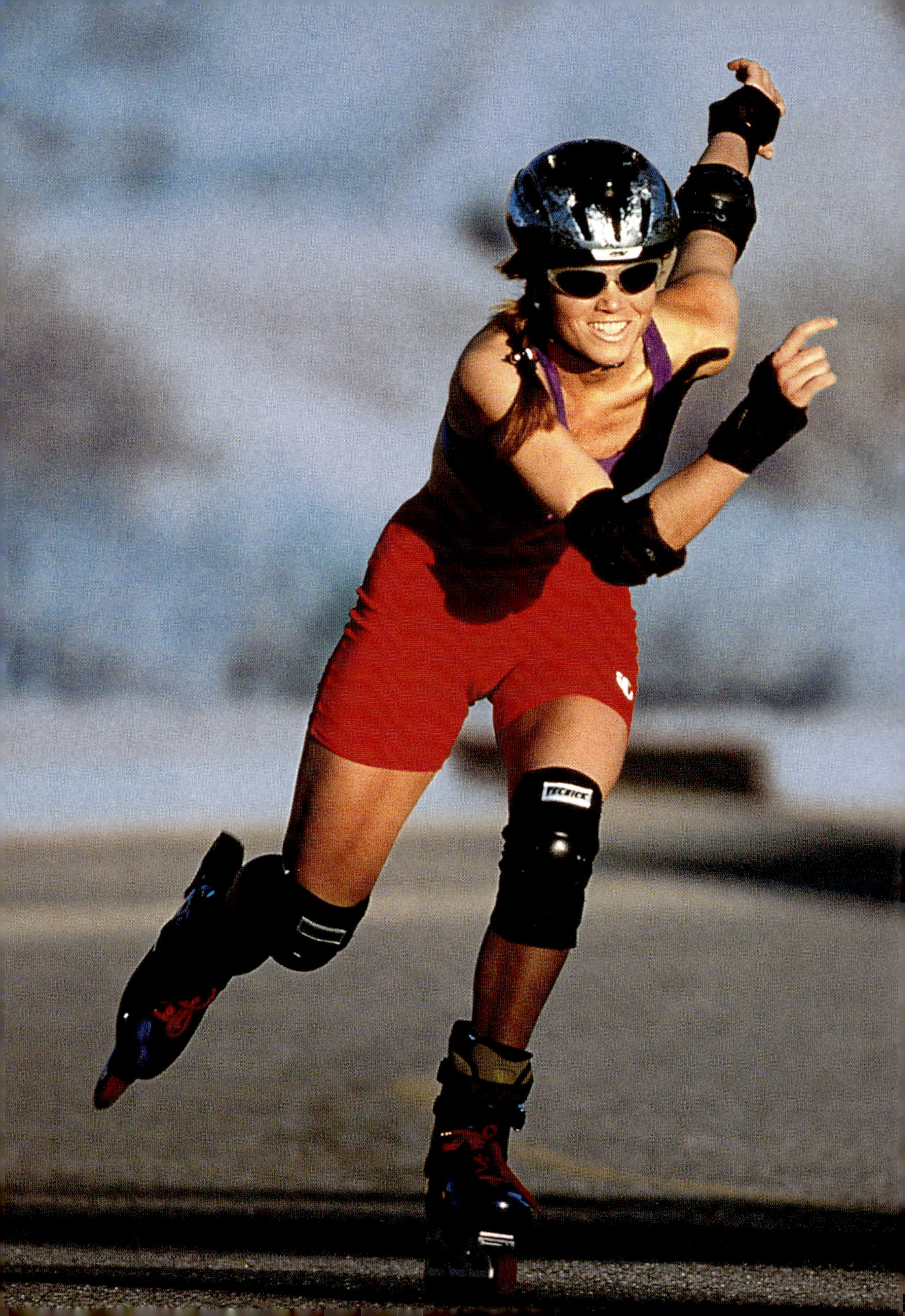

Inline-Skaten

Es rollt sich so leicht, so wunderbar leicht. Es ist dieser Rausch, dieser kleine Rausch der Geschwindigkeit und die schiere Leichtigkeit der Fortbewegung – was so viel Spaß macht. Und das Schönste: Es ist gar nicht so schwer zu lernen.
Inline-Skaten, diese rasante Flitzerei, ist eine Mischung aus spielerischem Sport und sportivem Spaß.
Wenig Aufwand, viel Freude.
Was vor gut zehn Jahren als Trendsport für wenige begann, hat sich deshalb längst zu einer Massenbewegung entwickelt – zum Freizeit-Spaß Nummer eins. Nach Angaben des Deutschen Inline-Skate-Verbandes (DIV) sind hierzulande inzwischen rund zwölf Millionen auf der Rolle: auf Parkplätzen und Promenaden, Fußwegen und immer häufiger auch auf der Straße – wenn sie mal für eine »Blade Night« offiziell fürs große Heer der Inliner reserviert ist.
In München etwa treffen sich manchmal bis zu 30000 Junge und Junggebliebene zum nächtlichen innerstädtischen Roll-Kommando.

Wo ist Skaten eigentlich verboten?

Grundsätzlich gilt: Ein Skater ist verkehrsrechtlich einem Fußgänger gleichgestellt. Juristisch werden Inline-Skates wie einst Rollschuhe bewertet, also als Spielzeug und nicht als Sportgerät.
Das bedeutet: Skaten ist offiziell nur auf Gehwegen, in Fußgängerzonen, auf verkehrsfreien Plätzen und auf ausgewiesenen Spiel- und Wohnstraßen erlaubt. Radwege und Straßen sind im Prinzip für die rasanten Flitzer tabu. Allerdings wird das Skaten auf Radwegen heutzutage meist toleriert oder geduldet.

Welchen gesundheitlichen Nutzen hat Inline-Skaten?

Inline-Skaten ist eine hervorragende Ausdauersportart. Sie trainiert das Herz-Kreislauf-System optimal, verbessert die Beweglichkeit, die Koordination und vor allem Ihre Kondition. Untersuchungen an der Ruhr-Universität Bochum zeigten, dass auch ohne Renntempo, also beim freizeitorientierten Skaten, der Milchsäureanteil (Laktat) im Blut kaum über einen Wert von zwei Millimol pro Liter ansteigt. Beste Voraussetzung also, um den Fettstoffwechsel anzufeuern. Ein weiterer positiver Faktor: Skaten kann jeder lernen. Auch mit 50 ist es für diesen Freizeitsport nicht zu spät.
Im Gegensatz zum Laufen ist das Skaten wesentlich gelenkschonender. Ein 70 Kilo schwerer Läufer muss mit jedem Schritt das Zwei- bis Dreifache seines Körpergewichts abfedern. Beim Skaten hingegen findet eine gleitende Gewichtsverlagerung von einem Bein auf das andere statt. Dadurch werden Stöße auf die empfindlichen Bandscheiben vermieden. Außerdem belastet die gleitende Bewegung die Knie- und Sprunggelenke deutlich geringer als das Laufen. Das kommt besonders Menschen entgegen, die sehr schwache Gelenke und Bänder haben. Darüber hinaus werden die gelenkstabilisierenden Muskeln vor allem im Bereich des vorderen Ober- und Unterschenkels hervorragend trainiert.

Wie schwer ist die Technik zu lernen?

Inline-Skaten verlangt sehr viel Gefühl für den eigenen Körper und das Gleichgewicht. Sie müssen ein Gespür für die Füße, die Rollen und den möglichen Krafteinsatz entwickeln.

Wer Fehlbelastungen der Gelenke und des Bewegungsapparates vermeiden möchte, sollte sich eine Körperhaltung antrainieren, bei der der Schwerpunkt möglichst konsequent über einem Skate liegt. So vermeiden Sie am ehesten eine Fehlbelastung der Gelenke. Außerdem können Sie aus dieser Position heraus jederzeit besser agieren und reagieren. Am Anfang aber steht das Bremsen. Denn die schönste rauschende Fahrt kann böse enden, wenn man das Bremsen nicht beherrscht. Skate-Lehrer zitieren gerne die drei großen S: Schützen, Stützen, Stürzen. Schützen – damit ist die vernünftige Investition in Helm, Handschutz, Ellenbogenschutz und Knieschoner gemeint. Stützen – das sind mobile Hilfen, die den Gleichgewichtssinn schulen, die bei der Bewegung begleiten, zum Beispiel ein Einkaufswagen oder ein mitfahrender Partner, der notfalls zur Seite steht. Stürzen – damit ist kontrolliertes Hinfallen gemeint. Das Sturz-Training ist für jeden Inliner von zentraler Bedeutung. Wer richtiges Stürzen gelernt hat, kann mehr wagen, also auch mehr erleben, er wird weniger Stress und mehr Spaß haben.

Wie sollte ich trainieren?

Beim Inline-Skaten gilt: Bevor Sie loslaufen, sollten Sie unbedingt Stretching-Übungen machen. Beginnen Sie langsam, ohne Hektik. Wenn Sie das Tempo schließlich steigern, dann nur so weit, dass Sie mit anderen noch sprechen, also noch frei durchatmen können. Dieses intensivere Tempo sollten Sie anfangs nicht länger als zehn Minuten beibehalten. Nach ein paar Wochen werden Sie dann sicher in der Lage sein, eine halbe bis ganze Stunde zügig zu rollen.

Wie gefährlich ist Inline-Skaten?

Jeder sechste jugendliche und jeder zwölfte erwachsene Inline-Skater hat schon einmal ernste Blessuren davongetragen. Drei Viertel dieser Verletzungen mussten ärztlich behandelt werden. Meist werden die Extremitäten in Mitleidenschaft gezogen.
Besonders gefährdet sind die Unterarme und Hände. Denn bei einem Sturz versucht fast jeder instinktiv sich abzustützen.
Am häufigsten sind Schürfwunden, Gelenkverstauchungen, aber auch Brüche. Übrigens: Nach einer neueren Studie trugen rund 51 Prozent der Verunglückten keine Schutzausrüstung.

Worauf muss ich beim Kauf von Skates achten?

Billigangebote sind mit Vorsicht zu genießen. Oftmals sind die Schalen zu weich, die Passform befriedigt nicht, und das Wichtigste: Die Qualität des Kugellagers und der Rollen ist meist miserabel. Das vermiest den Fahrspaß. Achten Sie beim Kauf auf die so genannte ABEC-Norm. Diese Klassifizierung beginnt bei null und endet bei sieben. Je höher, desto besser die Qualität. Für Einsteiger dürfte ABEC-Norm zwei reichen.
Apropos Passform: Wenn neue Skates schon im Laden drücken, können sie sich unterwegs wie Schraubstöcke anfühlen.
Darauf kommt es an: Die Ferse muss fest sitzen, der Fuß soll nicht rutschen, die Zehen dürfen nicht vorne anstoßen. Die Schiene sollte steif sein und die Rollen in der Höhe verstellbar (Rockering). Auch die Bremse ist ein wichtiges Detail des Schuhs. Sie darf nicht zu hoch angebracht sein und muss, wenn sie verschlissen ist, ausgetauscht werden können.

AUF EINEN BLICK ▸ DER SPORTÄRZTLICHE CHECK

1 Welchen Nutzen hat Inline-Skaten?
Eignet sich hervorragend, um Herz und Kreislauf fit zu halten. Die gleitende Bewegung belastet Fuß- und Kniegelenke deutlich geringer als beim Laufen. Dadurch ist Inline-Skaten wesentlich gelenkschonender. Sie trainieren besonders die Unterschenkelmuskulatur, die vordere Oberschenkel- sowie die Gesäßmuskulatur. Durch das notwendige Pendeln der Beine werden aber auch Muskelgruppen an der Oberschenkelrückseite sowie der Oberschenkelinnenseite (Adduktoren) trainiert. Außerdem wird das Koordinationsvermögen eminent verbessert.

2 Was sind die sportart-spezifischen Belastungen und Risiken?
Wegen der Sturzgefahr Prellungen, Schürfwunden an den Armen und der Beinaußenseite; manchmal leider auch knöcherne Verletzungen (Brüche im Bereich der Unterarmknochen [Elle und Speiche] und der Mittelhandknochen).

3 Wie viel Training ist gesund?
Als Untrainierter langsam beginnen (zweimal 20 Min. pro Woche), um die Technik zu erlernen und die Koordination zu schulen, sonst erhöhte Sturz- und Verletzungsgefahr aufgrund von Konzentrationsmängeln. Um das Ausdauer-Leistungsvermögen zu verbessern, sind mindestens zwei Trainingseinheiten (jeweils 40 bis 60 Min.) notwendig.

4 Welche Muskel- und Bindegewebsstrukturen werden besonders gefordert?
Kritische Bereiche sind die Rückenmuskulatur (reagiert mit Verspannungen/Schmerzen), die Kniegelenke wegen der erhöhten X-Bein-Tendenz in der Druckphase der Skateschritte. Dadurch ist das Innenband stärker belastet. Es kann zu Knorpelreizung bis -schädigung kommen, weil bei angewinkeltem Knie die Kniescheibe stärker an die Oberschenkelrolle gedrückt wird.

5 Wann besteht die Gefahr einer Überbelastung?
Wenn die Muskulatur noch nicht genügend vorbereitet ist, die veränderte Beinachse (X-Bein-Tendenz) zu stabilisieren.

6 Woran merke ich das (typische Symptome)?
Zunehmender Belastungsschmerz an der Innen- oder Außenseite der Kniescheibe sowie an der Innenseite des Kniegelenks.

7 Wie kann ich das Risiko minimieren?
Spezielles Oberschenkel- und Gesäßmuskeltraining. Unbedingt Schutzkleidung tragen. Als Skate-Neuling am besten einen Kurs besuchen, um richtig bremsen und richtig fallen zu lernen. Investieren Sie in vernünftige Qualität der Ausrüstung. Sie sollten für Einsteigermodelle rund 100 Euro veranschlagen. Zur Pflichtausstattung gehören außerdem Knie-, Ellenbogen-, Handgelenkschoner und Helm (kosten zusammen noch mal rund 100 Euro).

8 Wann ist vom Inline-Skaten abzuraten?
Bei anatomisch-biomechanisch ungünstigen Gelenkvoraussetzungen. Im Einzelfall einen Sportmediziner konsultieren.

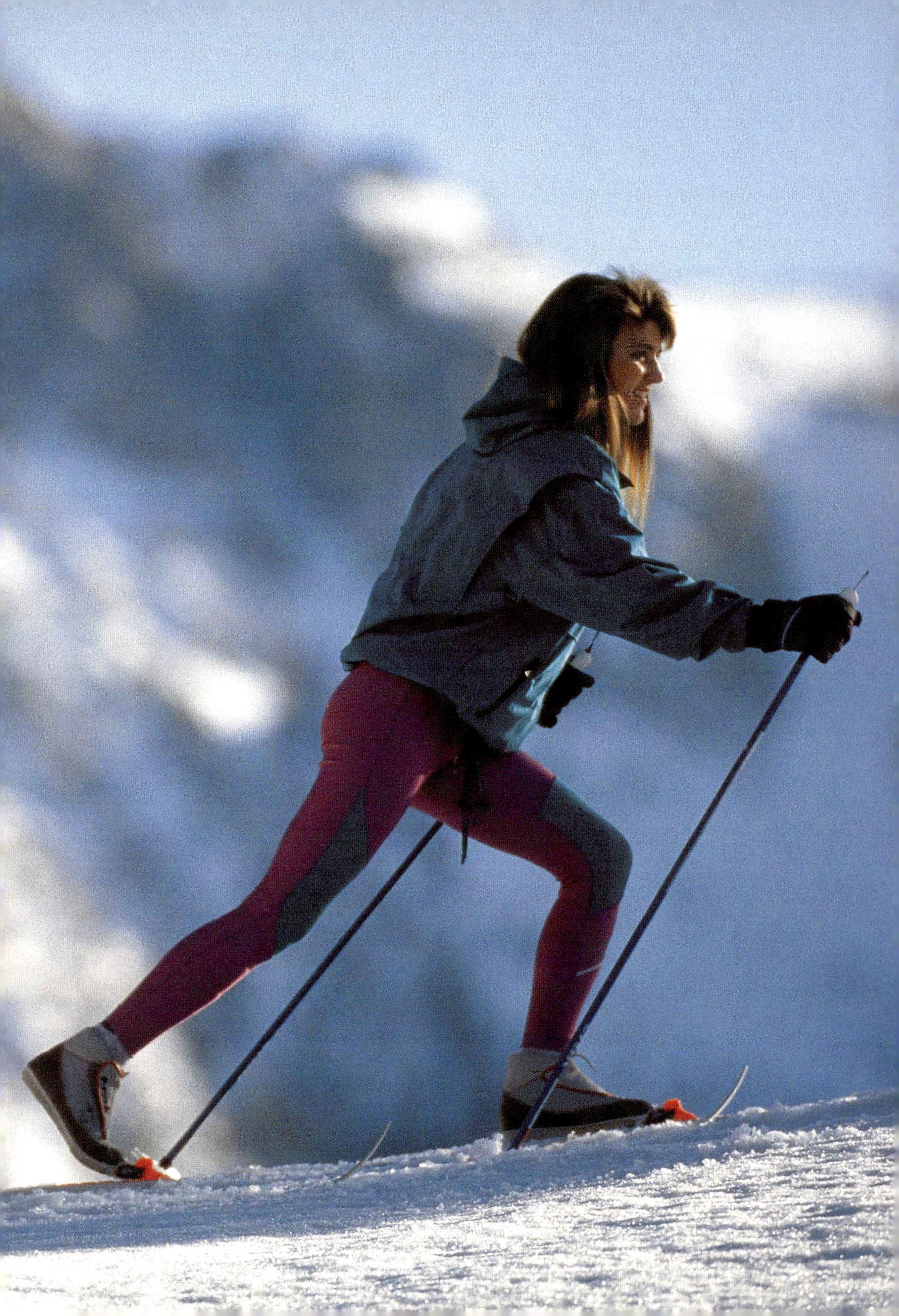

Skilanglauf

»...wenn irgendeiner den Namen des Sports aller Sportarten verdient, so ist es das Schneeschuhlaufen. Nichts stählt die Muskeln so sehr, nichts macht den Körper elastischer und geschmeidiger, nichts verleiht eine größere Umsicht und Gewandtheit, nichts stärkt den Willen mehr, nichts macht den Sinn so frisch wie das Schneeschuhlaufen!«
Begeisterte und begeisternde Sätze. Der Verfasser: Fridtjof Nansen. Ein Zitat aus seinem Buch *Auf Schneeschuhen durch Grönland* (1891). Mit seinen Aufzeichnungen entfachte der norwegische Forscher allerorts eine verblüffende Begeisterung fürs Schneeschuhlaufen. Noch im Erscheinungsjahr des Buches wurde in Deutschland der erste Verein gegründet: der »Skiclub Todtnau« im Schwarzwald. Nansen war Geburtshelfer.

»Kann man sich etwas Belebenderes denken...«

Die Latten, die sich Nansen und seine Expeditionsbegleiter damals unter die Füße schnallten, werden heute als Ungetüme bestaunt. Aber die schwärmerischen Empfindungen haben sich bis heute kaum verändert. »Kann man sich etwas Frischeres, Belebenderes denken, als schnell wie der Vogel über bewaldete Hänge dahinzugleiten, während Winterluft und Tannenzweige unsere Wangen streifen? Ist es nicht, als wenn das ganze Zivilisationsleben auf einmal aus unseren Gedanken verwischt würde und mit der Stadtluft weit hinter uns bliebe?« Wieder Nansen, der da vor über hundert Jahren die Lust auf Skiern in Worte packte. Faszination Skilanglaufen. Wenn es sich im Winterurlaub einrichten lässt oder wenn Sie in schneesicheren Regionen wohnen – ziehen Sie ihn durch, Skilanglauf, diesen klassischen Ausdauersport.

Wie der ganze Körper profitiert

Salopp gesagt: Skilanglauf tut dem ganzen Körper gut. Herz und Kreislauf, auch die Atmung und der Stoffwechsel profitieren davon. Und Langlauf schafft neue Kräfte: Er trainiert so viele Muskeln gleichzeitig, wie keine andere Sportart. Dadurch ist der Trainingseffekt für das Herz-Kreislauf-System besonders groß, die Kondition wird gestärkt und das Koordinationsvermögen gefördert. Außerdem ist dieser Sport optimal für die Gelenke – die von der Bewegung und nicht von der Ruhestellung leben. Die rhythmisch-dynamische Ganzkörperbewegung, die für den Langlauf so charakteristisch ist, übt Reize aus, die für die Ernährung unserer Körperzellen, unserer Muskeln, des Bindegewebes, der Gelenkknorpel so ungemein positiv ist.
Wer regelmäßig Langlauf macht, »entfettet« seinen Körper und senkt seinen Cholesterinspiegel. Damit verringert sich auch die Gefahr, an den typischen Zivilisationskrankheiten wie Arteriosklerose oder an Herzkranzgefäß-Verkalkung zu erkranken. Das besonders Vorteilhafte am Skilanglauf ist, dass man die Tempobelastung nicht so überziehen kann wie beim Joggen. Selbst Überehrgeizige können sich kaum überfordern, weil die Bretter zu heftige und zu spritzige Bewegungen nicht zulassen. Außerdem gibt es beim Langlauf keine so extremen Herz-Kreislauf-Belastungsspitzen wie beim alpinen Skilauf, wo bei steilen Abfahrten der Puls schon mal auf über 200 Schläge pro Minute hochschnellen kann.

Wie die Muskulatur gestärkt wird

Was noch viel zu wenige wissen: Auch für die Wirbelsäule und ebenso für die Schulter- und Armmuskulatur ist der Langlauf gut, ganz hervorragend sogar für die Rückenmuskulatur. Beim Skilanglauf wird nun der Rücken mit jeder Bewegung gestreckt. Ich kenne keinen anderen Sport, der eine ähnlich positive Wirkung auf die Wirbelsäule hat – allenfalls das Rückenschwimmen.

Wie gesagt: Beim Skilanglauf sind 90 Prozent der Muskulatur in Aktion – so viel wie bei keinem anderen Sport. Die Beine werden ständig beansprucht, Arme und Rumpf durch zusätzlichen Stockeinsatz weit mehr als etwa beim Laufen. Die Koordination wird gefördert.

Ein idealer Ausgleichssport

Hinzu kommt: Durch das Gleiten in der Loipe wirkt Skilanglauf sanfter, die Stauchbelastung entfällt, Sie können länger unterwegs sein.

MEIN TIPP

Beim Kauf von Langlaufskiern sollten Sie darauf achten, dass die Bretter nicht platt auf dem Boden liegen. Es muss zunächst eine gewisse Spannung da sein. Die soll nämlich den Schlag von Bodenwellen dämpfen und somit die vielen kleinen Stauchungen der Gelenke abfangen. Langlaufski sollten auch nicht zu lang sein. Warum? Der Anfänger gerät sonst schon bei der kleinsten Abfahrt in die Gefahr eines Drehsturzes. Und der kann böse enden.

Franz Beckenbauer legt jedem Profi nahe: »Mach in der Winterpause Skilanglauf!« Er weiß, wovon er spricht, denn er geht selbst regelmäßig in die Loipe.

Da sind wir wieder bei der aktiven Regeneration. Die ist für Athleten besonders auch in jenen Zeiten wichtig, in denen keine Wettkämpfe stattfinden. Wer Winterpause mit Ruhepause verwechselt, fällt tief in ein Leistungsloch und benötigt beim erneuten Trainingseinstieg weit mehr Zeit, um seine alte Leistungsstärke wiederzuerlangen.

Wie Skilanglauf auf die Seele wirkt

Kommen wir zur »Seele«. Auch sie wird durch Langlauf trainiert. Die rhythmische Bewegung in der verschneiten Natur lässt uns freier atmen, Gerüche, Geräusche und Temperaturen sensibel wahrnehmen. Das vermittelt ein Glücksgefühl, das man beim Autofahren kaum erlebt ...

Der durch Langlauf sensibilisierte Körper, der sich in gleichmäßigen, fließenden Bewegungsabläufen über die Schneeflächen bewegt, nimmt jeden äußeren Reiz intensiver auf: den Baum am Rand der Loipe, die Bergkulisse am Horizont, das klare Licht oder den Schwung sanfter Hügel.

Der Langsamste bestimmt das Tempo

Und noch etwas: Ich kenne keine andere Sportart, die so familienfreundlich ist wie der Langlauf. Kein Mann und keine Frau ist mit 70 zu alt für diesen Ausdauersport. Ein Kind, das gehen kann und ein Bewegungsgefühl entwickelt hat, kann auch Langlaufen. Allerdings sollten Kinder niemals gezwungen werden, hinter dem Papa herzuhetzen. Viel besser ist es, wenn sie mit Gleichaltrigen laufen.

AUF EINEN BLICK ▸ DER SPORTÄRZTLICHE CHECK

1 Welchen Nutzen hat Skilanglauf?
Sehr gute Wirkung auf die Ausdauer. Kräftigt Herz, Kreislauf und Atmung. Gut geeignet, um das Gewicht zu halten. Fördert das Bewegungsgefühl und die Koordinationsfähigkeit. Skilanglauf ist besonders positiv für die Psyche (Naturerlebnis). Als Ausgleich ist dieser Sport auch deshalb ideal, weil allein schon die wellige Struktur der Landschaft ein natürliches Intervall-Training erfordert. Das Geländeprofil gibt den Belastungsrhythmus spielerisch vor. Es gibt ja fast nirgends nur flache Strecken – mal geht es bergauf, mal bergab. Man kommt also auf ganz natürliche Weise mal außer Atem, mal entspannt man sich, und dann strengt man sich wieder an. Dieser stete Wechsel belastet den Körper optimal.

2 Was sind die sportart-spezifischen Belastungen und Risiken?
Gefährdet sind vor allem die Schulter- und Sprunggelenke und deren Bänder. Relativ häufig sind bei Stürzen Brüche im Unterarmbereich, meist in der Nähe des Handgelenks. Es gibt die »Ski-Daumen-Verletzung«: Bei einem Sturz kommt man nicht aus der Stockschlaufe heraus, der Stockgriff wirkt als Hebel am Daumengrundgelenk. Kapsel-Band-Verletzungen bis hin zu einem Riss sind keine Seltenheit. Bei guter körperlicher Verfassung ist das aber selten – alpiner Skilauf ist weitaus unfallträchtiger.

3 Wie viel Training ist gesund?
Ideal für Einsteiger sind drei Trainingseinheiten pro Woche (jeweils 30 bis 45 Min.). Auch und gerade im Urlaub ist eine wesentliche Steigerung des gewohnten Trainingsumfangs nicht ratsam (Ruhetage einplanen!).

4 Welche Muskel- und Bindegewebsstrukturen werden besonders gefordert?
Die gesamte Skelettmuskulatur, das Herz-Kreislauf-System sowie das Immunsystem.

5 Wann besteht die Gefahr einer Überbelastung?
Wenn man in euphorischer Urlaubsstimmung den Trainingsumfang zu schnell zu stark erhöht.

6 Woran merke ich das (typische Symptome)?
Ich fühle mich platt. Manchmal bricht »kalter Schweiß« aus, schüttelfrostähnliche Symptome (besonders bei zu starker, ungewohnter Sonneneinstrahlung).

7 Wie kann ich das Risiko minimieren?
Funktionelle Kleidung tragen. Vorher aufwärmen (Stretching). Darauf achten, dass Sie sich beim Laufen noch unterhalten können. Bei Schmerzen Training abbrechen. Auch diesen scheinbar leicht auszuführenden Wintersport sollten Sie nicht ohne Vorbereitung beginnen. Ihre Muskulatur sollte trainiert sein. Gut, wenn Sie ohnehin regelmäßig joggen, Rad fahren oder zügige Spaziergänge machen. Vermehrtes Trinken in Höhenlage nicht vergessen!

8 Wann ist von Skilanglauf abzuraten?
Bei akuten Erkrankungen.

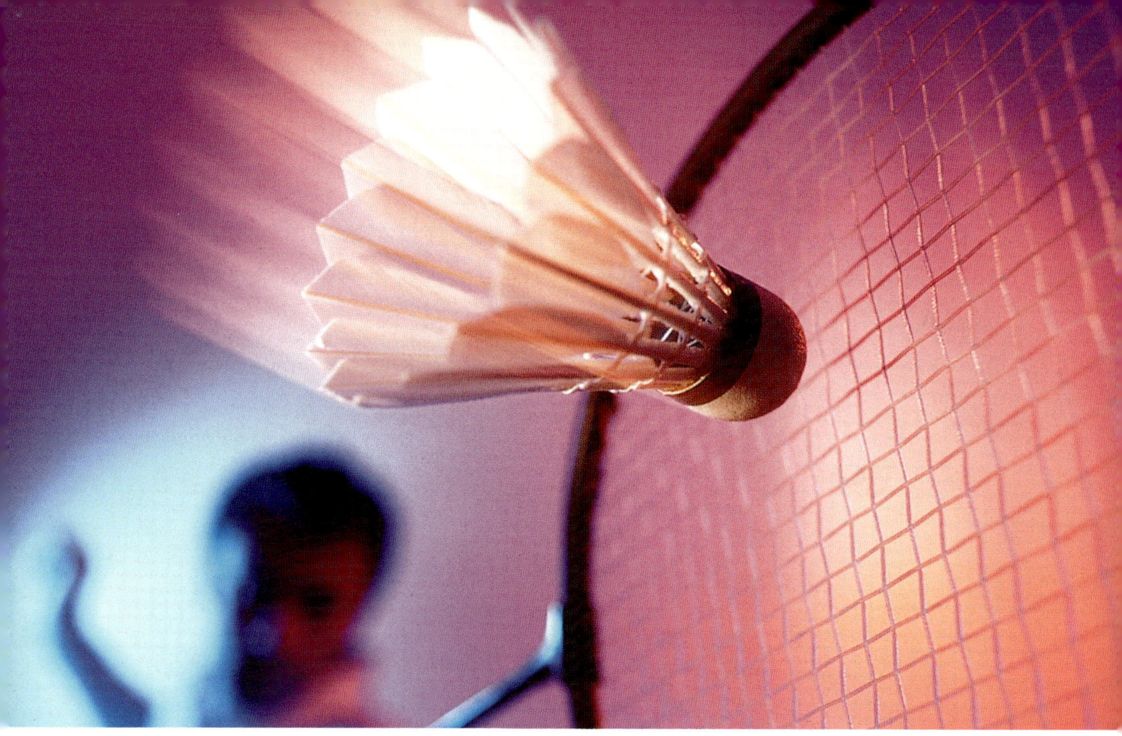

Badminton

Früher spielte man Federball – oje! Dieses Freizeitspiel lehnen die meisten sicher als – na, ja – langweilig ab. Uncool. Einfach nicht fetzig genug.

Fetzig – genau das ist jedoch Badminton. Mit Federball hat Badminton so viel und so wenig zu tun wie ein Murmelspiel mit Billard. Badminton ist eine schier endlose Kettenreaktion körperlicher Explosionen: Immer wieder Sprünge und Schmetterschläge – da ist Kraft, Spielwitz und Kondition gefragt. Sicher ist es die anstrengendste aller Schlagsportarten. Im Tennis hat man lange Wege und Pausen zwischen den Schlägen und Punkten. Beim Squash lassen sich die Strapazen durch ein kluges Stellungsspiel reduzieren. Beim Badminton muss der nur fünf Gramm leichte, gefiederte Ball immer wieder neu von null beschleunigt und über das 1,5 Meter hohe Netz geschlagen werden. Das Feld ist etwa 13,4 x 5,2 Meter groß – reichlich Raum für rasanten Schlagabtausch.

Warum Badminton ein anspruchsvoller Sport ist

Badminton ist ein harter Sport, der alle Gelenke und Muskeln fordert und beansprucht. Ein besonders schneller Sport, bei dem man mit einem Schmetterball (Smash) höhere Geschwindigkeiten als beim härtesten Tennisaufschlag erzielt: über 300 Stundenkilometer. Beim Schmettern läuft der gesamte Bewegungsablauf in weniger als einer Zehntelsekunde ab.

Ein läuferischer Sport: Könner sind in einem 90-Minuten-Match über 7 Kilometer unterwegs (beim Tennis: nur 3,7 Kilometer).

Ein anspruchsvoller Sport: Im Idealfall braucht der Badminton-Spieler »das Konzentrationsvermögen eines Schachspielers, die Reflexe eines Tischtennisspielers, die Schnelligkeit eines Sprinters, die Wurfkraft eines Speerwerfers, die Kraftausdauer eines Eisschnellläufers, die Ausdauer eines 10000-Meter-Läufers sowie Wendigkeit, Spielwitz und technisches Können«, so hat der erfahrene Trainer Wend-Uwe Boeck-Behrens mal die universelle Herausforderung Badminton euphorisch beschrieben.

Für jedes Alter und jede Jahreszeit

Trotzdem kann dieses fetzige Wettkampfspiel ein Freizeitspaß für alle Altersgruppen sein. Man braucht nur Schläger (100 Gramm schwer), Ball und natürlich ein Netz. Ein idealer Sport für alle Jahreszeiten ist Badminton ohnehin: Man kann es in der Halle, auf der Wiese, am Strand spielen. Er gegen sie, Opa gegen den Enkel, Vater gegen Töchterchen.

AUF EINEN BLICK ▸ DER SPORTÄRZTLICHE CHECK

1 Welchen Nutzen hat Badminton?
Komplexe Beanspruchung von Körper und Geist, Herausforderung zu Hochleistung und Kreativität.

2 Was sind die sportart-spezifischen Belastungen und Risiken?
Aufgrund der hohen Beschleunigungs- und Bremskräfte werden die Gelenke mechanisch sehr stark beansprucht, besonders bei hartem Untergrund (kein Schwingboden).

3 Wie viel Training ist gesund?
Für Einsteiger: zwei- bis dreimal pro Woche (eine Stunde). Erfahrene Spieler sollten regelmäßig zusätzlich ein- bis zweimal pro Woche ein Ausdauertraining absolvieren.

4 Welche Muskel- und Bindegewebsstrukturen werden besonders gefordert?
Besonders gefährdet sind die Achillessehne, das Sprung- und Kniegelenk; auch Schulter und Wirbelsäule können überlastet werden.

5 Wann besteht die Gefahr einer Überbelastung?
Bei Ermüdung (ungewohnt lange Spielzeit) droht verstärkte Gefahr von Bandverletzungen im Sprunggelenksbereich (z. B. durch Umknicken).

6 Woran merke ich das (typische Symptome)?
Unkonzentrierte Spielweise deutet auf zentrale Ermüdungserscheinungen hin.

7 Wie kann ich das Risiko minimieren?
Vorher den Körper aufwärmen (langsames Einlaufen und/oder Stretching, Trockenübungen mit dem Schläger). Bei Schmerzen Training abbrechen. Der Schläger sollte nicht mehr als 120 Gramm wiegen. Schuhe (rutschfeste Sohle, abriebfeste Kappenverstärkung) müssen fachmännisch angepasst sein, um beim Abbremsen, Drehen und Wenden ein Umknicken zu vermeiden.

8 Wann ist von Badminton abzuraten?
Bei akuten Rücken-, Schulter-, Sprunggelenk- und/oder Knieproblemen. Bei laxem Bandapparat.

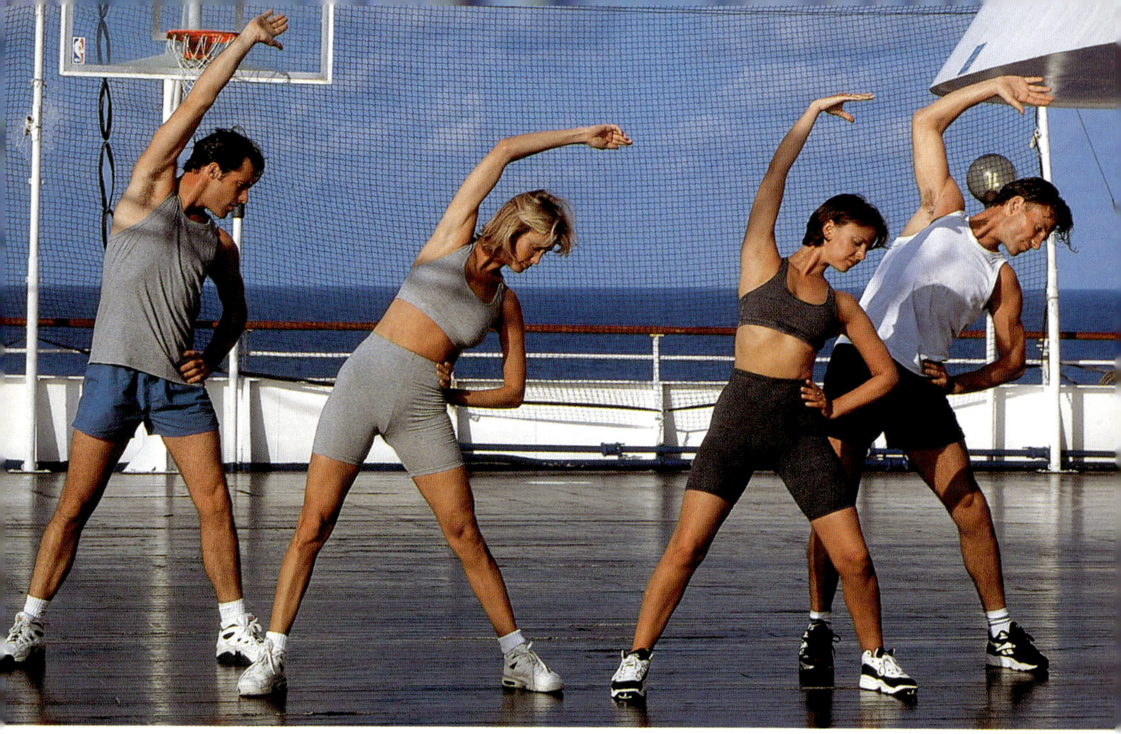

Aerobic

Dröhnender Sound, harte Bässe und temperamentvolle Trainer, die unermüdlich auf die Tube drücken – so stellen wir uns Aerobic vor. Jene, die auf Aerobic stehen, törnt das an, und viele, die Aerobic nicht richtig kennen, törnt das ab. Besonders die Männer. Dabei tut Aerobic nicht nur Frauen gut, jeder könnte von diesem tänzerischen Training profitieren. Es kann eine interessante Abwechslung sein in neuer Kulisse. Denn es stimuliert sicherlich, wenn attraktive Vorturner(innen) als Motivationskünstler beim Mitmachen und Durchhalten helfen.

Damals, in den 80er Jahren, als Jane Fonda und Sydney Rome einen Boom auslösten, lockte Aerobic viele Untrainierte, die sich – übermotiviert – hinreißen ließen, sich mit High-Impact-Aerobic zu überlasten. Viele gaben schnell wieder auf. Es schien, als würde das teilweise gesundheitsschädliche Gehüpfe und Gespringe, das die Gelenke stark belastete, bald das Zeitliche segnen. Aber Aerobic ist längst ein Fitness-Standard geworden. Heute hat sich in den Fitness-Studios das schonendere Low-Impact-Aerobic durchgesetzt, bei dem immer mindestens ein Fuß auf dem Boden bleibt. Durch Aerobic werden wichtige Muskelgruppen (Oberschenkel, Bauch, Schultern) gekräftigt, vor allem wird spielerisch die Bewegungskoordination geschult und das kardio-vaskuläre Leistungsvermögen (allgemeine Ausdauer) verbessert.

Step, Slide & Co

Aerobic entwickelt sich weiter und weiter. Inzwischen ist die Szene durch spezielle, immer neue Varianten bereichert: von Box-Aerobic (z.B. Tae Bo) bis Pump (Power-Training mit Hanteln), von Step-Aerobic (mit einer höhenverstellbaren Plattform, die besonders fordert) bis Slide-Aerobic (auf einer Unterlage gleitend).

Die richtige Kleidung

Klar, das Aerobic-Outfit ist vielen nicht unwichtig. Achten Sie aber darauf, dass das Trikot bequem sitzt und Bewegungsfreiheit lässt. Besonders wichtig sind gut gedämpfte Schuhe, die sicheren Halt geben (keine dünnen Schlappen oder gar barfuß).

Langsam Auf- und Abwärmen

Die Aufwärmphase ist ein Muss. Deshalb lassen es gute Aerobic-Trainer in den ersten Minuten erst mal ruhig angehen, damit sich die Muskulatur aufwärmen und geschmeidig werden kann. Die Stunde sollte übrigens auch nicht abrupt enden – auch das wäre eine unnötige Belastung für den Organismus. Lassen Sie die Aerobic-Stunde also langsam ausklingen und den Körper allmählich zur Ruhe kommen.

AUF EINEN BLICK ▸ DER SPORTÄRZTLICHE CHECK

1 **Welchen Nutzen hat Aerobic?**
Selbst Leute mit geringerer Selbstdisziplin werden durch die Musik und das Gruppenerlebnis zu körperlicher (aerober) Aktivität animiert. Richtig dosiert stärkt Aerobic die aerobe Kapazität des gesamten Herz-Kreislauf-Systems und verbessert damit die Ausdauer.

2 **Was sind die sportart-spezifischen Belastungen und Risiken?**
Je nach Stundeninhalt. Beim Step-Aerobic können z. B. hohe Knie- und Sprunggelenksbelastungen auftreten. Die Trainings-Herzfrequenz ist rund 15 bis 20 Schläge höher, weil die Musik zusätzlich aufputscht. Deswegen ist ein ansteigender Trainingspuls bis auf 180 keine Seltenheit.

3 **Wie viel Training ist gesund?**
Bei festgelegter Trainingsdauer (45 bis 60 Min.) dreimal pro Woche. Wechseln Sie häufig die Trainingsinhalte (Step, Slide, Tae Bo), um einseitige Gelenkbelastungen zu vermeiden.

4 **Welche Muskel- und Bindegewebsstrukturen werden besonders gefordert?**
Beim Step-Aerobic wird die gesamte Beinmuskulatur gut trainiert, jedoch besteht die Gefahr, dass die Knochenhaut am Schienbein gereizt wird und sich entzündet.

5 **Wann besteht die Gefahr einer Überbelastung?**
Bei zu einseitiger Auswahl der Stundeninhalte. Oder bei einem zu großen Pensum (mehr als 6 Std./Woche).

6 **Woran merke ich das (typische Symptome)?**
Der Druck auf die Schienbeinkante löst einen erheblichen Schmerz aus, in schweren Fällen tut jeder Schritt weh.

7 **Wie kann ich das Risiko minimieren?**
Funktionelles Schuhwerk (gute Dämpfung), wechselnde Belastungen. Ausreichend Stretching.

8 **Wann ist von Aerobic abzuraten?**
Bei vorgeschädigten Sprung- oder Kniegelenken oder akuten Wirbelsäulenproblemen.

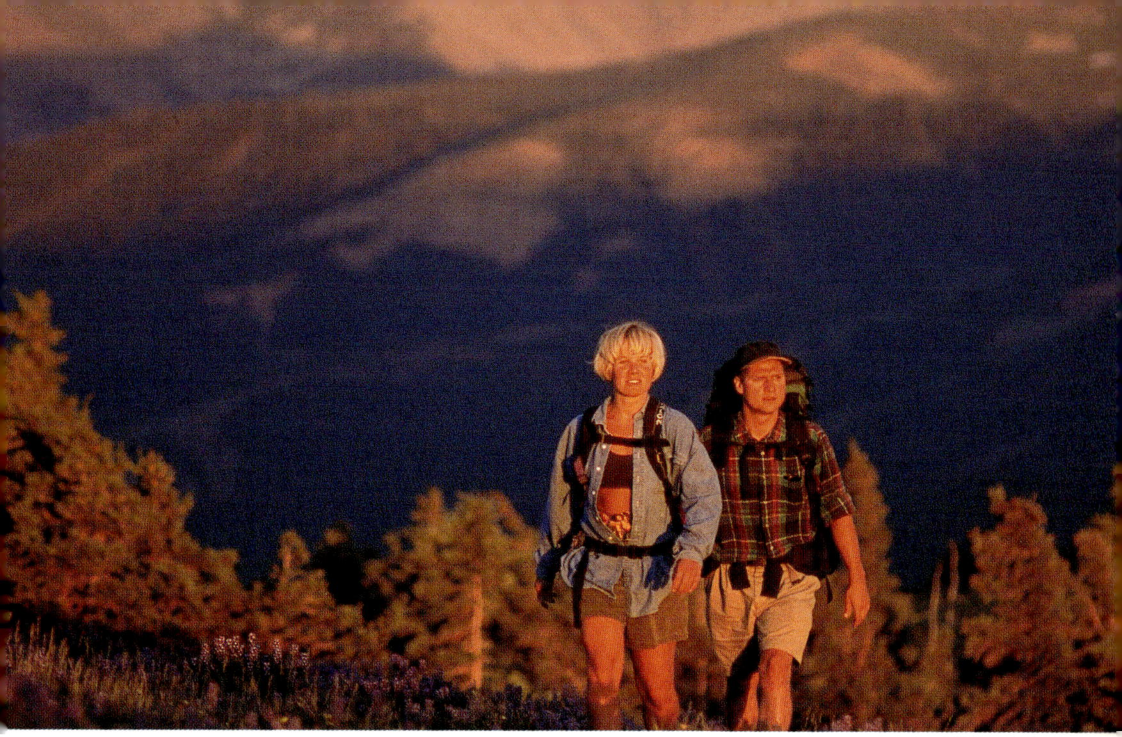

Bergwandern

Ein strahlender Oktobertag in Innsbruck, wo ich damals ein gewissenhafter Medizinstudent war. Die Berge lockten. Das Hafelekar war so nah. Die Vorlesung? Die sollte heute ohne mich stattfinden. Mit ein paar Freunden bin ich losgezogen. Wir sind wie die Irren bergauf gelaufen. Keine geeigneten Bergschuhe, keine angemessene Kleidung – und das völlig falsche Tempo für eine Bergwanderung.

Aber wir fühlten uns großartig.

Als wir oben waren, bekamen wir vom Berg die Quittung. Wir hatten Beine wie Stelzen und waren komplett kaputt. Trotzdem war es ein perfekter Oktobertag auf dem Berg. Seitdem glaube, nein weiß ich: Bergwandern ist eine Erfrischung für die Seele.

Am besten, Sie stehen früh auf, um schon den Sonnenaufgang in der Natur zu erleben. Die kühle, frische Luft der Berge. Stundenlang unterwegs, abschalten, umschalten auf das gegenwärtige Tun. Zweckfreies Erleben abseits der Massen, Schritt für Schritt die Erkenntnis, dass es auf der Welt noch etwas anderes gibt als Beruf, Probleme, Hektik.

Wenn der Weg das Ziel ist

Wer dem Alltagstrott entfliehen will, darf beim Bergwandern nicht hetzen. Wandern Sie besonnen, ohne Eile: Selbst die hoch spezialisierten Marathonläufer trainieren heute langsamer als früher, sie reduzieren bewusst das Tempo. Der Organismus passt sich so den Anforderungen viel besser an, er ist so eher bereit zu trainieren und ist auch belastbarer. Ich bin zwar auch gegen das Bummeln, also das bloße Spazierengehen in den Bergen – doch noch mehr bin ich gegen übertriebene Eile und Hast: Man bekommt einen roten Kopf, gerät außer Atem.

Warum Stöcke empfehlenswert sind

Allerdings: Das Marschieren bergauf, bergab geht an die Substanz. Wobei der Abstieg mehr schafft als der Anstieg. Der Abbremsvorgang, die anstrengende Haltearbeit beim Bergabgehen ist das große Problem für die Muskeln. Die cleveren Bergbauern praktizieren schon seit vielen Generationen, was sich gerade als »Nordic Walking« durchsetzt: Bergwandern mit Stöcken, die stützen. Solche trageleichten, zusammenschiebbaren Teleskopstöcke empfehle ich jedem fürs Bergwandern. Sie helfen gegen eine übermäßige Belastung der Kniegelenke und der Wirbelsäule. Bergab bekommen Sie bei jedem Schritt sozusagen einen Schlag ins Kreuz – wer da Probleme hat, sollte mit dem Bergwandern vorsichtig sein.

Mein Rat: Bei einer Bergwanderung sollten Sie dann bergab besser die Gondel nehmen!

AUF EINEN BLICK ▸ DER SPORTÄRZTLICHE CHECK

1 Welchen Nutzen hat Bergwandern?
Besonders guter, schonender Trainingseffekt für den ganzen Körper. Herz und Kreislauf, die Muskeln und alle Stoffwechselfunktionen profitieren. Das Naturerlebnis erfrischt die Psyche.

2 Was sind die sportart-spezifischen Belastungen und Risiken?
Bei Herz-Kreislauf-Problemen könnte die Höhenlage ein besonderes Risiko darstellen. Deswegen muss der Arzt vorher grünes Licht geben.

3 Wie viel Training ist gesund?
Wenn Sie jede Woche zwei- oder dreimal bergwandern, steigern Sie Ihre Leistungsfähigkeit beträchtlich. Überschätzen Sie sich aber nicht in Ihrer Urlaubs-Euphorie, steigern Sie Ihr gewohntes Pensum vernünftig.

4 Welche Muskel- und Bindegewebsstrukturen werden besonders gefordert?
Oberschenkel-, Gesäß- und Rückenmuskulatur beim Bergabgehen (exzentrische Muskelarbeit) sowie Oberschenkelvorderseite beim Bergaufgehen (konzentrische Muskelarbeit).

5 Wann besteht die Gefahr einer Überbelastung?
Ungewohnt hohe exzentrische Muskelarbeit durch langes Bergabgehen.

6 Woran merke ich das (typische Symptome)?
Muskelkater und eventuell Schmerzen rund um die Kniescheibe. Hautverletzungen und Blasen müssen sorgfältig versorgt werden (Blasenpflaster, Fußpfleger aufsuchen). Sie schränken jedoch nicht generell die Leistungsfähigkeit ein.

7 Wie kann ich das Risiko minimieren?
Funktionelle Kleidung und gute Bergschuhe tragen, sorgfältig schnüren. Umsichtig gehen, beim Bergabgehen kleinere Schritte machen, Teleskopstöcke verwenden.

8 Wann ist von Bergwandern abzuraten?
Bei Herz-Kreislauf-Erkrankungen, die größere Höhenlagen nicht erlauben.

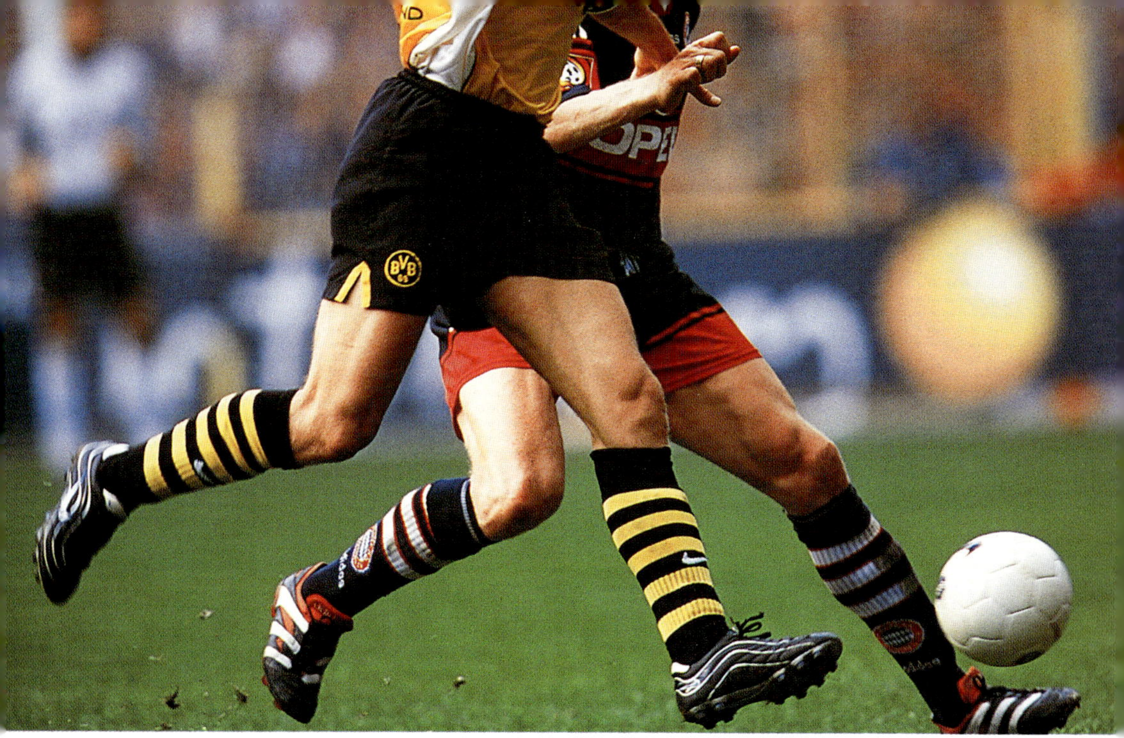

Fußball

Seit 1975 sitze ich auf der Trainerbank und bin ein hautnaher Beobachter. Aber es fasziniert mich immer wieder aufs Neue – dieses Spiel der unbegrenzten Möglichkeiten. Fußball ist dramatisch, spannend, mit ständig wechselnden Konstellationen und blitzschnellen Aktionen. Das gilt nicht nur für Profis und Zuschauer des großen Fußballs, sondern auch für alle Hobbyspieler, die selbst dem Ball hinterherlaufen.

Der weise Fußball-Lehrer Dettmar Cramer hat über die magische Anziehungskraft des Balls, dieser Lederkugel, die man mit dem Fuße tritt, treffend gesagt: »Schon der Kreis ist für uns Menschen ein Symbol der Vollkommenheit. Nun gibt es auch noch den Ball, die allseits runde Kugel – und die ist auch noch elastisch! Man kann sie bis zu einer gewissen Grenze vollkommen regieren. Aber es bleibt immer ein Rest von Zufall, von Chaos, von Unberechenbarkeit. Dazu hat diese elastische Kugel ein Eigenleben. Der eine Ball ist dumpf, der andere hat Musike drin. Darum symbolisiert der Fußball Beständigkeit in der Unbeständigkeit. Er ist das Symbol für den wunderbaren Zufall, den der Mensch zu beherrschen versucht.«

Welche Anforderungen Fußball stellt

Mit einer gut durchgebildeten Beinmuskulatur allein kann keiner gut Fußball spielen. Der Oberkörper ist genauso wichtig: für die Balance, für den Kräfteausgleich beim Dribbling, für die Wendigkeit, für den ganzen Bewegungsablauf. Fußball heißt: laufen, sprinten, springen, drehen, mit dem Kopf stoßen, mit dem Fuß schießen, Slaloms rennen, rempeln und gerempelt werden. Es gibt kaum eine Sportart, die ähnlich komplexe Anforderungen an den Körper stellt.

Fußball bedeutet weit mehr als ein Ball und Bolzerei. Ich behaupte: Fußball kann durchaus bilden. Denn letztlich wird erfolgreicher Fußball nicht nur mit den Füßen, sondern auch mit Köpfchen gespielt. Dadurch wird also auch das Schnell-schalten-Können geschult, die vitale Phantasie.
Und nicht zuletzt ist Fußball ein Mannschaftssport, bei dem es auf das Zusammenspiel aller Beteiligten ankommt.

Warum Kinder Fußball spielen sollten
Ich möchte auch alle Eltern ermuntern: Versuchen Sie doch, Ihren Kindern die Faszination Fußball nahe zu bringen. Fußball bedeutet Spaß, körperliche Fitness, frische Luft, Gemeinschaft, Entwicklung von List und Witz, Selbstwertgefühl. Fußball vereinsamt nicht, wie der Computer oder Fernsehapparat. Fußball ist die spannendste Vorschule für das Welttheater namens Leben.

AUF EINEN BLICK ▸ DER SPORTÄRZTLICHE CHECK

1 Welchen Nutzen hat Fußball?
Fordert die athletische Ausbildung des ganzen Körpers und fördert als Mannschaftssport Teamgeist und soziale Kompetenz. Gleichzeitig muss man als Spieler Situationen erkennen, analysieren und die richtige strategische Antwort finden und realisieren. Also fördert Fußball auch sämtliche kognitiv-kreativen Fähigkeiten.

2 Was sind die sportart-spezifischen Belastungen und Risiken?
Die seitenungleichen Belastungen (Schuss- und Standbein) provozieren auf Dauer eine Hüftverwringung, die in der Folge zu einer vermehrten Beanspruchung der Hüft- und Kniegelenke führen und langfristig degenerative Gelenkveränderungen (Arthrose) fördern kann.

3 Wie viel Training ist gesund?
Tägliches Training mit unterschiedlichen Schwerpunkten ist durchaus möglich.

4 Welche Muskel- und Bindegewebsstrukturen werden besonders gefordert?
Wegen der hohen Belastung der Lendenwirbelsäule ist eine gute Durchbildung und Stärkung der Rückenmuskulatur erforderlich. Wenn die Wirbelsäule nicht angemessen stabilisiert werden kann, können sich Probleme im Bereich der Lendenwirbelsäule, der Beinmuskulatur, der Leiste, der Kniegelenke und der Achillessehne einstellen.

5 Wann besteht die Gefahr einer Überbelastung?
Im Verlauf der Pubertät kann bei zu viel Schusstraining die Patellarsehne überlastet werden. Bei zu schwacher Rumpfmuskulatur kann die Wirbelsäule und Lenden-Becken-Region schmerzen.

6 Woran merke ich das (typische Symptome)?
Schmerzen beim Laufen, Schießen am Schienbeinkopf (Einstrahlungsbereich der Patellarsehne).

7 Wie kann ich das Risiko minimieren?
Vorübergehend Lauf- und Schussbelastungen reduzieren, bis die Schmerzen nachlassen.

8 Wann ist von Fußball abzuraten?
Bei Arthrosen und/oder Rückenschmerzen.

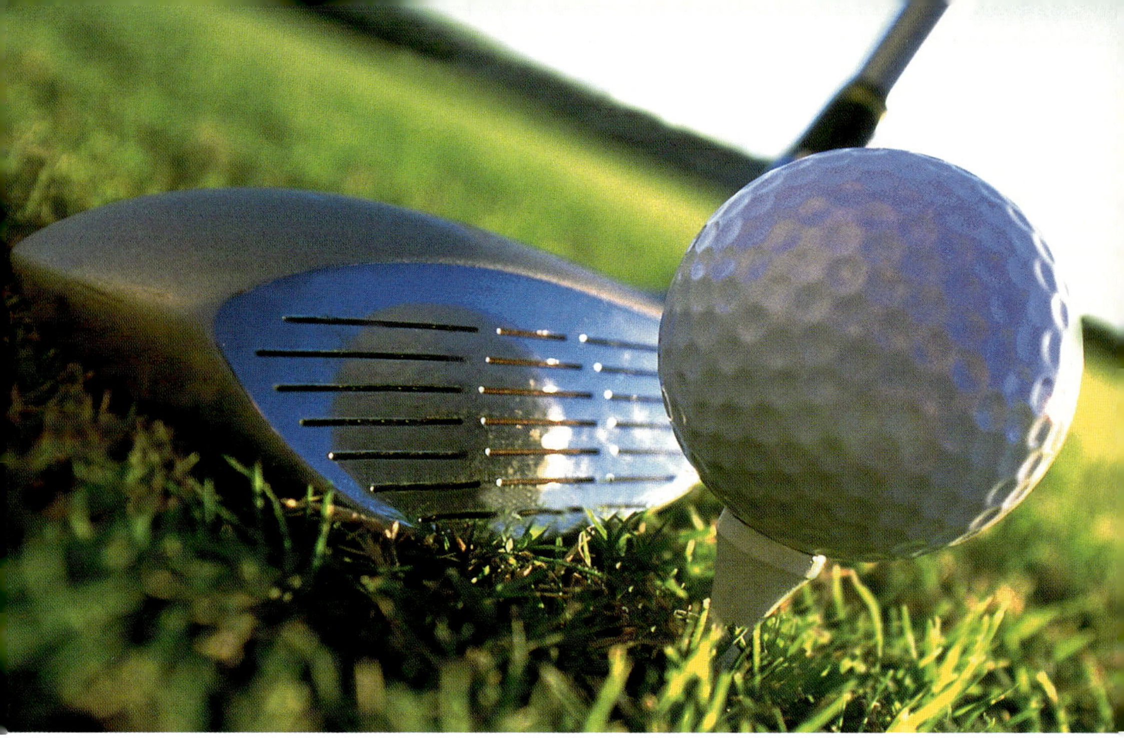

Golf

Golf ist mehr als Schwung, Schlag und Score (Resultat), mehr als mentale Kraft und muskuläre Leistung. Golf ist für viele eine Lebensanschauung, ist Leidenschaft, die Leiden schafft, ist Lebensinhalt – eine unendliche Geschichte. Gerade wenn ein Spieler glaubt, das Spiel in den Griff zu bekommen, kommen die Tiefschläge, Rückschläge – lausige Schläge eben.

Kennen Sie den? Sagt ein Golfer zum anderen: »Ich kann's jetzt.«

Golf, das teuflische Spiel, stellt den Charakter immer wieder vor harte Prüfungen. Denn der Golfer hat es mit dem schwierigsten aller Gegner zu tun: mit sich selbst. Und den eigenen Ansprüchen. Selbst Profis sind pro Runde nur mit ein paar ihrer rund 70 Schläge wirklich zufrieden. John Updike, ein golfbegeisterter Schriftsteller, verehrt und verflucht das Spiel mit der eigenwilligen Kugel als »schonungslos ehrlichen Spiegel unserer Fähigkeiten«. Golf ist Kopfsache und schwierige Schwungtechnik. Aber auch die körperliche Anforderung ist so gering denn doch nicht. Der *stern* charakterisierte Golf als »eine Art Biathlon in Zeitlupe«. Auf einer 18-Loch-Runde marschiert ein Spieler rund sechs bis acht Kilometer, bewegt Schlag für Schlag 124 Muskeln und verbrennt in den rund vier Stunden 1200 Kalorien, so viel wie ein Jogger in 80 Minuten.

Trendsport Golf

Golf entwickelt sich zum Freizeitspaß für jedermann. Der Aufschwung ist in nüchternen Zahlen abzulesen. Zwischen 1990 und 2000 stieg hierzulande die Zahl der organisierten Golfer von 140000 auf 370000, die Zahl der Plätze verdoppelte sich auf 604.

Knapp zwei Millionen Urlaubsgolfer arbeiten an ihrem Handicap.
Das Klischee vom typischen Golfer ist überholt. Vielleicht bestand die Zielgruppe früher mal aus Snobs, Aufsteigern mit dem nötigen Kleingeld, unbefriedigten, älteren Spaziergängern. Heute ist fast die Hälfte der Spieler jünger als 50. Und elitär und richtig teuer muss Golf auch nicht mehr sein. Viele Clubs, die um neue Mitglieder buhlen, bieten günstige Einstiegsangebote ohne eine hohe Aufnahmegebühr. Der Preis für eine Platzrunde (Greenfee) kostet zwischen 15 und 40 Euro.

Was brauche ich für den Anfang?

Ein Sortiment von mindestens sechs Schlägern (kostet um die 500 Euro), Schlägertasche, Bälle, Golfschuhe. Eine halbe Trainerstunde kostet etwa 15 Euro.

AUF EINEN BLICK ▸ DER SPORTÄRZTLICHE CHECK

1 Welchen Nutzen hat Golf?
Gute Symbiose aus erholsamem Naturerlebnis und körperlicher Anspannung. Erhöht die Konzentrationsfähigkeit. Spieler mit unterschiedlichem Spielniveau können prima miteinander auf die Runde gehen. Jeder wird (durch Handicap-Vorgaben) optimal gefordert.

2 Was sind die sportart-spezifischen Belastungen und Risiken?
Die Schnelligkeit der Bewegung (vor allem der Abschlag) mit der notwendigen Rumpfdrehung stellt für eine nicht ausreichend vorbereitete Wirbelsäule eine hohe Belastung dar. Häufiges Anfängerproblem: mit voller Wucht den Schläger in den Boden rammen – das bedeutet: maximaler Stress für Hand-, Ellenbogen- und Schultergelenke.

3 Wie viel Training ist gesund?
Der Einsteiger überlastet sich dann, wenn seine Rumpfmuskulatur nicht für Schnellkraft und Ausdauerleistungen trainiert ist.

4 Welche Muskel- und Bindegewebsstrukturen werden besonders gefordert?
Schulter- und Rumpfmuskulatur. Sie müssen elastisch und schnellkräftig sein. Ein gutes Ausdauerleistungsvermögen fördert optimale Konzentration und Technik.

5 Wann besteht die Gefahr einer Überbelastung?
Extensives Üben bestimmter Schwung- und Schlagvarianten, z. B. Chippen aus stereotyper Haltungs- und Ausgangsposition.

6 Woran merke ich das (typische Symptome)?
Während des Spiels zunehmende muskuläre Verspannungen, die am nächsten Tag schmerzen können.

7 Wie kann ich das Risiko minimieren?
Ausreichendes Aufwärmen mit speziellen greifspezifischen Dehnübungen.

8 Wann ist von Golf abzuraten?
Bei akuten Wirbelsäulenproblemen (mit Lehrer Schwung lernen, der die Wirbelsäule schont).

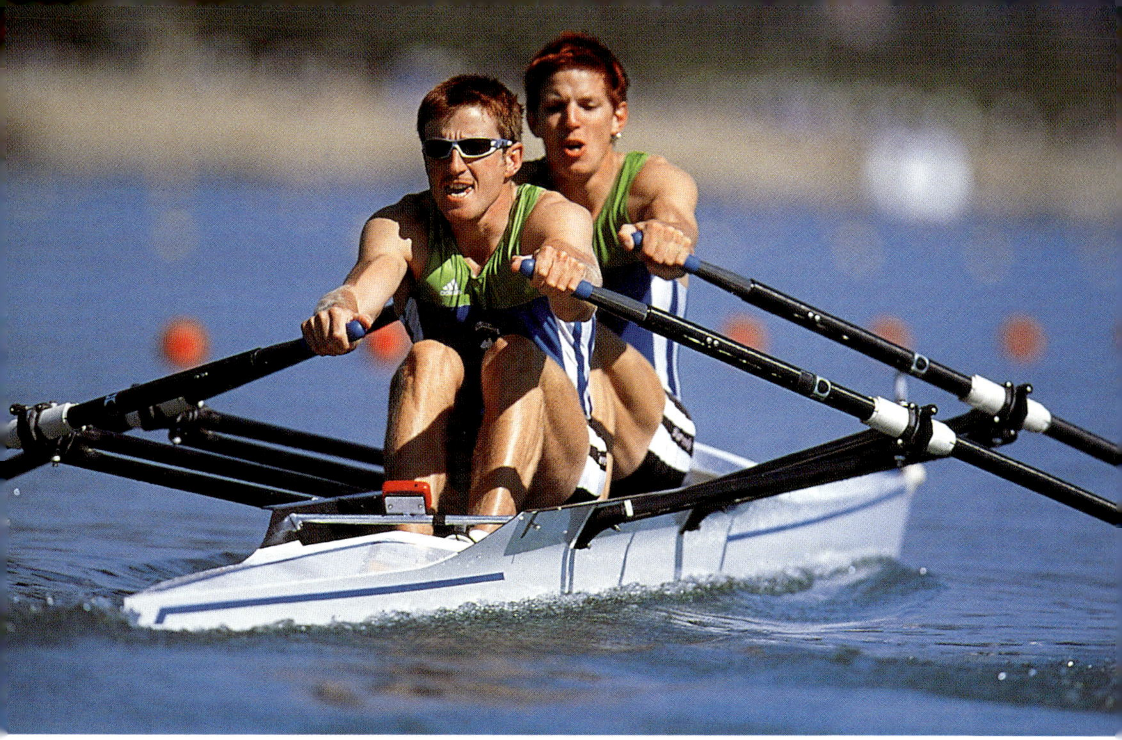

Rudern

Vom kleinen Finger bis zum großen Zeh – beim Rudern sind alle größeren Muskelgruppen beteiligt. Ich bin ein Ruder-Fan und betone gerne, wie vorteilhaft dieser Sport ist. Durch die lang andauernden Belastungen in mittlerer Intensität werden Herz und Kreislauf in günstiger Weise angeregt. Rudern schult und verbessert Balancegefühl und Koordination. Da Hüft-, Knie- und Sprunggelenke keiner Stoßbelastung durch das eigene Körpergewicht ausgesetzt sind und ein Umknicken im Bereich der Sprunggelenke so gut wie ausgeschlossen ist, gibt es kaum Bänderzerrungen, -dehnungen oder -risse an Knie- und Sprunggelenken oder Achillessehnenrupturen.
Für Freizeit-Ruderer, die ruhig ihre Bahnen ziehen, gilt: Rudern stärkt den ganzen Menschen und zählt zu den Lifetimesportarten, die ein gut dosierbares Ausdauertraining mit aktiver Erholung in der Natur verbinden. Allerdings: Rudern im Wettkampf ist Galeeren-Fron.

Muskeleinsatz pur:
Mit voller Pulle in die Pullen

Kein Zufall, dass Ruderer in der Statistik der maximalen Sauerstoff-Aufnahmefähigkeit (bis zu 6500 ml Sauerstoff pro Minute) und des Herzvolumens (1400 ml) mit an der Spitze aller Disziplinen liegen. Die unnatürliche Sitzhaltung führt zu einer enormen Bandscheibenbelastung. Dieser nur wenige Millimeter dicke Puffer wird bei jedem Zug einem Druck ausgesetzt, der ihn um einen Millimeter zusammenpresst. Im Rennen wiederholt sich dieser Vorgang in wenigen Minuten rund 250-mal – eine ziemliche Zumutung für die Bandscheibe. Hinzu kommt: Ein Ruderer arbeitet ja stets mit einer

Art gebeugter Hüfte, in einem Anstellwinkel des Beckens, der für die Wirbelsäule nicht günstig ist.

Der psychologische Trainingseffekt
Rudern ist kinderleicht zu lernen. Regelmäßig betrieben stärkt es den ganzen Menschen. Es ist kein Zufall, dass vor allem Studenten gerne wettkampfmäßig rudern. Sie erleben an Leib und Seele, wie dieser Sport ihre Leistungsbereitschaft stärkt, das Denkvermögen und ihre Phantasie in intensiven, einsamen Trainingsstunden verbessert bzw. beflügelt. Und zugleich auch ihre Loyalität zu einer Gruppe fördert – schließlich sitzen sprichwörtlich alle »in einem Boot«, im Zweier, Vierer oder Achter. Das ist ein psychologischer Trainingseffekt, der weit über den Sport hinaus ins zukünftige berufliche Leben hineinwirkt.

AUF EINEN BLICK ▸ DER SPORTÄRZTLICHE CHECK

1 **Welchen Nutzen hat Rudern?**
Ein ganz ausgezeichneter Sport für Kraft, Ausdauer und Willenskraft. Stärkt die Arme, Bein- und vor allem die Rumpfmuskulatur. Dieser Sport, der eine lange Tradition hat, fördert auf besondere Weise die Willensschulung und den Teamgeist.

2 **Was sind die sportart-spezifischen Belastungen und Risiken?**
Falsche Rudertechnik (zu sehr aus dem Rundrücken, zu wenig und zu unkoordiniert aus den Beinen) kann massive Fehlbelastungen im Bereich der Wirbelsäule hervorrufen.

3 **Wie viel Training ist gesund?**
Einsteiger sollten zwei- bis dreimal pro Woche trainieren. Lieber häufiger und dafür kürzere Trainingseinheiten (rund eine Stunde, inklusive Boot präparieren).

4 **Welche Muskel- und Bindegewebsstrukturen werden besonders gefordert?**
Bein- und Rumpfmuskulatur. Im besten Sinne stellt Rudern eine ideale Ganzkörper-Belastung mit entsprechend umfassenden Trainingseffekten im Kraft- und Ausdauerbereich dar.

5 **Wann besteht die Gefahr einer Überbelastung?**
Wenn die Rumpfmuskulatur müde ist, werden die passiven Strukturen der Wirbelsäule (vor allem Bandscheiben- und Kapsel-Band-Strukturen der jeweiligen Segmente) übermäßig belastet. Ist die Bein- bzw. Schulter- Arm-Muskulatur überfordert, kommt es zu einer Mehrbelastung, z. B. der Knie- und Schultergelenke.

6 **Woran merke ich das (typische Symptome)?**
Belastungsabhängige Schmerzen im Knie- oder Schultergelenk sowie im Bereich der Wirbelsäule. Bei muskulärer Überlastung Muskelkater mit allg. Schwächegefühl (Übertraining).

7 **Wie kann ich das Risiko minimieren?**
Saubere Rudertechnik bei ausreichender muskulärer Gelenksicherung und -führung.

8 **Wann ist von Rudern abzuraten?**
Wenn Sie nicht schwimmen können.

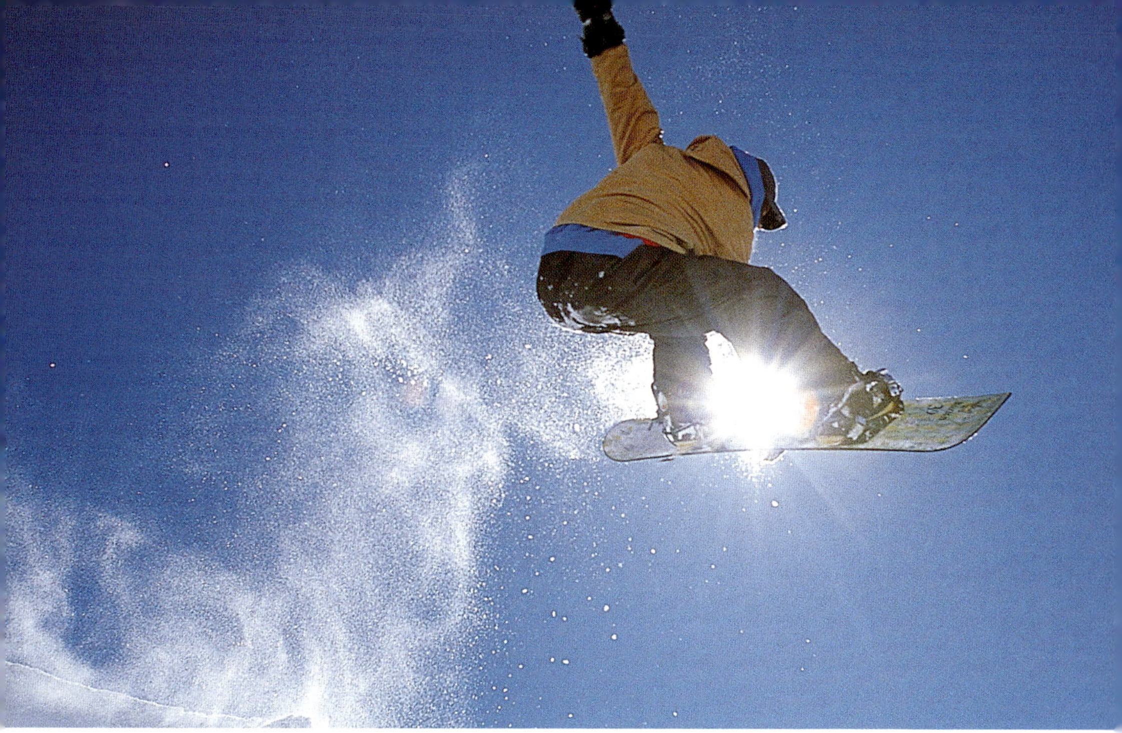

Snowboarden

Skifahren – schön und gut. Aber Snowboarden – das ist noch besser. Noch rasanter. Macht noch mehr Spaß. Unter einem vibriert der Schnee. Mit einem ungeheuren Speed fährt man den Hang runter. Man hört nur noch das Rauschen des Fahrtwindes und das Hämmern des eigenen Pulsschlags. Der Schub drückt den Magen zusammen, oder ist es die Angstlust? Zigtausendfach zerstäubt der Schnee in kleine Kristalle.

Einfach abgefahren, dieser Sport

Ein unglaubliches Gefühl, dieses »Cruise-Feeling«, dieser Rausch des schwerelosen Gleitens, wenn man mit einer kleinen Gewichtsverlagerung große, durchgezogene Schwünge schafft. Dieser Rausch der Schräglagen, die Show der Schneewolken. Haben Sie mal einen echten Snowboarder schwärmen hören? »Yeah, also diese Kombination von Surfen, Skifahren und Skaten ist beim Snowboarden abgefahren. Du hast so viele Elemente wie bei keinem anderen Sport: Halfpipe, Springen, mit Freunden im Tiefschnee fahren. Hey … das war ein Tag, da lag eineinhalb Meter Tiefschnee, hey. Da bin ich noch blind gesprungen, hey. Leider hab' ich mir dabei den Arm gebrochen, aber der Tag war super – echt …«

Ein Gesundheitssport ist Snowboarden nicht, das Verletzungsrisiko ist relativ hoch. Der Einstieg ist gar nicht so schwierig. Obwohl diese Sportart wegen ihrer artistischen Anmut sehr schwierig aussieht, ist sie doch leichter zu erlernen als Skifahren. Schon nach wenigen Übungsstunden (Wochenend-Kurs) können Anfänger die ersten Kurven fahren. Wenn die Sicherheit da ist, vermittelt Snowboarding ein vorher nicht gekanntes Glücks- und Lebensgefühl von Freiheit und Abenteuer. Snowboarden lässt dann keinen mehr kalt. Körpergefühl, die Lust am Gleiten und an der Geschwindigkeit, Nervenkitzel, Selbstbewusstsein und das Bewusstsein, voll im Trend zu sein – auch das macht Snowboarding reizvoll.

Was der Spaß kostet

Klar, das Outfit ist wichtig. Crazy, flippy, cool – kreative Klamotten, die signalisieren: Hey, wir sind gegen den öden Ski-Alltag.

Die Auswahl der Bretter ist verwirrend groß. Welches Board (Alpin-, Freestyle- oder Freeride) am besten geeignet ist, hängt davon ab, wie gut Sie fahren können und was Sie erleben wollen.

Bretter kosten zwischen 250 und 1000 Euro, Schuhe (Schalenstiefel oder Boots) kosten zwischen 200 und 400 Euro. Dann fehlt noch die Bindung und Kleidung (wasserabweisend, atmungsaktiv und natürlich cool), Sonnenbrille, Handschuhe, Mütze.

AUF EINEN BLICK ▸ DER SPORTÄRZTLICHE CHECK

1 Welchen Nutzen hat Snowboarden?
Fördert das Bewegungsgefühl, Schnellkraft und Koordinationsfähigkeit, aber wegen der kurzzeitigen Belastung kaum das Herz-Kreislauf-System. Positiv für die Psyche (Naturerlebnis) und das Selbstwertgefühl.

2 Was sind die sportart-spezifischen Belastungen und Risiken?
Aufgrund der Fußstellung auf dem Board ist das jeweils vordere Bein wegen der erhöhten Kniegelenks-Beugung einer größeren mechanischen Belastung ausgesetzt. Durch Stürze mit der Hüfte auf den harten Untergrund besteht ein erhebliches Verletzungspotential.

3 Wie viel Training ist gesund?
Zweimal zwei Stunden pro Skitag. Denken Sie daran: Die Konzentration leidet am Nachmittag. Höhenanpassungs-Effekte bedenken, kalkulieren Sie ein Leistungstief am 3. Urlaubstag ein.

4 Welche Muskel- und Bindegewebsstrukturen werden besonders gefordert?
Bein- sowie Rumpfrotationsmuskulatur (zur Balance).

5 Wann besteht die Gefahr einer Überbelastung?
Bei Jugendlichen mit wachstumsbedingten Reizungen des Ansatzes der Kniescheibensehne (Morbus Schlatter) kann der Sehnenansatz schmerzen.

6 Woran merke ich das (typische Symptome)?
Ansatzschmerz der Kniescheibensehne am Schienbeinkopf.

7 Wie kann ich das Risiko minimieren?
Durch biomechanisch korrekte Position auf dem Board (Einlegesohlen) und gute Technik.

8 Wann ist von Snowboarden abzuraten?
Bei vorgeschädigten Knie- und Hüftgelenken sowie höhenbedingten Herz-Kreislauf-Problemen und Stoffwechselerkrankungen.

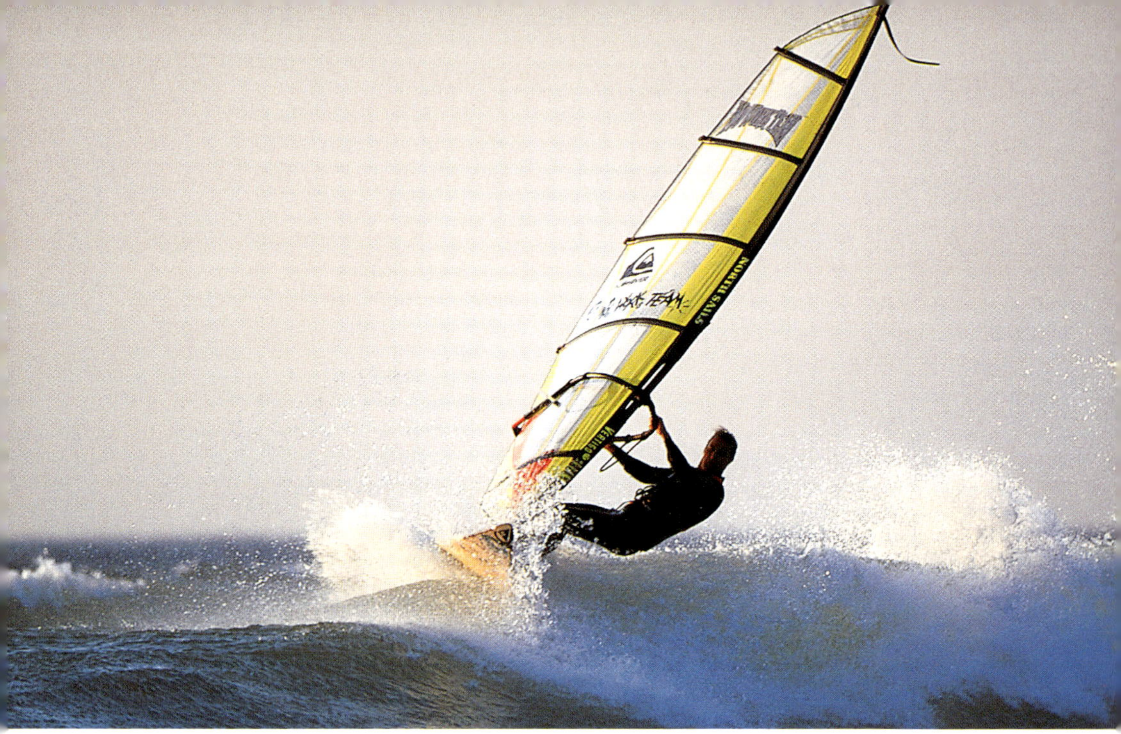

Windsurfen

Was einst die Beach Boys sangen – »Catch a wave and you'll be sitting on the top oft the world« –, stimmt weiterhin. Die Surf-Welle ebbt und ebbt nicht ab. Surfen – egal ob Wellen- oder Windsurfen – gehört zu den schönsten Freizeitvergnügungen, die es gibt. Ach ja, und dann gibt es noch Bodysurfen, eine großartige Spielart – wenn man den eigenen Körper zum Brett macht, sich den feuchten Elementen ausliefert und mit etwas Geschick in rasender Geschwindigkeit strandwärts schießt.

Vom Wörthsee bis Waikiki, von Westerland bis Malibu, vom Bagger- bis zum Gardasee triumphiert das Gleiten und Reiten auf freier Wasserfläche. Frühmorgens sieht man in Flughäfen junge Surfer mit ihren Brettern dem griechischen Wind entgegenträumen. Mich hat die Surf-Begeisterung früh gepackt. Als 16-jähriger Schüler fing ich an, jeden Sommer nach Biarritz (Südwestfrankreich) zu trampen, mir dort ein Brett zu leihen und mich mit den wunderbar gleichmäßig laufenden Wellen zum breiten Strand und in ein alternatives Lebensgefühl tragen zu lassen. Noch immer fahre ich dorthin. Für Surfen gibt es keine Altersgrenzen.

Vorsicht, Rutschgefahr

Leider bin ich als Arzt immer wieder auch mit den typischen Verletzungen dieser Sportart konfrontiert. Selbst Weltmeister kommen mit Schlüsselbeinbruch oder Fußverletzungen. Obwohl es Spezialschuhe gibt; das Abrutschen vom Brett (Sonnenöl) gehört zu den häufigsten Unfällen, die etwa zum Kapselbandabriss am Mittelfußgelenk führen können. Durch Auskühlung kommt es relativ häufig zu Blasen- und Nierenbe-

ckenentzündungen. Der Windsurfer sollte den Lendenbereich mit einer gut wärmeisolierten Gummiweste (Neopren) schützen.
Die Wellenreiter leiden vor allem unter Fuß- und Beinverletzungen, Prellungen und Schürfungen, die sich durch das salzige Wasser leicht entzünden.
Das mag ziemlich dramatisch und abschreckend klingen, soll es aber nicht sein. Doch wer vernünftig surft, kann einen der schönsten Ausnahmezustände menschlicher Bewegung erleben und genießen. Fürs Windsurf-Equipment (Brett, Rigg, Anzug) muss man mindestens mit 1000 Euro rechnen.
Übrigens: Es empfiehlt sich, den Grundschein des Verbands Deutscher Windsurfing- und Wassersportschulen (VDWS) zu absolvieren, der ist an vielen Binnengewässern Pflicht.

AUF EINEN BLICK ▸ DER SPORTÄRZTLICHE CHECK

1 Welchen Nutzen hat Windsurfen?
Fördert die Ausdauer und den Gleichgewichtssinn, stärkt und strafft Arm- und Beinmuskulatur. Wunderbares, rasantes Naturerlebnis.

2 Was sind die sportart-spezifischen Belastungen und Risiken?
Die gebeugte Haltung führt zum Rundrücken, die stundenlange Belastung ist ausgesprochen unphysiologisch. Besonders die Bereiche der Hals- und Lendenwirbelsäule werden stark strapaziert, was zu einer Gegenreaktion führt: Verspannungen im Nacken-Schulter-Rücken-Bereich, chronische Reizungen.

3 Wie viel Training ist gesund?
Nichts gegen einen täglichen Ritt (solange Sie die Brustwirbelsäule ausreichend aufgerichtet halten können).

4 Welche Muskel- und Bindegewebsstrukturen werden besonders gefordert?
Wegen der statischen Beanspruchung kann es bei Nacken-, Schulter-, Armmuskulatur zu Übermüdungsreaktionen kommen.

5 Wann besteht die Gefahr einer Überbelastung?
Wenn die Arm- und Rumpfmuskulatur ermüden, versucht der Körper dies über die Wirbelsäule zu kompensieren. Dabei kommt es zu einer Fehlhaltung des Rückens.

6 Woran merke ich das (typische Symptome)?
Nach der Belastung vermehrt Verspannungen bis hin zu Schmerzen im Bereich der Wirbelsäule.

7 Wie kann ich das Risiko minimieren?
Vorsicht und Umsicht. Schützen Sie den Kopf vor allzu intensiver Sonneneinstrahlung. Schützen Sie die Ohren mit Schaumgummistöpseln (in der Apotheke erhältlich) vor kräftigem Wind.

8 Wann ist vom Surfen abzuraten?
Bei fiebrigen Infektionskrankheiten und bei zu hohem Blutdruck.

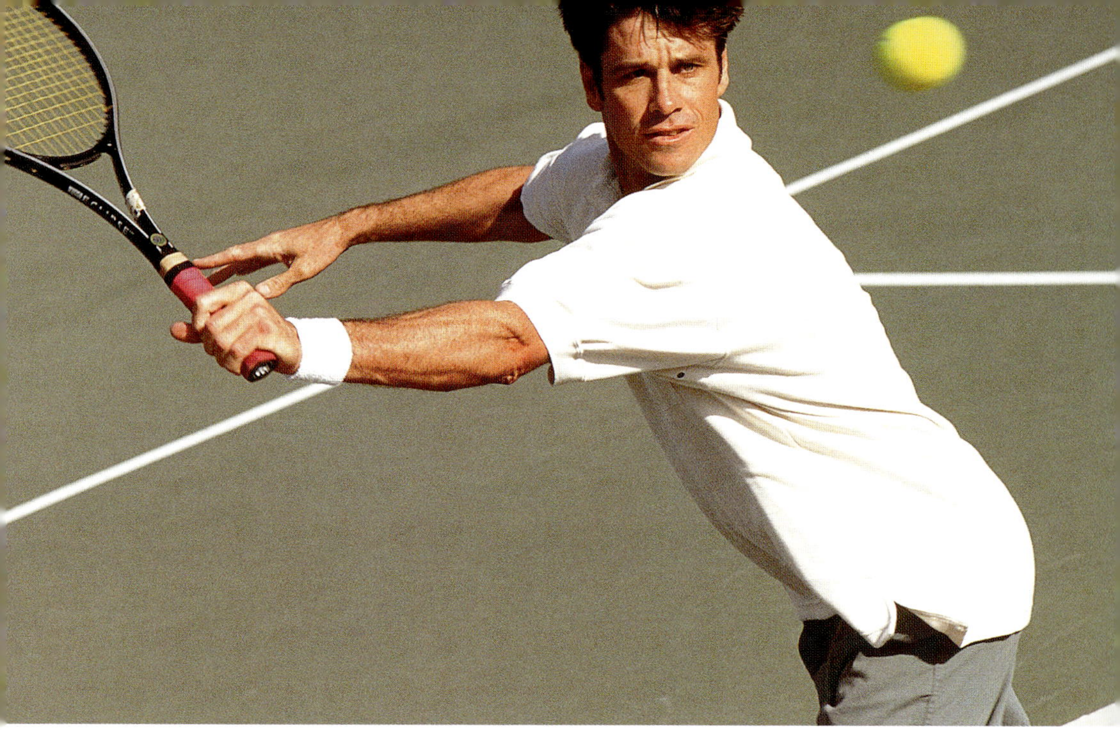

Tennis

Auch wenn Georg von Waldenfels, der Präsident des Deutschen Tennis Bundes (DTB), den Zustand des Leistungssports Tennis in Deutschland im Moment als »jammervoll« beklagt; auch wenn der Sport nach dem Boris-und-Steffi-Boom scheinbar out ist: Tennis ist als Fitness- und Familiensport sehr zu empfehlen. Man kann ein ganzes Leben lang mit Freude spielen.

Schwerstarbeit und Strategie

Vorhand long line, Rückhand cross, Volley, Topspin, Stoppball – dieser Sport besteht vor allem aus Beschleunigung und Bremsen, aus Automation der wichtigsten Grundschläge, aus Reflexen und wohl überlegter Taktik. Ein komplizierter, ein komplexer Sport. Tennis erfordert gute Beweglichkeit, Ballbeherrschung und Schlagtechnik, Konzentration, schnelles Reagieren und strategisches Denken. Allein ein satter Aufschlag ist ein Kunststück, ein Bewegungsablauf, den es in dieser Schwierigkeit vielleicht nur beim Stabhochsprung gibt. Ein extremer Vorgang wie »serve and volley« kostet sehr viel Kraft und beansprucht extrem die Muskeln und Sehnen, besonders im Schulterbereich. Bei den Spitzenspielern ist die Schultermuskulatur des Aufschlagarms weit stärker ausgebildet als die andere Seite. Fast alle Freizeit-Tennisspieler haben unterentwickelte Schultern. Diese Muskulatur sollte unbedingt trainiert werden. Auch für die Wirbelsäule ist Tennis nicht ideal. Die teilweise extremen Beugungen und Verwringungen in diesem Sport erfordern eigentlich eine überdurchschnittlich gut trainierte Rückenmuskulatur, sonst kommt es zu beträchtlichen Schäden. Typisch für Tennis ist, dass immer wieder auf neue, unerwartete Situationen blitzschnell, reflexartig mit abrupten Richtungsänderungen reagiert werden muss. In solchen Momenten ist die Verletzungsgefahr am größten. Tennis erfordert eine gute Kondition. Bei einem müden Spieler wird auch der Kopf müde. Es kommt zu Konzentrations- und Koordinationsstörungen. Man stolpert vor Erschöpfung über die eigenen Beine, knickt um, stürzt. Das ist die Ursache für die leider sehr hohe Verletzungsquote. Viele Freizeitspieler achten nicht auf die Temperaturen. Sie gehen im Hemd auf den Platz und legen los. Dabei wäre es besser, beim Einschlagen und in den ersten zehn Minuten noch einen Pullunder zu tragen, der den Rücken warm hält. In den kurzen Pausen, etwa beim Seitenwechsel, sollte man sich ein dickes Frotteehandtuch umlegen, um Auskühlung zu vermeiden.

AUF EINEN BLICK ▸ DER SPORTÄRZTLICHE CHECK

1 Welchen Nutzen hat Tennis?
Schult in besonderem Maße die Konzentrationsfähigkeit, die Willenskraft, die Schnelligkeit, Eigenverantwortung und Kampfgeist.

2 Was sind die sportart-spezifischen Belastungen und Risiken?
Die Schulterregion des Schlagarms ist außergewöhnlich belastet. Der Wechsel von maximalen Beschleunigungs- und Bremsmanövern belastet die Gelenke der Beine sowie die Wirbelsäule.

3 Wie viel Training ist gesund?
Einsteiger sollten mit maximal drei Trainingseinheiten (jeweils 60 Min.) pro Woche beginnen, um Schulter, Wirbelsäule, Hüft- und Kniegelenke allmählich an die Belastungen heranzuführen.

4 Welche Muskel- und Bindegewebsstrukturen werden besonders gefordert?
Die gesamte Beinmuskulatur sowie die ganze Muskulatur des Schultergürtels werden besonders beansprucht.

5 Wann besteht die Gefahr einer Überbelastung?
Stereotype und einseitige Schlagbelastungen (z. B. zu viel Aufschlagtraining) verändern die Balance der Schultermuskulatur und fördern langfristig degenerative Veränderungen.

6 Woran merke ich das (typische Symptome)?
Die Flexibilität der Rumpf- und Schultermuskulatur der Schlagarmseite lässt nach. Als Folge davon verringert sich die Beweglichkeit des Schultergelenkes und die Bewegungsamplitude wird kleiner.

7 Wie kann ich das Risiko minimieren?
Ausreichende Muskelpflege (Stretching, Kompensationstraining, um Wirbelsäule aufzurichten).

8 Wann ist vom Tennis abzuraten?
Bei akuten oder chronischen Beschwerden der Knie-, Hüft- und Schultergelenke oder der Wirbelsäule infolge Verletzung oder Verschleiß. Unter Umständen ist Sandplatztraining möglich.

Nutzen und Risiken der Disziplinen

RADFAHREN	LAUFEN	INLINE-SKATEN
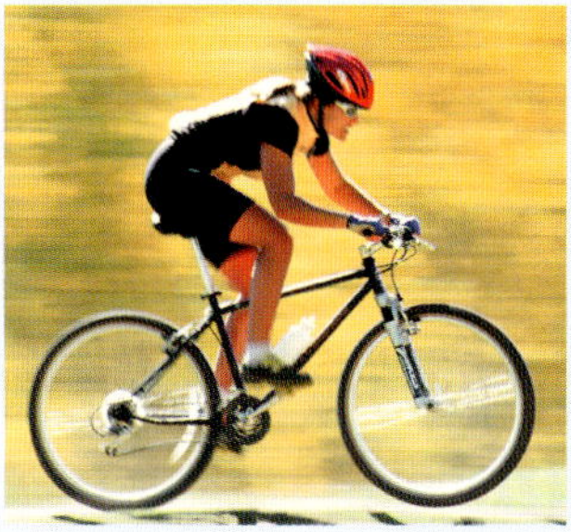	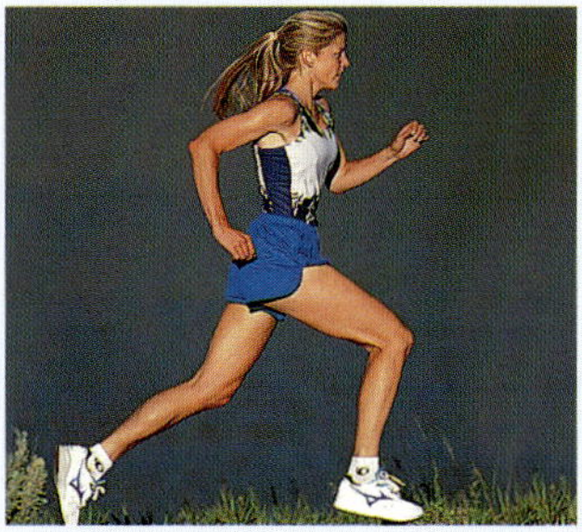	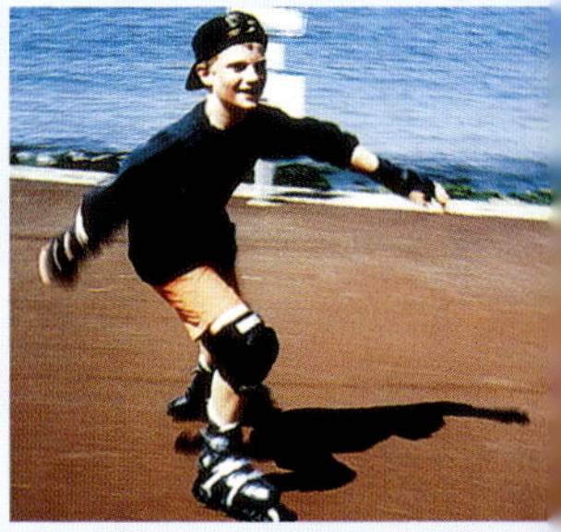
Kraft Ausdauer Koordination Beweglichkeit	Kraft Ausdauer Koordination Beweglichkeit	Kraft Ausdauer Koordination Beweglichkeit
Gestresste ■ ■ ■ ■ ■ Einsteiger ■ ■ ■ ■ ■ Übergewichtige ■ ■ ■ ■ ■ Bewegungsfaule ■ ■ ■ ■	Gestresste ■ ■ ■ ■ ■ Einsteiger ■ ■ ■ ■ ■ Übergewichtige ■ ■ ■ Bewegungsfaule ■ ■ ■	Gestresste ■ ■ ■ ■ Einsteiger ■ ■ ■ Übergewichtige ■ ■ ■ ■ ■ Bewegungsfaule ■ ■ ■ ■
Radfahren hat eine sehr gute Wirkung auf die Ausdauer. Herz, Kreislauf und Atmung werden kräftiger. Dieser Sport ist gut geeignet, wenn man sein Gewicht reduzieren will, ohne die Gelenke zu überlasten. Radfahren fördert die Koordinationsfähigkeit, ist positiv für die Psyche.	Laufen ist die natürlichste, die ideale Form des Ausdauertrainings, es kräftigt die gesamte Rumpfmuskulatur und besonders Beine und Po. Laufen trainiert schonend Herz- und Kreislauf, fördert die Sauerstoffaufnahme und Durchblutung, optimiert sämtliche Stoffwechselprozesse.	Inline-Skaten macht Spaß. Die gleitende Bewegung belastet Fuß- und Kniegelenke deutlich geringer als das Laufen. Inline-Skaten ist ein hervorragendes Herz- und Kreislauf Training. Besonders gefordert wird die Unterschenkel-, Oberschenkel und Gesäßmuskulatur.
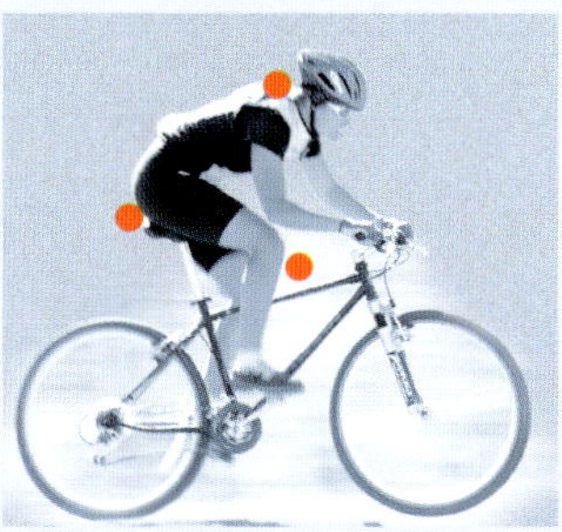	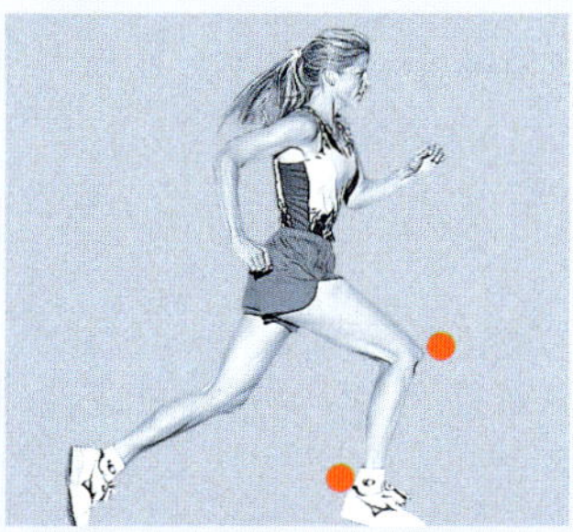	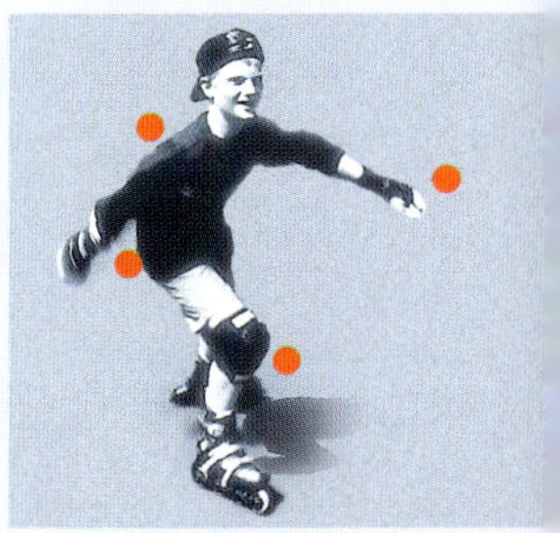
Die Risiken: Überstreckte Haltung des Kopfes. Bei Rücken- und Kniegelenkschmerzen ist abzuraten.	Die Risiken: Achillessehnen- und Knieprobleme bei falschem Schuhwerk oder Übergewicht.	Die Risiken: Wegen der Sturzgefahr Prellungen, Schürfwunden an den Armen und Beinen, Knochenbrüche

SCHWIMMEN

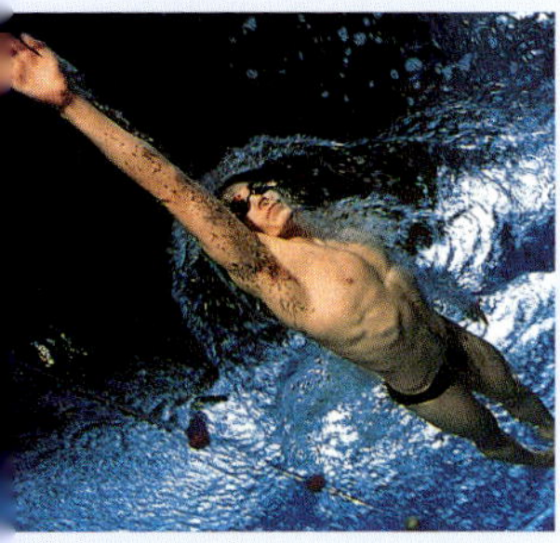

Kraft
Ausdauer
Koordination
Beweglichkeit

Gestresste	■ ■ ■ ■ ■
Einsteiger	■ ■ ■ ■ ■
bergewichtige	■ ■ ■ ■ ■
ewegungsfaule	■ ■ ■

eim Schwimmen werden die ge-
mte Skelettmuskulatur sowie das
erz-Kreislauf-System beansprucht
d trainiert, der Stoffwechsel geför-
rt. Besonders günstig ist dieser
assersport, weil die mechanische
lastung der Gelenke auf etwa ein
ebtel reduziert ist.

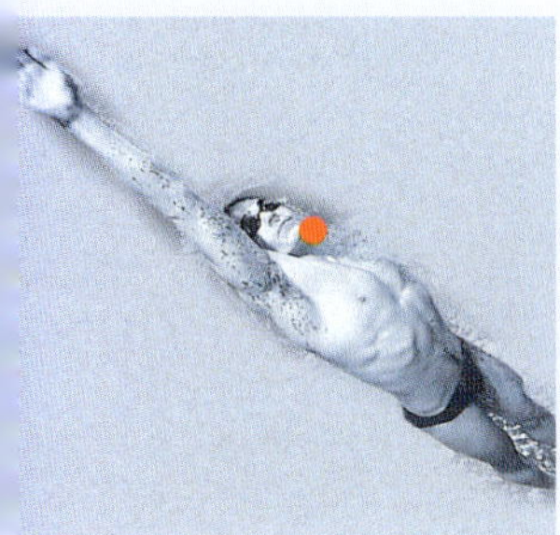

e Risiken: Überstreckte Halswirbel-
ule, wenn der Kopf beim Brust-
hwimmen immer über Wasser ist.

SKILANGLAUF

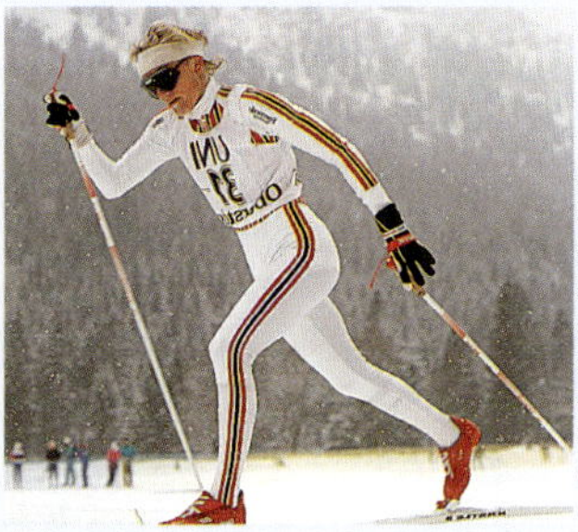

Kraft
Ausdauer
Koordination
Beweglichkeit

Gestresste	■ ■ ■ ■ ■
Einsteiger	■ ■ ■ ■
Übergewichtige	■ ■ ■ ■ ■
Bewegungsfaule	■ ■

Skilanglauf hat einen sehr hohen gesundheitlichen Nutzen: Atmung, Herz und Kreislauf werden gekräftigt, die Ausdauer steigt. Außerdem werden das Bewegungsgefühl und die Koordinationsfähigkeit gefördert. Das spielerische Naturerlebnis wirkt sich positiv auf die Psyche aus.

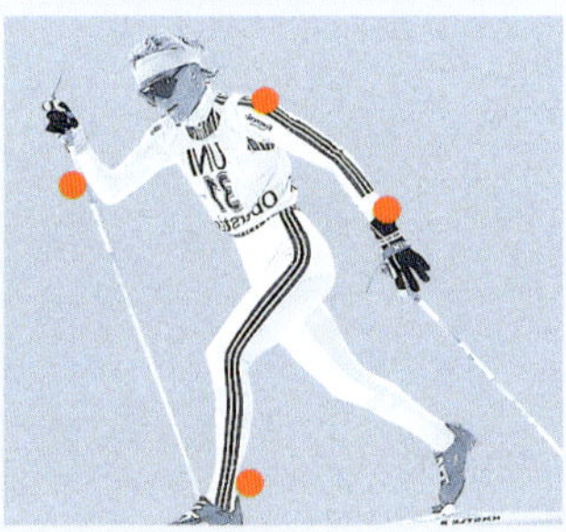

Die Risiken: Durch Stürze sind Schulter-, Sprung- und Handgelenke sowie der Unterarm gefährdet.

KRAFTTRAINING

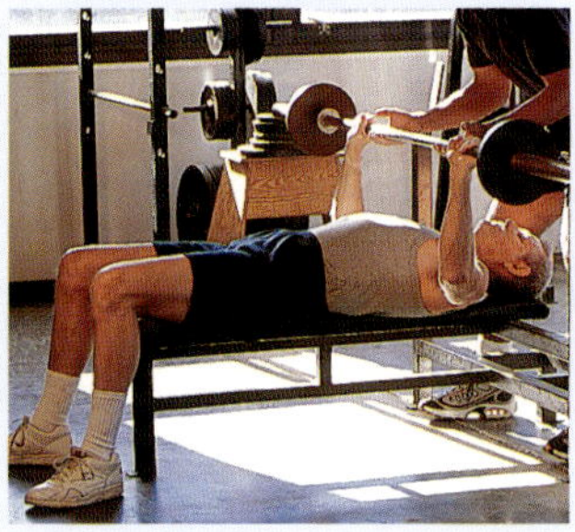

Kraft
Ausdauer
Koordination
Beweglichkeit

Gestresste	■ ■ ■
Einsteiger	■ ■ ■ ■ ■
Übergewichtige	■ ■ ■
Bewegungsfaule	■ ■ ■

Krafttraining ist die natürliche Basis für die Funktions- und Leistungsfähigkeit des gesamten Bewegungsapparates und der jeweiligen Gelenke. Krafttraining kann den Muskelabbau aufhalten und erhält mobil. Sie können Ihre Figur und Körperhaltung deutlich verbessern.

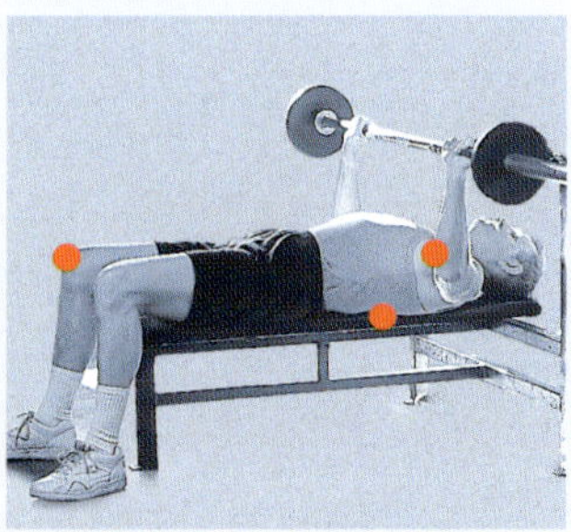

Die Risiken: Bei exzessivem Krafttraining und einseitiger Belastung droht Überforderung der Gelenke.

Nutzen und Risiken der Disziplinen

AEROBIC

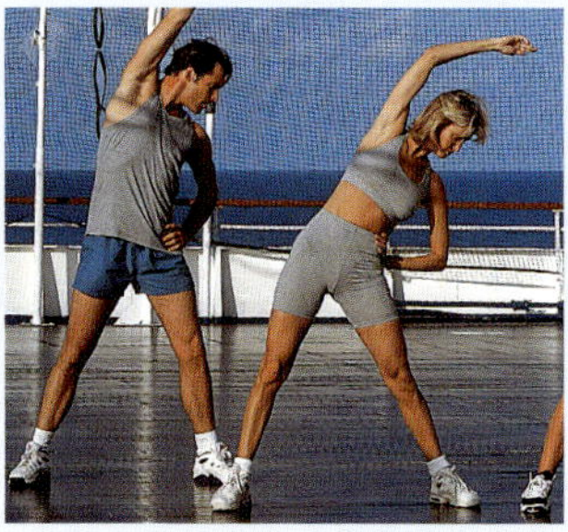

Kraft
Ausdauer
Koordination
Beweglichkeit

Gestresste	■ ■
Einsteiger	■ ■ ■ ■
Übergewichtige	■ ■ ■
Bewegungsfaule	■ ■ ■

Aerobic eignet sich selbst für Leute mit geringerer Selbstdisziplin – die Musik und das Gruppenerlebnis animieren zu körperlicher Aktivität. Richtig dosiert stärkt Aerobic die aerobe Kapazität des Herz-Kreislauf-Systems und verbessert die Ausdauer.

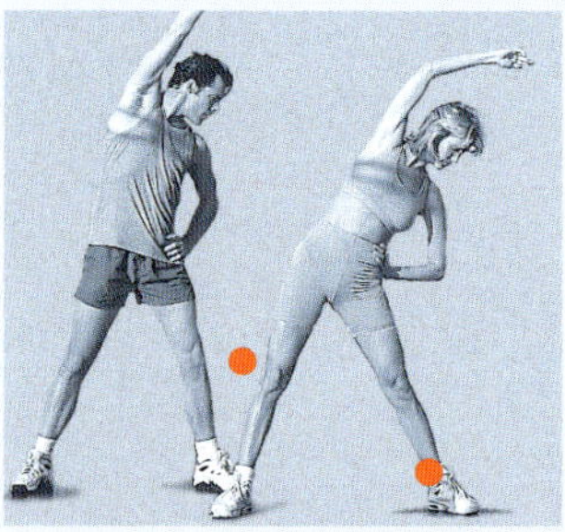

Die Risiken: Bei einseitiger Beanspruchung hohe Knie- und Sprunggelenksbelastung.

FUSSBALL

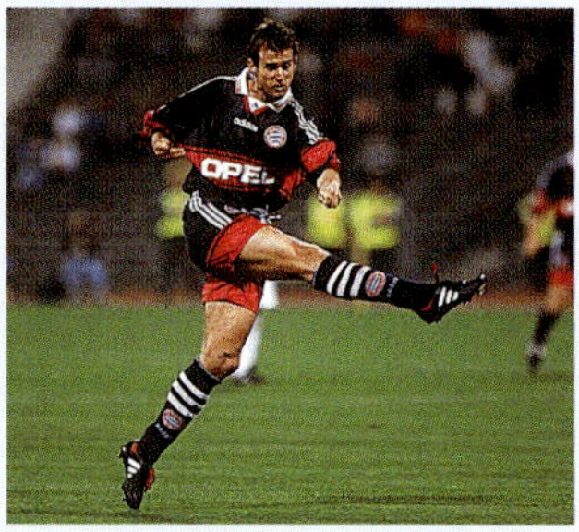

Kraft
Ausdauer
Koordination
Beweglichkeit

Gestresste	■ ■ ■
Einsteiger	■ ■
Übergewichtige	■ ■ ■
Bewegungsfaule	■ ■ ■ ■

Fußball fordert die athletische Ausbildung des ganzen Körpers. Weil Fußball ein Mannschaftssport ist, werden besonders Teamgeist und soziale Kompetenz gefördert. Genauso kreatives Denken, weil man Spielsituationen erkennen, analysieren und sofort reagieren muss.

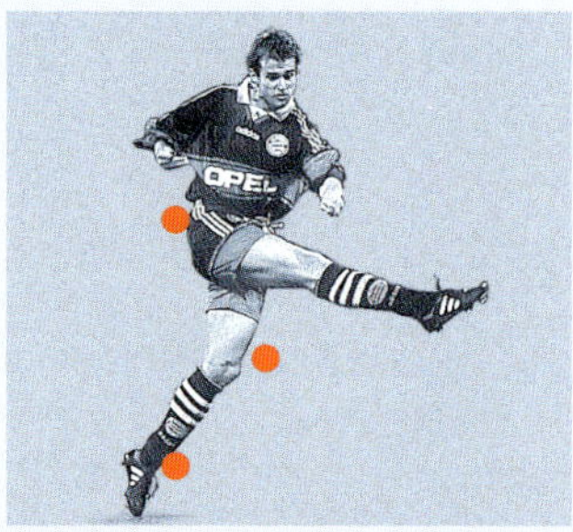

Die Risiken: Starke Beanspruchung der Hüft- und Kniegelenke. Verletzungsgefahr an den Beinen.

GOLF

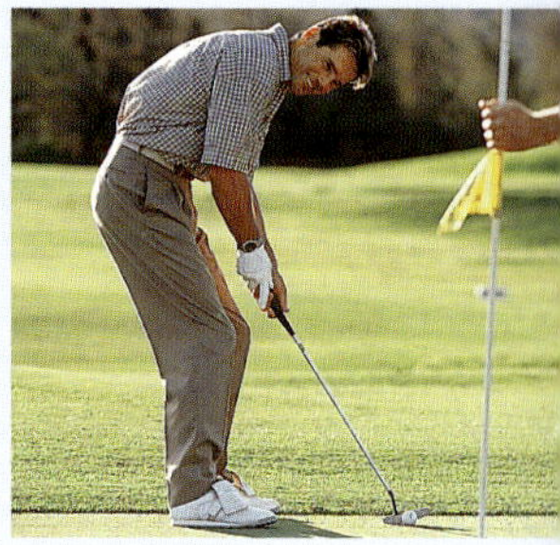

Kraft
Ausdauer
Koordination
Beweglichkeit

Gestresste	■ ■ ■ ■ ■
Einsteiger	■ ■ ■ ■ ■
Übergewichtige	■ ■ ■ ■ ■
Bewegungsfaule	■ ■ ■ ■ ■

Golf ist eine gute Symbiose aus erholsamem Naturerlebnis und körperlicher Anspannung. Dieser Sport erhöht die Konzentrationsfähigkeit. Vorteilhaft, dass Spieler mit unterschiedlichem Niveau miteinander spielen können – das macht Golf zum Gesellschaftssport.

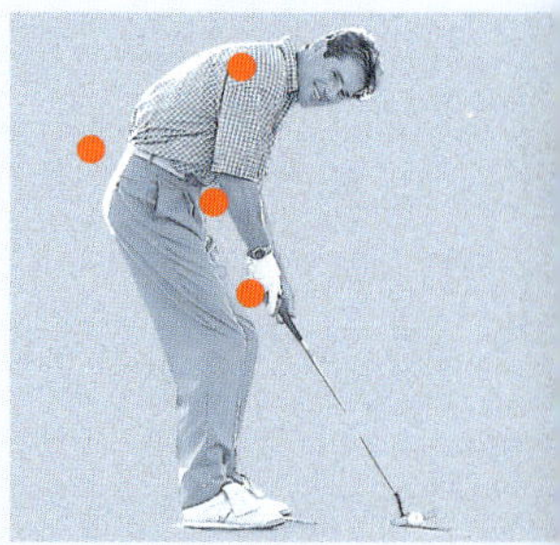

Die Risiken: Große Belastung für di Wirbelsäule sowie für Hand-, Ellenbogen- und Schultergelenke.

SNOWBOARDEN

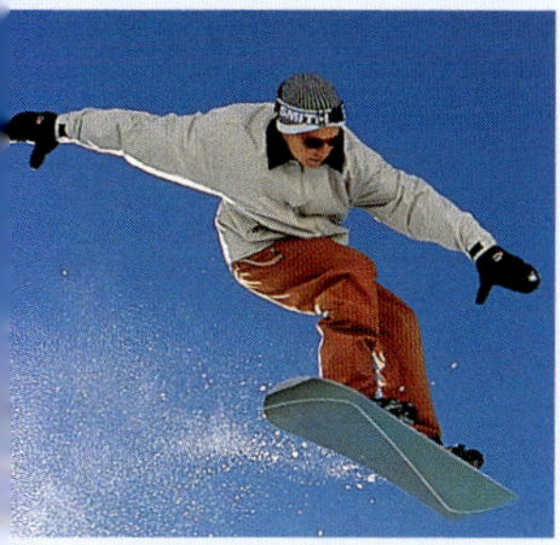

Kraft
Ausdauer
Koordination
Beweglichkeit

Gestresste ■
Einsteiger ■
bergewichtige ■ ■ ■
ewegungsfaule ■ ■ ■

owboarden fördert auf rasante eise das Bewegungsgefühl, die hnellkraft und Koordinationsfähig- it – und auch das Selbstwertge- hl. Allerdings wird das Herz-Kreis- uf-System wegen der kurzzeitigen lastung weniger trainiert.

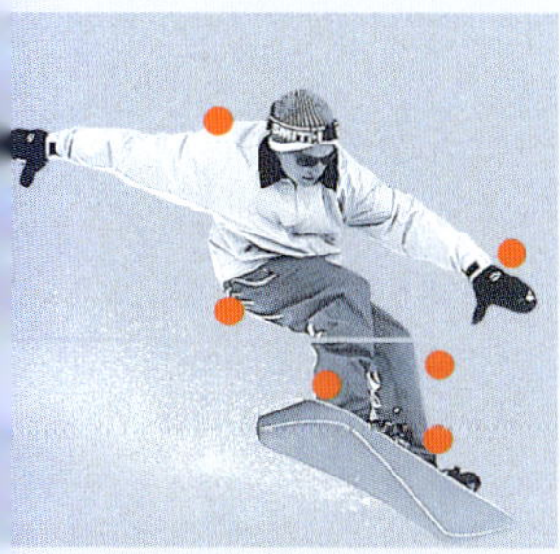

e Risiken: Durch Stürze besteht er- bliche Verletzungsgefahr für Arme, ine und Hüfte.

WINDSURFEN

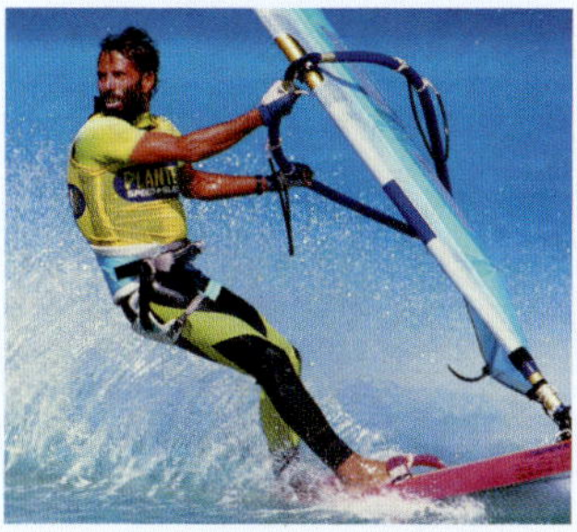

Kraft
Ausdauer
Koordination
Beweglichkeit

Gestresste ■ ■
Einsteiger ■ ■
Übergewichtige ■ ■ ■
Bewegungsfaule ■ ■ ■ ■

Windsurfen ist eine wunderbare Spielart mit den Elementen, ein großartiges Naturerlebnis. Außerdem fördert dieser Sport die Ausdauer und den Gleichgewichtssinn, stärkt und strafft Arm- und Beinmuskulatur.

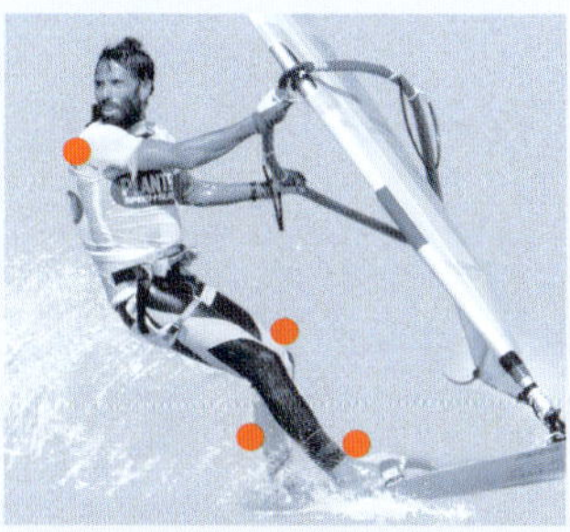

Die Risiken: Fußverletzungen, Schlüsselbeinbruch, Blasen- und Nierenbeckenentzündungen.

TENNIS

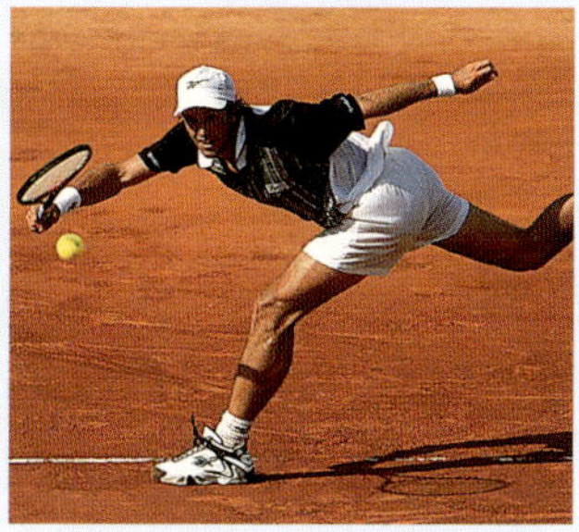

Kraft
Ausdauer
Koordination
Beweglichkeit

Gestresste ■ ■
Einsteiger ■ ■ ■
Übergewichtige ■ ■ ■
Bewegungsfaule ■ ■ ■ ■

Tennis ist ein familienfreundlicher Lifetimesport. Sie können noch mit 80 Jahren gegen Ihre Enkel Tennis spielen. In besonderem Maße werden die Konzentrationsfähigkeit, die Willenskraft, die Schnelligkeit, der Kampfgeist und die Eigenverantwortung geschult.

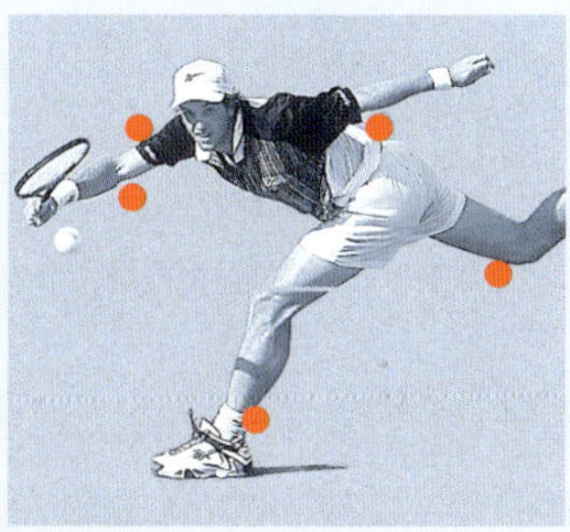

Die Risiken: Außergewöhnliche Belastung für Schulter, Ellenbogen, Beine und Wirbelsäule.

Nutzen und Risiken der Disziplinen

BERGWANDERN

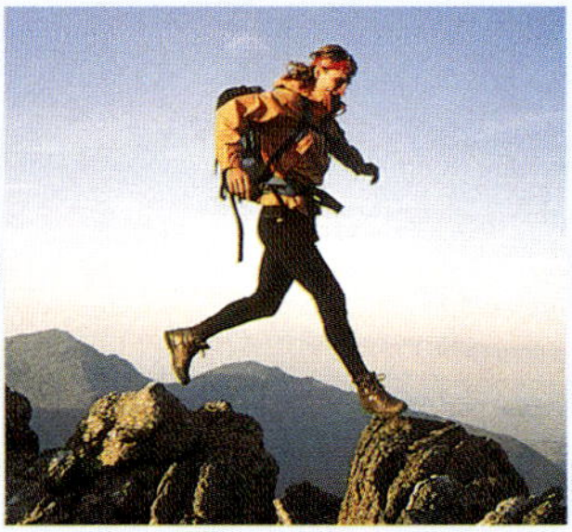

Kraft
Ausdauer
Koordination
Beweglichkeit

Gestresste	■ ■ ■ ■ ■
Einsteiger	■ ■ ■ ■ ■
Übergewichtige	■ ■ ■ ■ ■
Bewegungsfaule	■ ■ ■ ■

Bergwandern trainiert auf besonders schonende Weise den ganzen Körper und hat günstige Auswirkungen auf das Herz-Kreislauf-System. Die Muskeln und alle Stoffwechselfunktionen profitieren von der Bewegung in der Natur. Nicht zuletzt erfrischt das auch die Psyche.

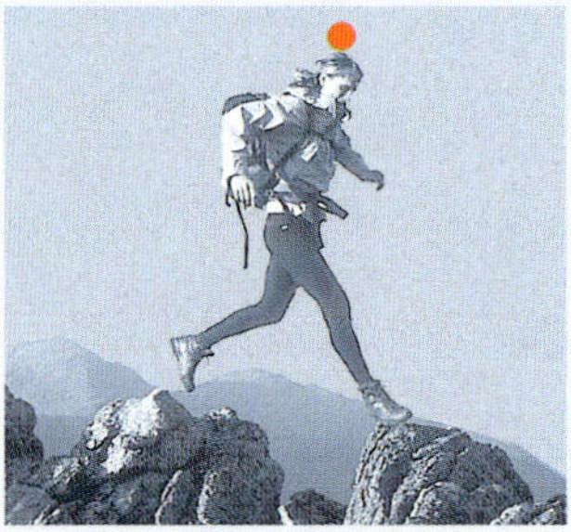

Die Risiken: Bei Herz- und Kreislaufproblemen könnte die Höhenlage den Organismus überfordern.

RUDERN

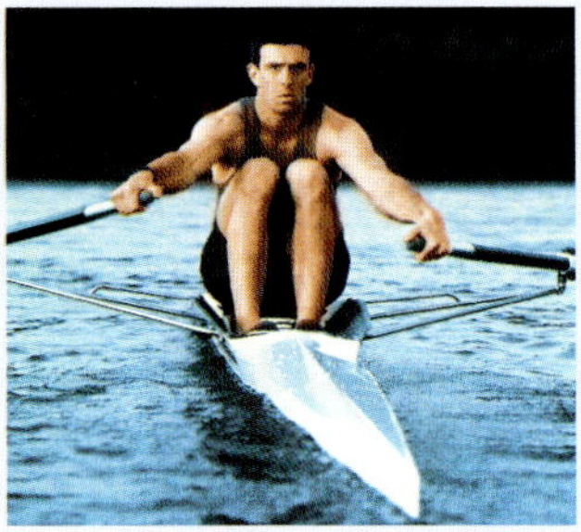

Kraft
Ausdauer
Koordination
Beweglichkeit

Gestresste	■ ■ ■
Einsteiger	■ ■ ■ ■
Übergewichtige	■ ■ ■ ■
Bewegungsfaule	■ ■ ■ ■

Rudern ist ein ausgezeichneter Sport, um die Kraft, die Ausdauer, den Teamgeist und die Willenskraft zu trainieren. Durch Rudern werden besonders die Arme, Beine und die Rumpfmuskulatur gestärkt.

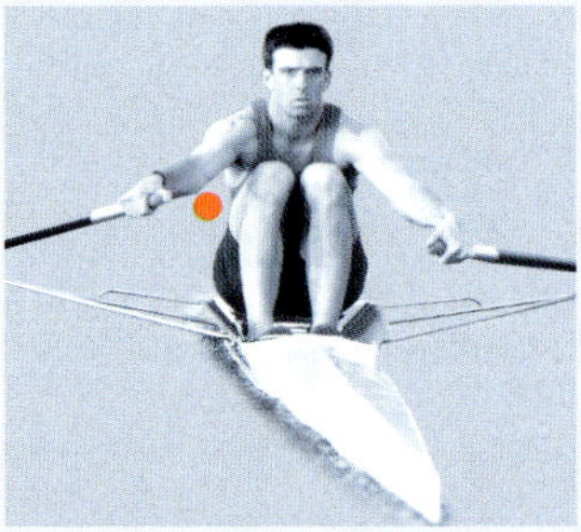

Die Risiken: Bei falscher Technik können massive Fehlbelastungen im Bereich der Wirbelsäule auftreten.

BADMINTON

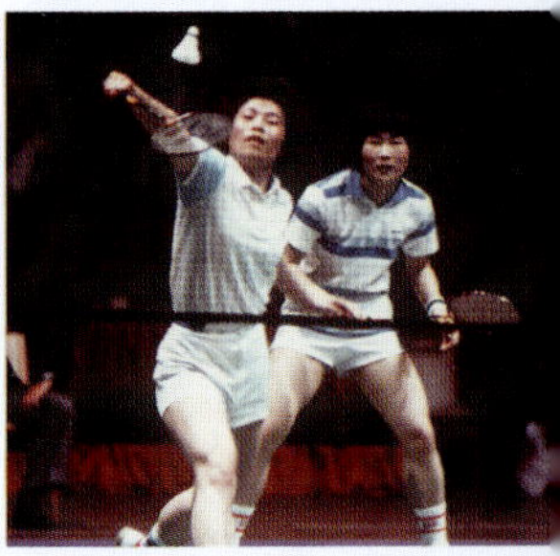

Kraft
Ausdauer
Koordination
Beweglichkeit

Gestresste	■ ■
Einsteiger	■ ■ ■ ■
Übergewichtige	■ ■ ■
Bewegungsfaule	■ ■ ■ ■

Badminton ist ein anspruchsvoller Sport, der den ganzen Körper beansprucht. Die Konzentrationsfähigkeit ist ebenso gefordert wie Schnelligkeit, Wendigkeit und Schlagkraft. Die spielerische Herausforderung zur Höchstleistung weckt Kreativität.

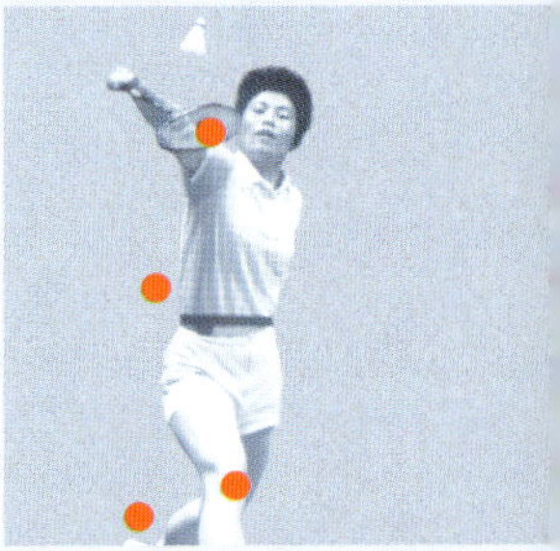

Die Risiken: Gefährdet sind Achillessehnen, Sprung- und Kniegelenke, auch Schulter und Wirbelsäule.

AUF EINEN BLICK

Muskelkater – was ist das eigentlich?

Leider haben viele Sportler und Trainer vom Muskelkater immer noch eine völlig veraltete, falsche Vorstellung. Zur Klarstellung: Ein richtiger Muskelkater am Tag nach einer intensiven oder ungewohnten Belastung ist definitiv kein Beleg für gutes, geschweige denn richtiges Training.

Früher nahm man an, dass die Anhäufung saurer Stoffwechselprodukte (Laktat) die Muskelschmerzen verursacht. Tatsächlich ist der Muskelkater aber auf eine Gewebeschädigung im Bereich der Muskelfasern zurückzuführen, Mikroschäden an den kleinsten kontraktilen Elementen der Muskelfilamente – und das geht mit Entzündungen einher. Zudem übersäuert die Muskulatur durch Überbeanspruchung. Milchsäure und Schlacken setzen sich ab, stören die Durchblutung und reizen das Gewebe.

Wann droht Muskelkater?

Sie müssen einen Muskelkater zwar nicht unbedingt tragisch nehmen, aber durch vernünftig dosiertes, dem Trainingszustand angepasstes Training lässt er sich durchaus vermeiden.

Von ungewohnter Belastung einmal abgesehen tritt Muskelkater vornehmlich bei einer ganz bestimmten Bewegung auf: bei der Abbremsbewegung. Ich kann hundertmal auf einen Stuhl steigen und werde müde davon, ich fühle mich irgendwann nicht mehr belastbar. Aber: Ich habe am nächsten Tag keinen Muskelkater! Steige ich aber hundertmal von einem Stuhl hinunter, kann ich am nächsten Tag vor Schmerzen fast nicht gehen. Bei der Abfangbewegung leistet die Muskulatur nämlich eine »negative« Arbeit. Sie muss hinhaltend nachgeben. Das verursacht Muskelkater. Bergwanderer können davon ein Klagelied singen: Laufen Sie eine längere Strecke bergauf, sind Sie danach wahrscheinlich fix und fertig, bekommen aber keinen Muskelkater. Laufen Sie dieselbe Strecke bergab, stellt sich der Muskelkater womöglich ein.

Was tun bei Muskelkater?

Die verhärtete Muskulatur sollte vorsichtig gelockert werden. Wenn keine Muskelverhärtung eingetreten ist, empfehle ich leichtes Laufen. Mit zunehmender Muskelerwärmung funktioniert der Bewegungsablauf oftmals auch wieder besser. Die Trainingsdauer ist individuell: Auf keinen Fall aber darf eine neue Muskelermüdung gesetzt bzw. eine ähnlich hohe Belastung wiederholt werden, die den Muskelkater verursacht hat. Bei schwerem Muskelkater empfehle ich zunächst ein Entmüdungsbad, d.h. eine Viertelstunde lang bei 37 bis 39 Grad Celsius. Geben Sie eine Hand voll Kochsalz ins Badewasser. Hilfreich sind auch Aqua-Jogging, Fahrradfahren und eventuell Lymphdrainagen durch einen Physiotherapeuten. Zur Dämpfung der Beschwerden können auch zwei Brausetabletten Aspirin plus C genommen werden. Außerdem Antioxidantien, im Besonderen Zink-Dragees und Vitamin-E-Kapseln oder Enzyme wie zum Beispiel Traumanase forte (jeweils 3x2 Dragees täglich) oder Wobenzym-Dragees (jeweils 2x10 Dragees täglich). Wirksam sind auch Einreibungen mit arnikahaltigen Salben oder Umschlaglösungen.

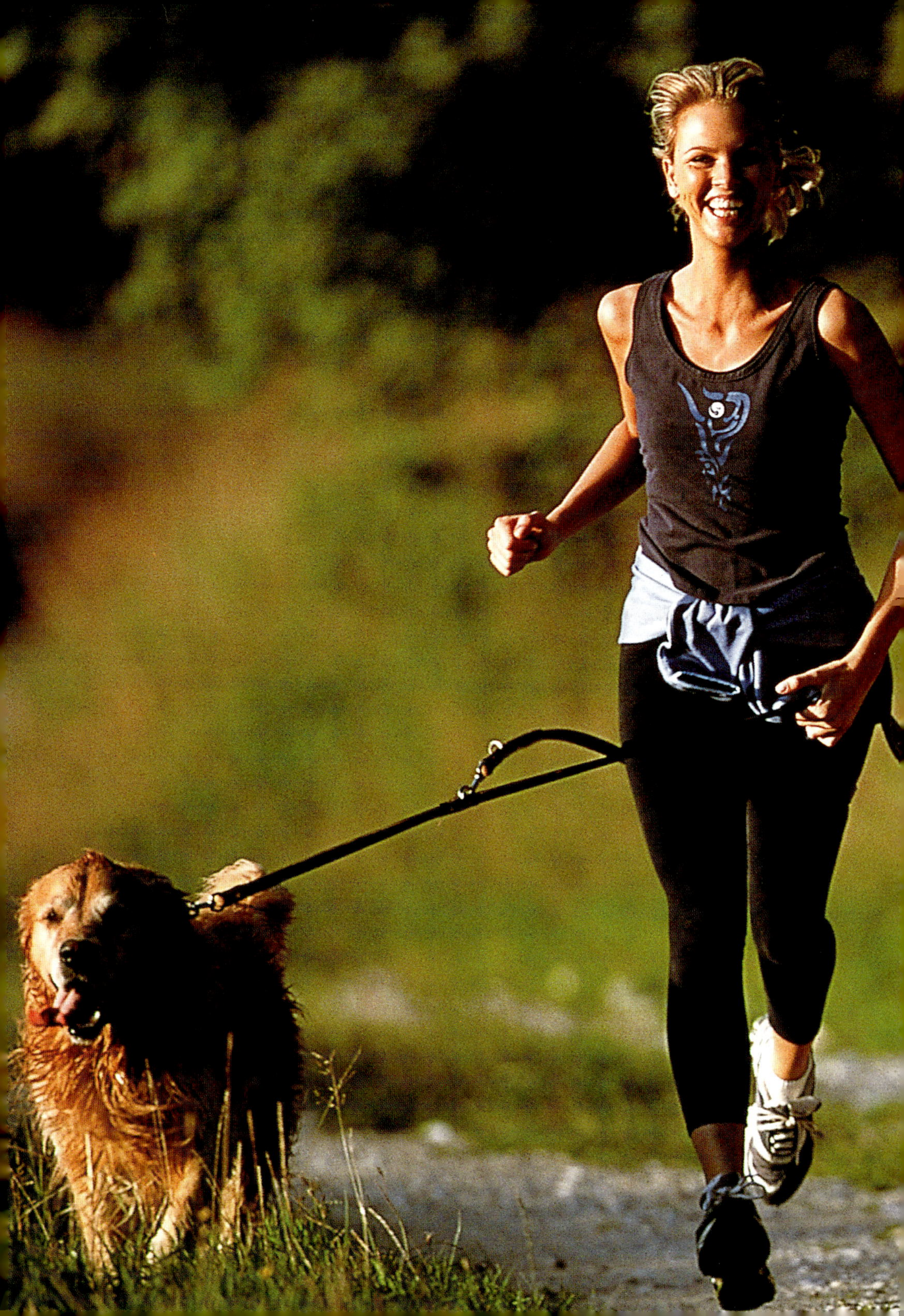

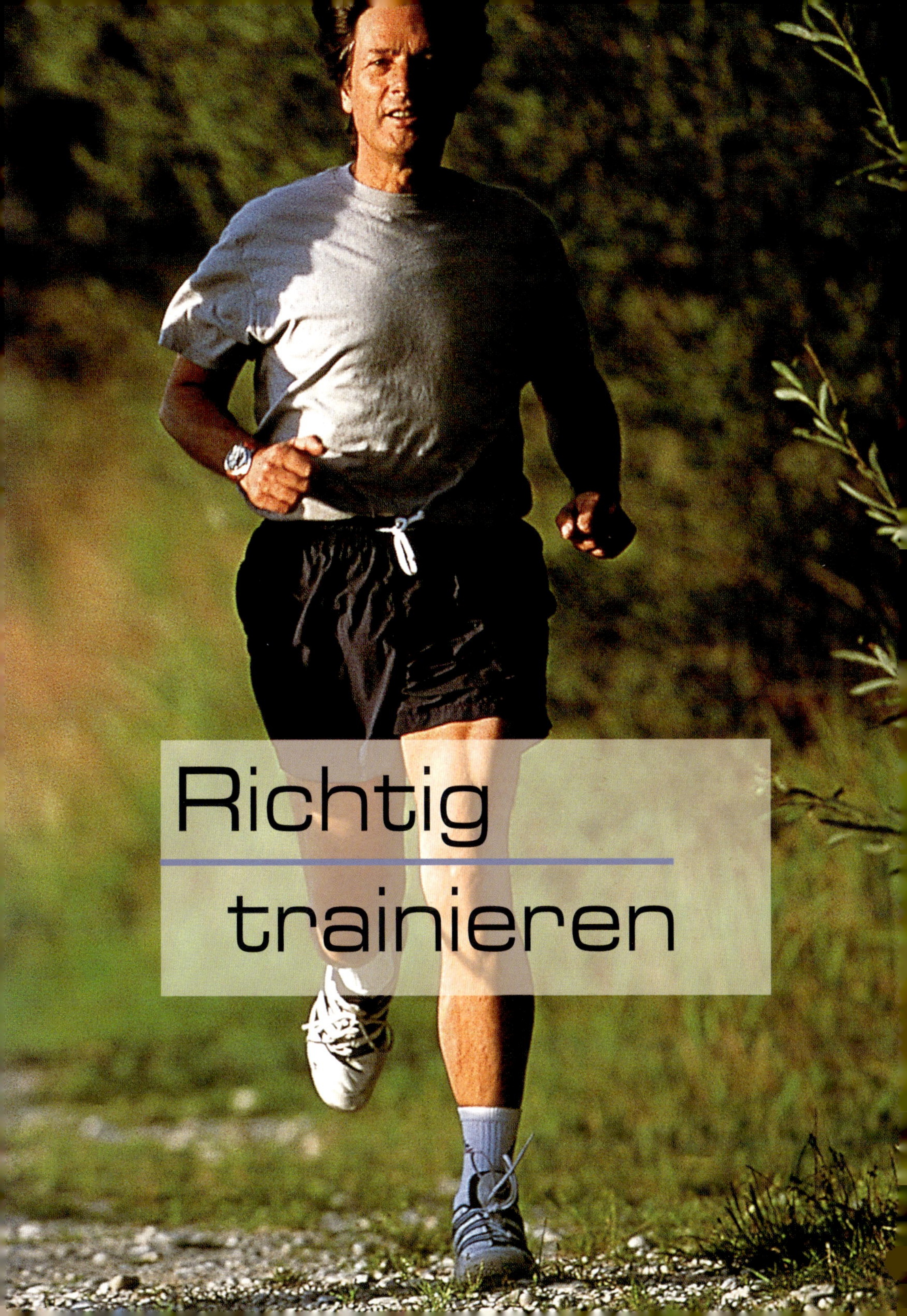

Richtig trainieren

So stellt sich beim Sport der Erfolg ein

Jedes Training ist und wirkt nur so gut, wie es vor- und nachbereitet wird. Solides Aufwärmen (Warm-up), Abkühlen (Cool-down) und aktive Regeneration sollten also selbstverständlicher Bestandteil jedes Trainings sein – auch wenn es mitunter langweilig und lästig ist oder gar schwer fällt.
Wie gehen Sie gewöhnlich mit Ihrem Auto um? Mal ehrlich, steigen Sie ein und geben Sie dann wirklich gleich Vollgas?
Vermutlich nicht.
Denn jeder weiß genau, wie sehr ein Kaltstart den Motor strapazieren und nur unnötig verschleißen würde. So ähnlich müssen wir uns das auch mit unserem Körper vorstellen. Unser »Motor« sollte vorgewärmt werden. Erst nach ein paar Aufwärmrunden dürfen wir ihm Höchstleistungen abverlangen.
Wenn Warm-up und Cool-down schließlich zur Routine geworden sind, werden Sie den Effekt garantiert auch an Ihrem Körper spüren – auf wohltuende Weise.
Der Aufwand ist gering, aber die paar Minuten zahlen sich aus. Weil Sie durch ein Warm-up die Verletzungsgefahr deutlich verringern und mit dem Cool-down die Regeneration wirksam verbessern.

Warm-up – sanftes Aufwärmen

Klar, keiner liebt sie besonders, dennoch sollte sie sich jeder zur Pflicht machen: Dehn- und Lockerungsübungen, wie zum Beispiel Stretching. Sie können auch Seilspringen, langsam laufen, ruhig traben oder den Kreislauf durch einzelne behutsame Übungen in Schwung bringen, zum Beispiel durch Rumpf-, Arm-, Bein-, Fuß- und Handkreisen. Warm-up ist wichtig, um den Körper auf die bevorstehende Anstrengung einzustimmen, die Muskulatur des Körpers langsam und sanft auf Betriebstemperatur zu bringen und das harmonische Zusammenwirken von Gelenk- und Muskelfunktionen zu fördern.
Das Warm-up sollte auf die Sportart, die man danach betreiben will, abgestimmt sein. Dazu wird vor allem die Muskulatur, die später besonders beansprucht wird, vorgewärmt und gedehnt.
Die Muskeln dürfen aber nicht zu oft hintereinander oder zu lange gedehnt werden, da sonst die Muskelgrundspannung, die man für eine bessere Leistung und für die Spritzigkeit braucht, verloren geht – also nicht länger als sieben bis acht Sekunden und nicht häufiger als zwei- bis dreimal pro Muskelgruppe.

Cool-down – der perfekte Abschluss

Auch bei den Profis von Bayern München musste ich für das Cool-down lange Überzeugungsarbeit leisten.
Trainer Ottmar Hitzfeld setzt es – wenn die örtlichen und zeitlichen Gegebenheiten passen – auch mit Überzeugung um: Wenn ein Spiel zu Ende ist und die Zuschauer das Stadion schon verlassen, müssen die Spieler noch mal für zehn, fünfzehn Minuten auf den Rasen zurück – und langsam, ganz lang-

sam auslaufen. Was das soll? Warum das Sinn macht? Vor allem damit eine aktive Regeneration eingeleitet wird und sich der Spieler rasch erholt. Um die Leistungsfähigkeit eines Spielers möglichst schnell wieder herzustellen, muss das Cool-down so früh wie möglich einsetzen.

Das, was man Entmüdung nennen könnte, ist aus verschiedenen Gründen sinnvoll: Nach einer Höchstleistung sollen die Schlackenstoffe (z. B. Laktat), die als Zwischenprodukte beim Stoffwechsel anfallen, schneller abtransportiert, das heißt ausgeschwemmt, ausgeschieden werden. Durch die Aktivierung des Stoffwechsels sollen auch die Energiespeicher schnellstmöglich wieder aufgefüllt und die Zellerneuerung angeregt werden. Kurzum: Die empfohlenen Maßnahmen verhelfen dem Körper zu einer rascheren Erholung.

Den Profis sage ich oft nur: »Seid clever.« Und die meisten sind es auch.

Aktive Regeneration

Am Ende eines jeden Trainings sollten Sie langsam »austrudeln«. Also keinesfalls noch mal den Puls hochjagen. Beim Joggen kann man das leider immer noch beobachten: Zum Schluss legen manche gerne noch einen rasanten Sprint hin – und dann hören sie einfach auf. Das ist ein Fehler. Viel besser und gesünder: Laufen Sie die letzten paar Minuten gaaanz langsam aus.

Das gilt übrigens auch, wenn Sie im Fitness-Studio trainieren. Setzen Sie sich also, nachdem Sie das Training an den Geräten und mit den Gewichten beendet haben, noch 15 Minuten aufs Fahrrad-Ergometer und strampeln Sie – aber strampeln Sie leicht, ohne die gewohnte, intensive Muskelleistung.

Stretchen Sie vor allem die Muskeln, die Sie im Training besonders beansprucht haben. 30 Sekunden und mehr sind absolut sinnvoll. Stretching löst Muskelverhärtungen, sorgt für eine bessere Durchblutung und beschleunigt die Erholung, wenn die Muskeln ermüdet sind.

Sie können mit Stretching als Cool-down übrigens auch einer Muskelverkürzung entgegenwirken. Und Sie werden sich hinterher – nach jedem Stretching – bestimmt weniger steif fühlen.

Passive Regeneration

Duschen Sie ausgiebig mit langsam zunehmender Temperatur. Lassen Sie sich – wenn möglich – zehn Minuten lang in körperwarmem Wasser (Entmüdungsbecken) treiben. Oder nehmen Sie alternativ zu Hause in der Badewanne ein Wohlfühl-Bad.

Die Wirkung eines Bades wird noch gesteigert, wenn Sie eine Hand voll Kochsalz oder Rheuma-Badezusätze (z. B. Leukona, Pernionin) ins warme Wasser geben. Schwitzen Sie danach kurz an und wickeln Sie sich in ein großes Badetuch oder einen Bademantel.

Gehen Sie in die Sauna: zwei kurze Gänge (6 bis 8 Min.) bei reduzierter Temperatur (60 Grad Celsius). Saunen (finnisch: heiß und trocken) oder Dampfbäder (römisch: warm und feucht) mit anschließenden Güssen fördern ebenso die Durchblutung und Elastizität der Muskeln.

Ruhen Sie sich, wenn es Ihre Zeit erlaubt, danach noch eine halbe Stunde aus. Und trinken Sie Mineralwasser, um das Flüssigkeitsdefizit wieder auszugleichen.

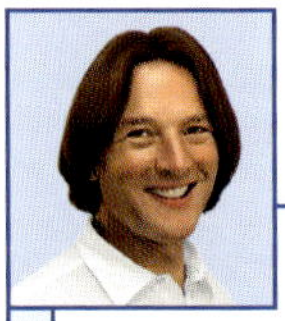

WARUM STRETCHING WICHTIG IST!

Tiere wissen von Natur aus, was ihnen gut tut. Bevor sie körperlich aktiv werden, recken, strecken (»Katzenbuckel«) und dehnen sie sich – sie bringen die Muskulatur, die sie gleich beanspruchen werden, in eine natürliche Spannung. Wir können in dieser Hinsicht von den Tieren lernen. Dehnen ist unter dem Begriff Stretching populär geworden.

Wie Sie richtig stretchen!

Korrektes Stretching führt zur Verlängerung der Muskelfasern und verbessert die Gleitfähigkeit zwischen Bindegewebe und Muskelfasern. In der Folge kann mehr Kraft entwickelt werden und zugleich wird Verletzungen vorgebeugt. Stretching hilft zusammen mit einem sportart-spezifischen Aufwärmen der Muskeln, den Übergang von körperlicher Ruhe zu Höchstleistung problemlos zu schaffen und danach die Spannung wieder abzubauen. Und: Stretching ist leicht zu lernen.

Nein, Stretching hat nichts mit der alten Hauruck-Gymnastik zu tun – Stretching ist sanft. Es handelt sich um ein entspanntes, kontinuierliches Dehnen. Halten Sie dabei Ihren Rücken gerade. Schenken Sie all Ihre Aufmerksamkeit dem Muskel, den Sie gerade dehnen. Hören Sie auf Ihren Körper. Dehnen Sie nur so weit, bis Sie ein deutliches Ziehen spüren, aber noch keinen Schmerz. Bitte nicht wippen oder nachfedern! Das würde nur zu einer unerwünschten Gegenreaktion und Verkürzung der Muskulatur führen.

Die Atmung spielt eine wichtige Rolle. Atmen Sie langsam, gleichmäßig, kontrolliert. Wenn Sie sich vorbeugen, um sich zu dehnen, atmen Sie während der Vorwärtsbewegung aus. Während der Stretchpause langsam weiteratmen. Es wäre falsch, dabei die Luft anzuhalten!

1 Dehnung der Schulter

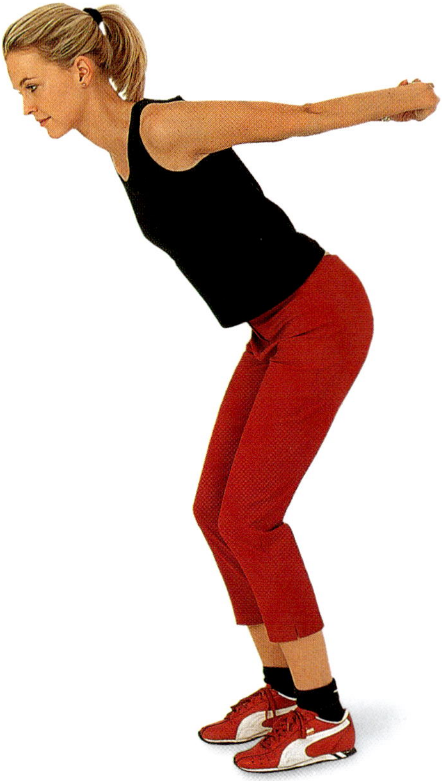

Verschränken Sie die Hände hinter dem Körper. Die Arme werden jetzt gestreckt so weit wie möglich nach hinten oben geführt und in dieser Position gehalten.
Jeweils 8–10 Sekunden.
5 Wiederholungen nach jeweils kurzer Pause.

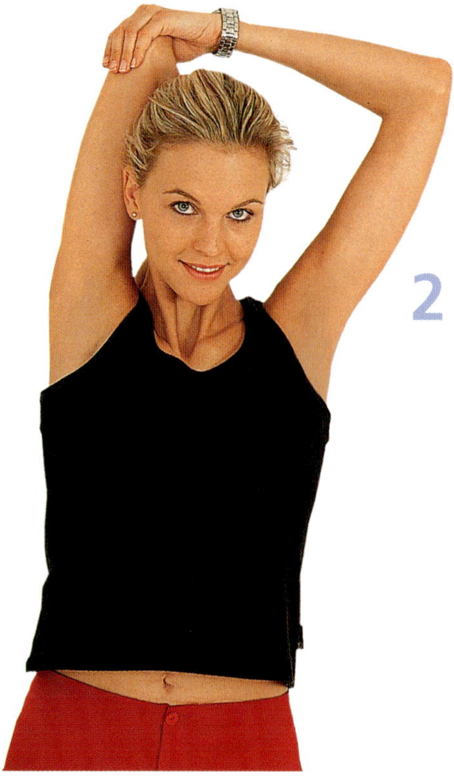

2 Dehnung des Trizeps

Fassen Sie den rechten angewinkelten Ellenbogen hinter dem Kopf, ziehen ihn nach links und halten ihn in dieser Position. Danach das Gleiche mit dem anderen Ellenbogen.
Jeweils 8–10 Sekunden.
Mit jedem Arm fünfmal.

3 Dehnung der Waden

Weite Schrittstellung einnehmen. Beugen Sie das vordere Knie, das hintere möglichst weit nach hinten ausstellen. Jetzt das Becken und den Rumpf nach vorne verlagern, so dass das Körpergewicht auf dem vorderen Bein lastet. Das vordere Knie soll dabei nicht über die Fußspitze hinausragen.
Jeweils 8–10 Sekunden.
Mit jedem Bein fünfmal.

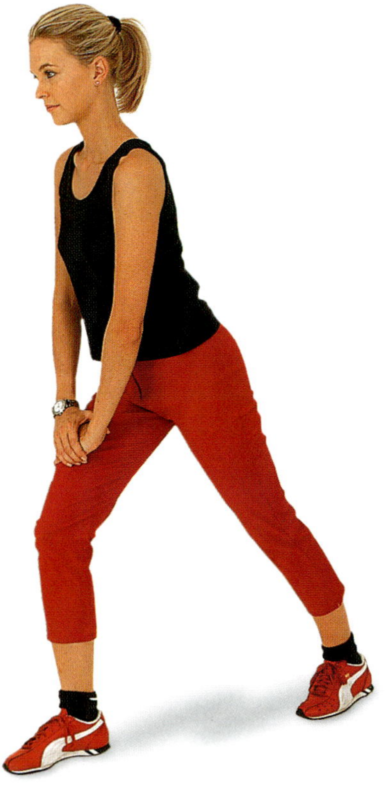

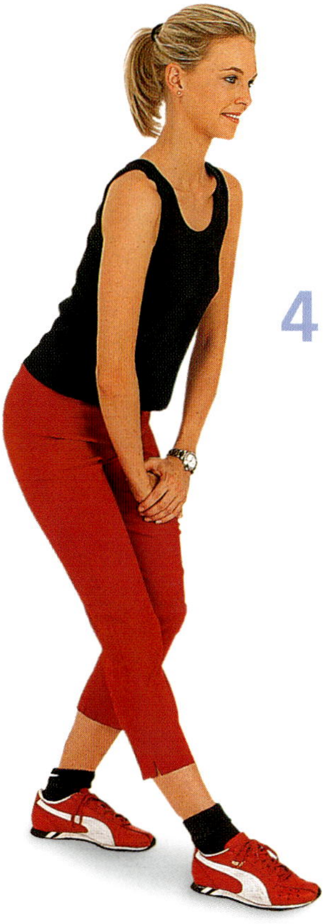

4 Dehnung der Oberschenkelrückseite

Stellen Sie das rechte Bein gestreckt nach vorne. Nun mit dem Oberkörper leicht nach vorne bewegen und dabei versuchen, eine leichte Hohlkreuz-Stellung einzunehmen. Auch hier soll das Körpergewicht so weit wie möglich nach vorne verlagert werden. Dabei keinen Buckel machen! Das andere Knie beugen.
Jeweils 8–10 Sekunden.
Mit jedem Bein fünfmal.

5 Dehnung der Adduktoren

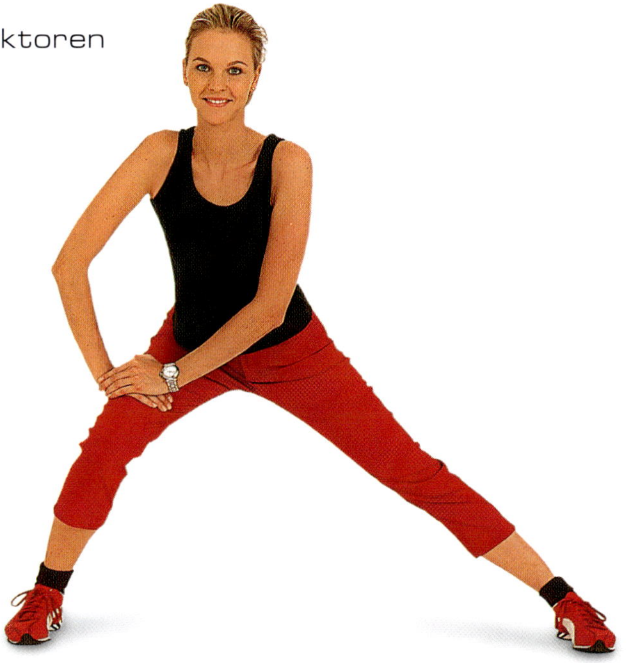

Spreizen Sie die Beine weit auseinander. Verlagern Sie den Körperschwerpunkt zu einer Seite, das andere Bein dabei gestreckt lassen. Das gebeugte Knie bleibt über der Fußachse. Richten Sie den Blick nach vorne.
Jeweils 8–10 Sekunden.
Zu jeder Seite fünfmal.

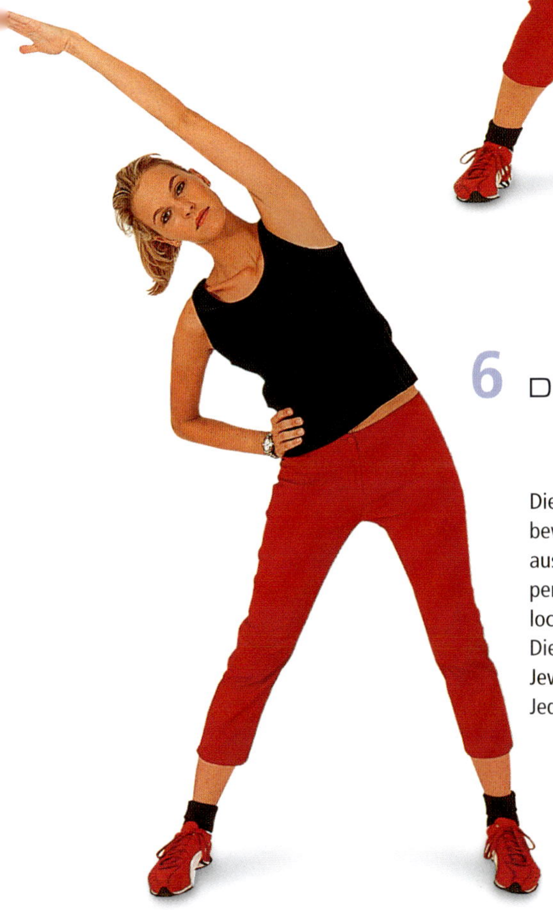

6 Dehnung der Rumpf-Seitbeuger

Die Beine sind gespreizt. Der Rumpf bewegt sich zu einer Seite. Der lang ausgestreckte Arm zieht den Oberkörper mit. Der andere Arm stützt sich locker auf der Hüfte ab. Wichtig: Die Kniegelenke bleiben gestreckt!
Jeweils 8–10 Sekunden.
Jede Seite fünfmal.

7 Dehnung der Pomuskulatur

Legen Sie sich auf den Boden, ziehen Sie das linke Bein an und legen Sie den Knöchel des rechten Beins auf das linke Kniegelenk. Jetzt mit beiden Händen das linke Bein leicht an den Körper heranziehen, bis Sie die Dehnung im Po spüren.
Jeweils 8–10 Sekunden halten.
Jede Seite fünfmal wiederholen.

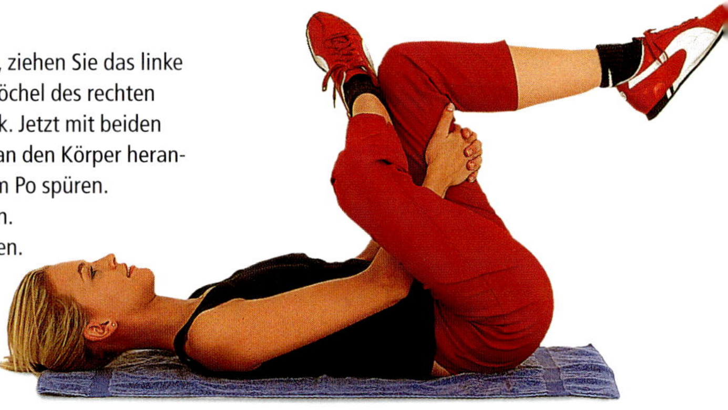

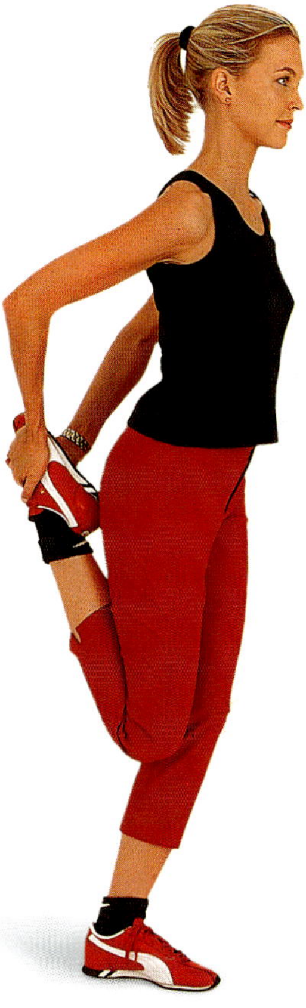

8 Dehnung der Oberschenkelvorderseite

Im Einbeinstand das gebeugte Bein am Fuß fassen und die Ferse zum Po ziehen. Bei vorgeschädigten Kniegelenken besser mit linker Hand den rechten Fuß bzw. mit rechter Hand den linken Fuß greifen.
In der Endstellung das Gesäß anspannen. Dabei ist die Hüfte so gut als möglich gestreckt, der Oberkörper aufrecht. Das Standbein ist leicht gebeugt. Oberschenkel und Kniegelenke bleiben parallel.
Jeweils 8–10 Sekunden.
Mit jedem Bein fünfmal.

9 Dehnung der Hüftbeuger

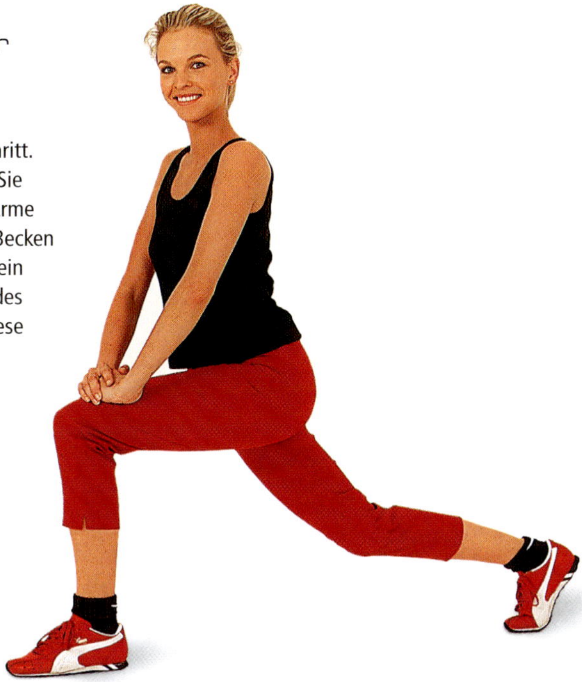

Machen Sie einen sehr weiten Ausfallschritt. Über Ihrer vorderen Kniescheibe sollten Sie Ihre Fußspitze noch sehen können. Die Arme stützen sich auf den Oberschenkel. Das Becken wird nun nach vorne geschoben, bis Sie ein deutliches Ziehen in der Leistengegend des hinteren Beines verspüren. Halten Sie diese Position 8–20 Sekunden.
Mit jedem Bein fünfmal wiederholen.

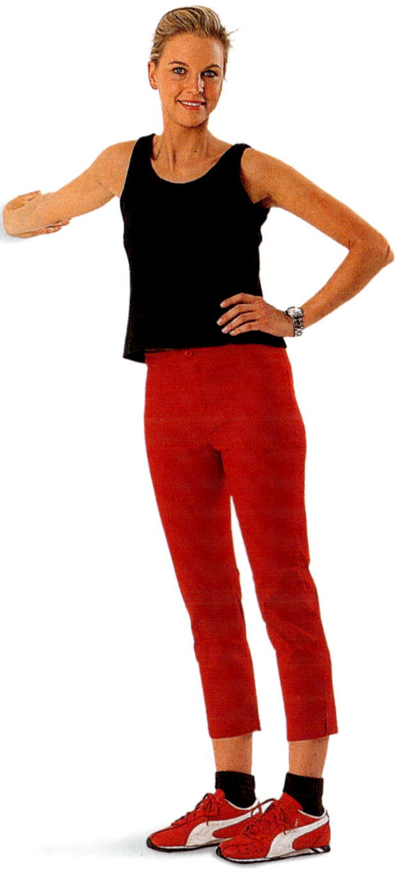

10 Dehnung der Brustmuskulatur

Stützen Sie sich mit einer Hand an einer Wand ab. Drehen Sie jetzt den Rumpf möglichst weit vom gestreckten Arm weg.
Der Blick richtet sich ebenfalls vom Arm weg.
Jeweils 8–10 Sekunden.
Mit jedem Arm fünfmal.
Variieren Sie jedes Mal die Armhöhe.

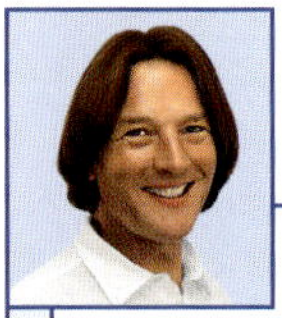

WARUM KRAFTÜBUNGEN WICHTIG SIND!

Nach einer ausreichenden Dehnung und Lockerung der Muskeln ist es sinnvoll, die verschiedenen Körperpartien auch wohl dosiert zu kräftigen.
Kräftigungsübungen sind mehr denn je nützlich und notwendig für den Muskelaufbau, da wir berufsbedingt zunehmend unter Bewegungsmangel »leiden« und unsere Muskulatur viel zu wenig gefordert wird. Vor allem sind Rücken- und Bauchmuskeln zu oft unterentwickelt und können ihre Aufgabe, dem Becken und der Wirbelsäule eine gute physiologische Haltung zu geben, nicht mehr erfüllen. Die Folge: Verspannungen, die bei vielen Menschen Schmerzen verursachen. In solchen Fällen schaffen Dehnungen und anschließende Kräftigungsübungen der betroffenen Muskelgruppen einen Ausgleich. Besonders die Wirbelsäule ist auf ein ausgeglichenes Kräftespiel zahlreicher Muskelgruppen angewiesen. Bitte beachten Sie: Die Kraftübungen immer langsam und kontrolliert durchführen!

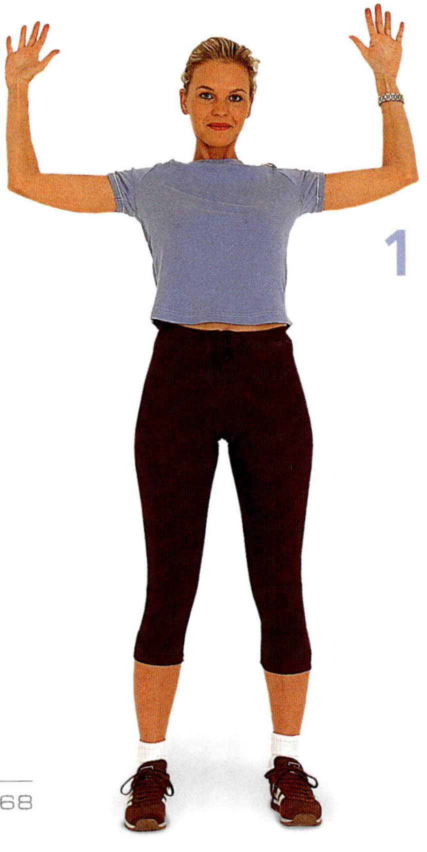

1 Kräftigung der Schulterblattmuskeln

Lehnen Sie sich mit dem Rücken an eine Wand, die Füße etwa eine Fußlänge davon entfernt. Auch die Ellenbogen haben Kontakt zur Wand und bilden einen mehr oder weniger exakten rechten Winkel. Jetzt drücken Sie Ihren Körper für 10 Sekunden etwas von der Wand ab. Die Arme dabei nicht absinken lassen!
Empfohlen: für jede Seite 5 Wiederholungen.
Diese Übung trainiert eine aufrechte Oberkörperhaltung.

2 Kräftigung der Rückenmuskulatur

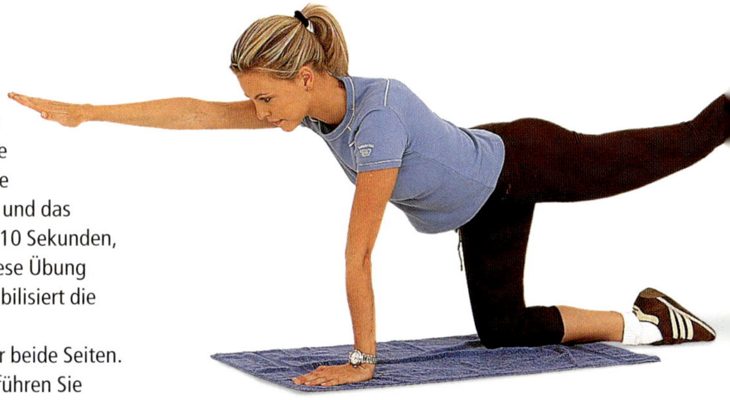

Gehen Sie in die Bankstellung (»Vierfüßlerstand«) und strecken Sie den rechten Arm und das linke Bein horizontal aus. Halten Sie die Spannung (Hohlkreuz vermeiden und das Becken nicht drehen!) über 8 bis 10 Sekunden, dann Arm und Bein wechseln. Diese Übung stärkt die Rückenstruktur und stabilisiert die Wirbelsäule.
Empfohlen: 5 Wiederholungen für beide Seiten.
Zur Entspannung bzw. Dehnung führen Sie Knie und Kinn zusammen und drücken den Rücken rund nach oben (Katzenbuckel).

3 Kräftigung der Bauchmuskulatur

Legen Sie sich auf den Rücken. Nach deutlichem Anwinkeln der Kniegelenke werden die Beine aufgestellt, die Fußspitze hoch gezogen und mit der Ferse leicht aktiv gegen den Boden gedrückt.
Legen Sie die Hände hinter den Kopf und schauen Sie nach oben. Jetzt die Schultern vom Boden abheben und 10 Sekunden lang halten. Die Lendenwirbelsäule bleibt flach am Boden!
Empfohlen: 10 Wiederholungen.
Das Bauchmuskeltraining stabilisiert das Becken und damit die Wirbelsäule.

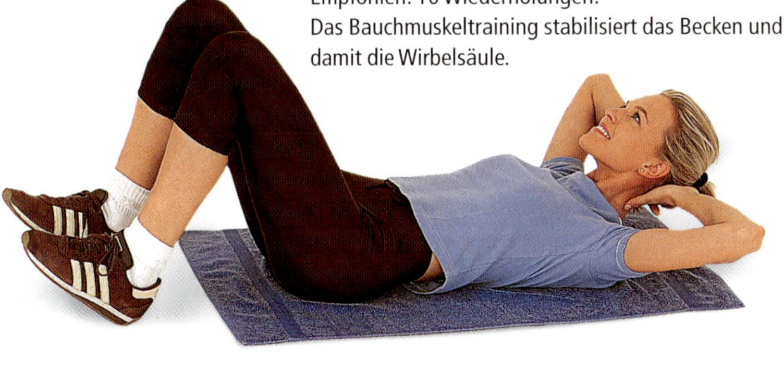

4 Kräftigung der seitlichen Rumpfmuskulatur

Gehen Sie in den »Seitstütz«: Stützen Sie sich also seitlich liegend mit einem Unterarm am Boden ab. Jetzt die Hüfte heben – und zwar so weit, dass der Körper durch Anspannung der Rumpf-, Gesäß- und Beinmuskulatur eine Linie bildet. Die Position 10 Sekunden halten.
Empfohlen: 10 Wiederholungen auf beiden Seiten.

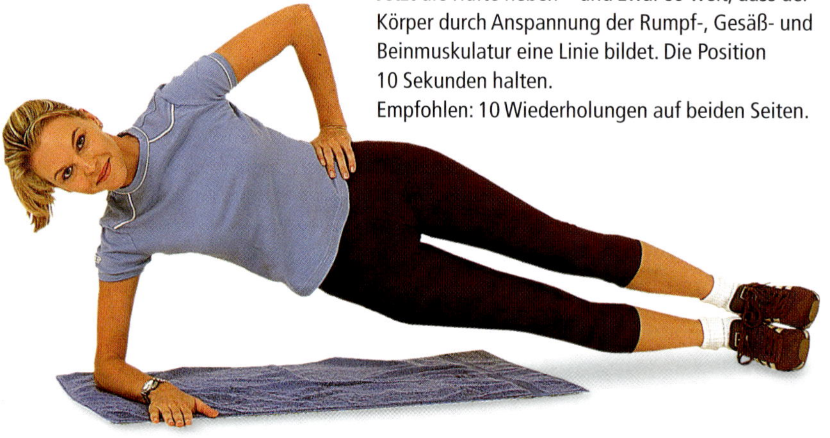

5 Kräftigung der unteren Bauchmuskulatur

Legen Sie sich auf den Rücken, die Arme rechts und links vom Körper abgelegt. Die Beine werden in die Senkrechte gebracht, die Füße befinden sich über dem Becken. Dann das Becken nur leicht vom Boden abheben, 10 Sekunden halten und im Zeitlupentempo wieder zurücksinken lassen. Wichtig: Holen Sie keinen Schwung! Stellen Sie sich vor, Sie würden die Füße himmelwärts schieben.
Empfohlen: 10 Wiederholungen.

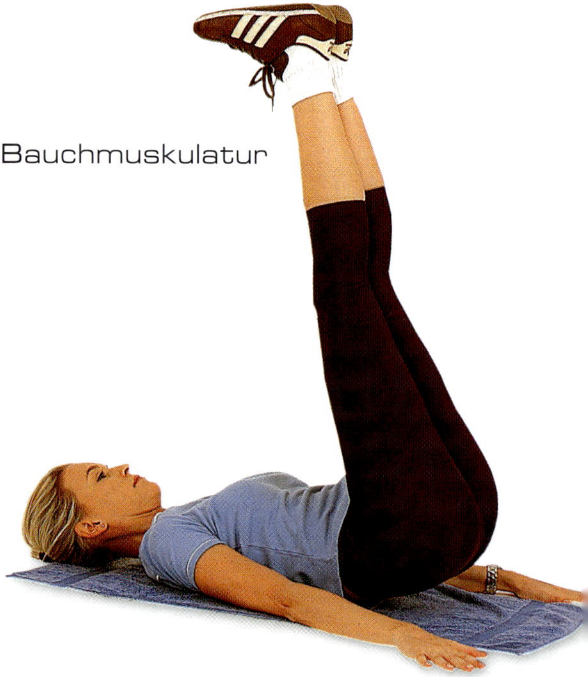

MEIN TIPP

Lockerung der Muskulatur

Und zum Schluss noch zwei Übungen, die ich zur Dehnung, Lockerung und Entspannung der Muskulatur empfehle. Diese Übungen können Sie bequem auch immer wieder mal zwischendurch am Arbeitsplatz oder zu Hause machen.

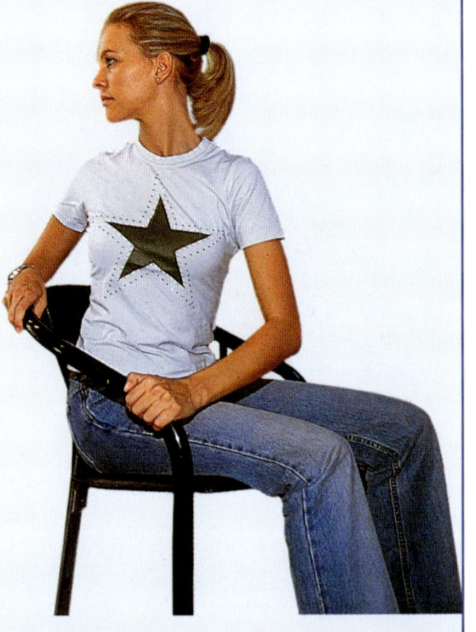

Erste Übung zur Lockerung der einzelnen Wirbelsegmente: Legen Sie sich rücklings auf den Boden. Umfassen Sie dann mit beiden Händen Ihre Unterschenkel. Die Oberschenkel werden nun so nah wie möglich an den Oberkörper gedrückt, der Kopf in Richtung Kniegelenke. Ohne eine Bewegung im Hüftgelenk schaukeln Sie auf dem runden Rücken. Etwa 10- bis 15-mal.

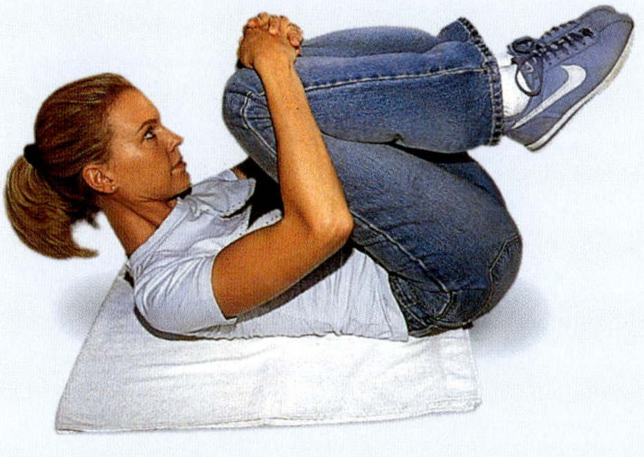

Zweite Übung zur Mobilisierung der Wirbelsäule im Bereich der Lenden- und unteren Brustwirbelsäule: Setzen Sie sich auf einen Stuhl mit Lehne, die Beine leicht gegrätscht, die Füße am Boden fixiert. Drehen Sie nun den Oberkörper gegen das Becken und unterstützen Sie die Drehung mit der Kraft Ihrer Arme. Halten Sie sich dabei an der Stuhllehne fest und bleiben Sie in dieser Endstellung etwa 8 bis 10 Sekunden. In beide Richtungen 5- bis 10-mal wiederholen.

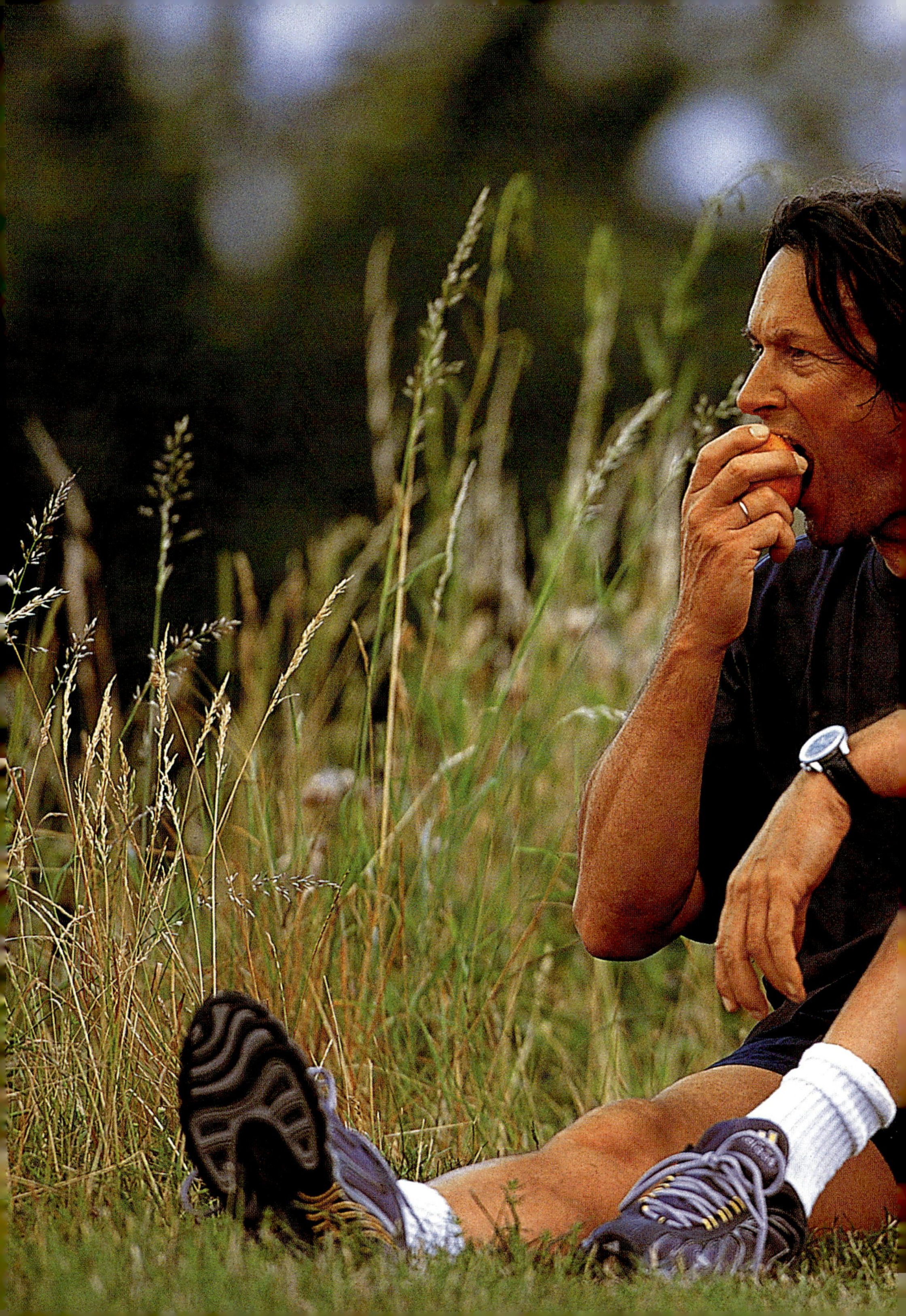

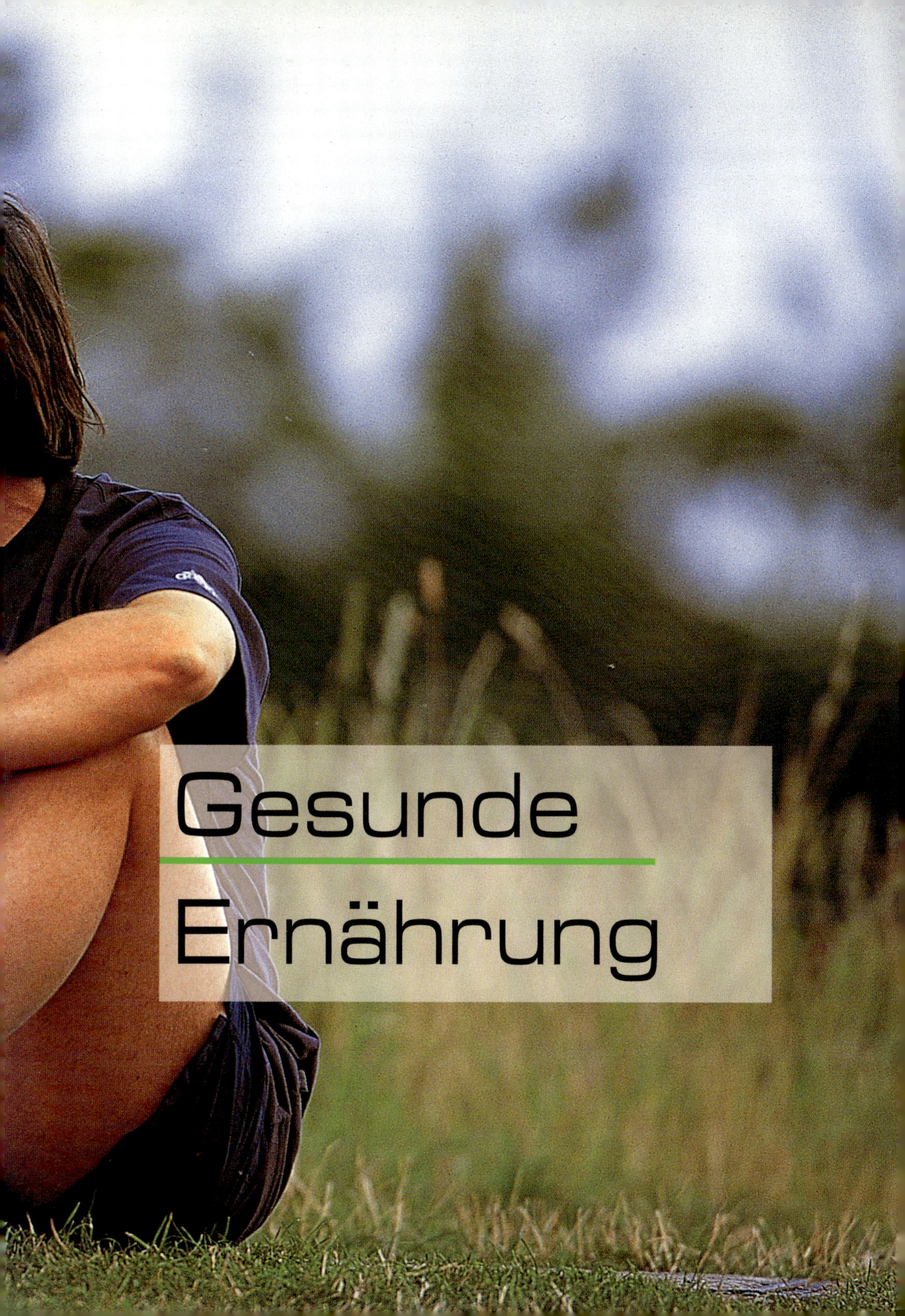

Gesunde Ernährung

Warum Ihre Ernährung so wichtig ist!

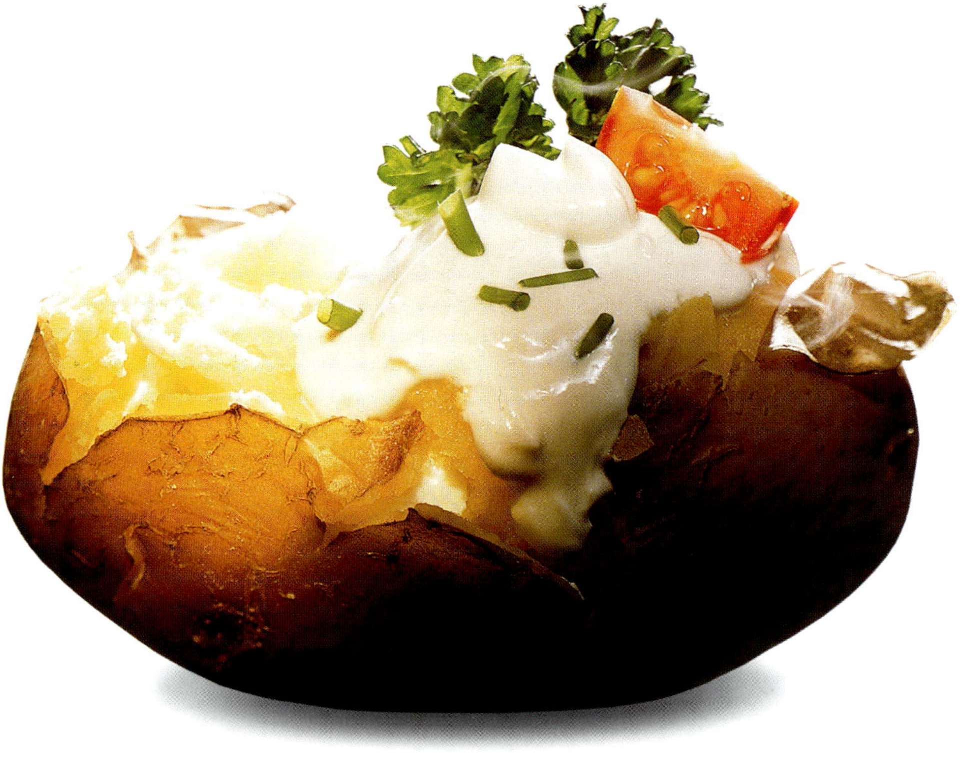

Noch niemals gab es so viele und so gute Bücher zum Thema gesunde Ernährung. Die einen propagieren Vollwert-, die anderen Trennkost, wieder andere schwören auf eine Ernährung nach Blutgruppen. Die Heerschar der Theorien und Diätpläne ist unüberschaubar und oft widersprüchlich. Ich kann und will dem Leser hier nicht die ultimativen Ernährungsweisheiten mitgeben – das geht auch gar nicht. Denn: Jeder Mensch hat andere Bedürfnisse und Vorlieben und bringt verschiedene Veranlagungen mit. Außerdem verwertet jeder die Nahrung unterschiedlich. Das, was ich über das komplexe Thema Ernährung vermitteln möchte, ist einfach – so einfach wie die Botschaft, die dieses Buch durchzieht: Die Basis für Gesundheit ist maßvolle Lebensführung, Leistungsbereitschaft und Mut zur Verantwortung – Verantwortung für die eigene Gesundheit. Das gilt natürlich und vor allem auch für das, was wir essen.

Vorsicht, Verschlackungsgefahr

Das Bindegewebe lebt in besonderer Weise von dem, was wir ihm über die Nahrung anbieten. Wer zum Beispiel zu viel Fleisch und Milchprodukte, wie Käse oder Joghurt, isst, übersäuert sein Bindegewebe. Dann wird es weniger durchlässig für Nähr- und Schlackenstoffe, es kommt zu einer regelrechten »Versulzung«.

Transitstrecke Bindegewebe

Wie wichtig das Bindegewebe ist, soll auch an dieser Stelle noch einmal gesagt werden. Das Bindegewebe bewirkt weit mehr, als nur die Zellen zusammenzuhalten. Die Zellen müssen auch mit Organen kommunizieren können, davon hängt unsere Gesundheit ab. Die Signalübermittlung funktioniert über das Bindegewebe, die Reize werden zwischenzellulär und mit Hilfe von Hormonen auf elektrochemischem Weg übertragen. Jeder Nährstoff, aber auch jeder Schlackenstoff muss durch das Bindegewebe – es ist eine Art Transitstrecke, Kommunikationsnetz und Nährstofffilter. Es kann aber nur effizient arbeiten, wenn es durchgängig und elastisch ist. Und diese Elastizität hängt von mehreren Faktoren ab: vom Anteil der jeweiligen Fasertypen (Kollagen, Elastin u.a.), von seinem Wassergehalt und den darin gelösten Nährstoffen. Und die Qualität der Nährstoffe wiederum hängt von der Qualität der Ernährung ab.

Wenn das Bindegewebe falsch verbindet

Das lockere Bindegewebe, das die Organe umgibt, Gefäße und Nerven umspannt und einen reichlichen Wasseranteil hat, wird von gelösten Nährstoffen durchströmt. Ernährungsfehler wirken sich schnell aus. Das faserreiche, straffe Bindegewebe, Sehnen, Bänder oder Organkapseln gehören zu den sparsam ernährten, sparsam sich ernährenden Geweben, im Medizinischen spricht man von bradytrophen Geweben. Hier wirkt sich eine Ernährungsschieflage nicht sofort negativ aus, aber sicherlich langfristig.

Das Gleiche gilt übrigens auch, wenn die Ernährung umgestellt und damit eine Chance zur Regeneration eröffnet wird.

Denn eine Korrektur ist – zum Glück – jederzeit möglich. Trotzdem: Es sind vor allem und immer noch ernährungsbedingte Gesundheitsstörungen, die das straffe und lockere Bindegewebe schädigen. Sie sind beispielsweise die Hauptursache für eine ganze Reihe von Zivilisationskrankheiten:

- Übergewicht mit schädlichen Folgen vor allem für die Gelenke und den Bandhalteapparat,
- Rheuma als Folge einer chronischen Gewebeübersäuerung mit Gelenkentzündung und Deformation,
- Herz-Kreislauf-Erkrankungen durch Veränderungen der Blutgefäßwände und der sie ernährenden Bindegewebsstrukturen,
- Erhöhung des Harnsäurespiegels im Blut mit Gelenkentzündungen bei Gicht,
- Veränderung der Gallenproduktion mit der Bildung von Gallensteinen,
- Diabetes (Zuckerkrankheit) mit schwer wiegenden Folgen für das Bindegewebe (Nervenschmerzen, Durchblutungsstörungen, Arterienverkalkung).

Der Säure-Base-Haushalt

Unser Körper hält den Säuregrad seiner Flüssigkeiten und Organe in engen Grenzen, die manchmal bis zu zwei Stellen hinter dem Komma genau sein müssen. Dies zeigt, dass der Stoffwechsel diesen Punkt sehr ernst nimmt und viele Mechanismen entwickelt hat, das innere Gleichgewicht einzuhalten.

Was sind Säuren und Basen?

Diese Begriffe aus der Chemie sind uns aus dem täglichen Leben vertraut: Essig im Salat oder Zitronensaft ist sauer. Säuren bilden die eine Seite einer Waage. Seifen oder Kaisernatron gehören zu den Basen, zur anderen Seite. Die Stärke von Säuren und Basen wird als pH-Wert angegeben, die Skala reicht von pH 1 (extrem sauer, wie Schwefelsäure) bis pH 14 (extrem basisch, wie Natronlauge). Wasser ist mit dem pH-Wert 7 neutral. Der Ideal-pH-Wert der Gewebsflüssigkeit liegt im leicht Basischen bei pH 7,38 bis 7,44. Unser Urin kann Werte zwischen pH 5 und 8 annehmen – ein Zeichen für Regulation und Gegenregulation. Sind im Gewebe zu viel Säuren vorhanden (Harn-, Fett-, Essig- oder Aminosäuren), mobilisiert das Bindegewebe Eiweißverbindungen, um sie zu neutralisieren oder abzupuffern. Umgekehrt wird ein Zuviel an Basen (Bicarbonate) durch Säureverbrauch ausgeglichen. Wir nennen dieses Gleichgewicht den Säure-Base-Haushalt.

Warum der Säure-Base-Haushalt für das Bindegewebe so wichtig ist

Die Bedeutung des Säure-Base-Haushalts liegt in seiner Pufferkapazität: Durch unsere Ernährung und Lebensführung neigt unser Stoffwechsel zur Bildung von zu viel Säuren. Man kann davon ausgehen, dass die meisten von uns »übersäuert« sind, das heißt, dass sie ihre Basenreserven ziemlich beanspruchen. Die Säurebelastung wirkt sich auf die Beschaffenheit der Eiweißmoleküle, die Struktur der Zellwände, die Durchlässigkeit der Membranen und die Filterqualität des Grundsystems aus (GAGs und PGs, s. Seite 61).

Zwar arbeiten Lunge (Abatmen von Kohlensäure), Niere (Ausscheidung von Säuren mit dem Urin) und die Haut (Ausscheidung von Säuren mit dem Schweiß) ebenfalls in diesem Gleichgewicht mit, langfristige Schäden trägt aber das Bindegewebe davon. Anzeichen dafür sind:

- Entzündungen der Gelenke durch zu viel Harnsäure,
- Reizbarkeit der Gelenkinnenhaut bei rheumatischen Grunderkrankungen,
- Schmerzempfindlichkeit und Brennen bestimmter Muskelgruppen bei Fibromyalgie,
- Strukturschäden im Knorpelgerüst und verstärkter Knochenabbau,
- Flechten, Ekzeme und Zeichen von Ausscheidungsstörungen der Haut.

Was tun, wenn Sie die ersten Warnzeichen feststellen?

Messen Sie Ihr Säure-Base-Profil mit Säurepapier aus der Apotheke (pH 5,0 bis 8,0). Einfach das Teststreifchen direkt in den Urinstrahl halten. Messen Sie an einem beliebigen Tag siebenmal: vor und nach dem Frühstück, vor und nach dem Mittagessen, vor und nach dem Abendessen und nochmals vor dem Zubettgehen, also zum Beispiel um 7, 10, 12, 15, 18, 20 und um 23 Uhr. Tragen Sie Ihre Werte in das unten stehende Tagesprofil ein. Die gelbe Kurve zeigt den Idealzustand. Liegen Ihre Werte eindeutig im Sauren, können Sie folgende Maßnahmen treffen:

- Umstellung der Ernährung (s. Tabelle Seite 180),
- Trinken basenhaltiger Mineralwässer,
- Neutralisieren von überschüssigen Säuren durch Basenpulver-Mischungen aus der Apotheke (lassen Sie sich beraten),
- Basenbäder mit Natriumbicarbonat (200 g/Wanne),
- Bewegung und Bindegewebsmassage zur Aktivierung des Bindegewebsstoffwechsels,
- Einnahme von Nährstoffen, die entsäuern helfen (z. B. Kalium und Zink).

Es kann vorkommen, dass der ganze Stoffwechsel bereits blockiert ist und die Säuren nicht zu mobilisieren sind. In diesem Fall ist eine Konsultation von F.-X.-Mayr-Ärzten, die eine spezielle Fastenkur auf der Basis von Milch und Brot durchführen, ratsam. Reduktionsdiäten und Fastenkuren mobilisieren sehr viel saures Material aus dem Gewebe. Speziell in diesen Phasen sollten Sie auf eine zügige Ausscheidung achten, sich bewegen, viel trinken und eventuell Basenmischungen einnehmen.

Regeneration des Bindegewebes

Ernährungsfehler verursachen unserer Gesellschaft enorme Kosten: jährlich weit über 100 Milliarden Euro. Und sie kosten jeden

Urin-pH-Tagesprofil

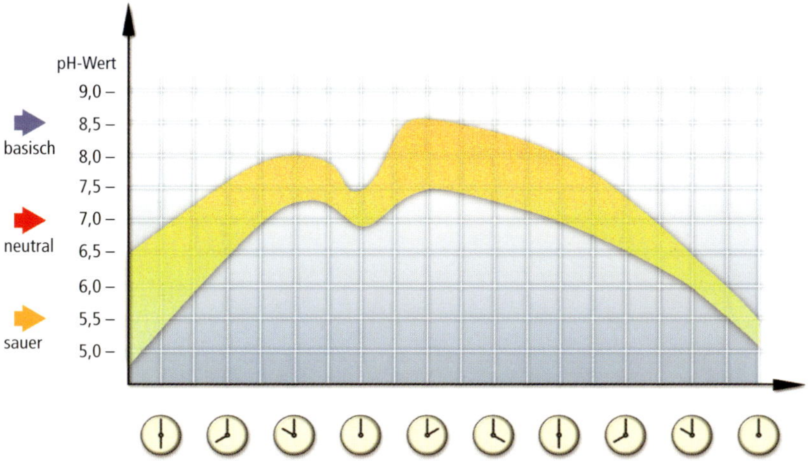

In diese Tabelle können Sie Ihre persönlichen Säure-Messwerte eintragen (s. Text). Das gelbe Band gibt den Bereich an, in dem normale Werte über den Tag hinweg schwanken. Liegen Sie häufig darüber oder darunter, ist Ihr Säure-Base-Haushalt aus dem Gleichgewicht. Höchste Zeit, etwas dagegen zu unternehmen.

Betroffenen viel: ein großes Stück an Lebensqualität. Wie so oft gilt auch hier: Steter Tropfen (= Fehlernährung) höhlt den Stein (= Bindegewebe). Das zeigt sich in Fehlregulationen: Es werden Informationen, die das Bindegewebe durchlaufen oder im Bindegewebe gespeichert und verarbeitet werden, falsch programmiert, schlecht oder gar nicht verarbeitet oder sogar in krank machende Strukturen umgebaut. Das ist die schlechte Nachricht.

Es ist nie zu spät!

Die gute Nachricht: Jeder hat es selbst in der Hand, den *point of no return*, also die Grenze des finalen Umkippens, noch rechtzeitig zu beeinflussen. Jeder kann die Möglichkeiten der Regeneration des Bindegewebes durch vernünftige Ernährung wirksam unterstützen. Es dauert zwar Wochen und Monate, um einen verschlackten Körper wieder zu reinigen und zu regenerieren, aber es ist möglich. Es funktioniert allerdings nur bei konsequenter Ernährungsumstellung.

Nutzen Sie Ihre Chance

Wie kann es angehen, dass der Ort, an dem Kranke wieder aufgepäppelt und stabilisiert werden sollen, also das Krankenhaus, oftmals ziemlich miserable Kost anbietet? Wie kann es sein, dass die Ruhe- und Umstellungszeit, die eine Kniebehandlung, eine Hüftprothese, eine Bandscheibenoperation oder eine Rheumakur für den Patienten mit sich bringt, nicht genutzt wird?
Das wäre doch ein außerordentlich guter Zeitpunkt, Patienten für neue Ernährungsgewohnheiten zu gewinnen. Denn wer sich bewusst ernähren will, muss über ein gewisses Basiswissen verfügen. Das kann und sollte sich jeder aneignen – zu seinem eigenen Wohl.

Energiespender KOHLENHYDRATE

Sie sind die Wunderwaffe, das »Muskelbenzin« – ohne sie gibt es keine Leistung. Kohlenhydrate werden als Glykogen in Muskeln und Leber gespeichert und liefern schnell und ökonomisch die für Muskel- und Gehirntätigkeiten notwendige Energie. Gut gefüllte Energiespeicher garantieren eine lange und hohe Leistungsfähigkeit. Kohlenhydrate können Nervennahrung und Stimmungsmacher sein.
Vorneweg ein bisschen Chemie: Unter dem Begriff Kohlenhydrate wird eine Vielzahl von Stoffen zusammengefasst, die aus Zuckermolekülen bestehen. Tritt ein solches Molekül einzeln auf, wird es Einfachzucker genannt. Hierzu gehören Traubenzucker (Glukose) und Fruchtzucker, wie sie in Obst vorkommen. Haften zwei Zuckermoleküle zusammen, heißt diese Verbindung Zweifachzucker. Dazu gehören Milch- und Malzzucker, Rohr- und Rübenzucker (also auch unser Haushaltszucker). Wenn sich viele Moleküle zu langen Ketten zusammenschließen, entstehen Mehrfachzucker oder komplexe Kohlenhydrate. Dazu gehören neben Stärke, die in Vollkornprodukten, Müsli, Kartoffeln oder Gemüsen vorkommt, auch die Ballaststoffe aus Obst, Gemüse und Vollkorngetreide.

Schnell verfügbare Energie

Kohlenhydrate sind eine wichtige Energie- und Leistungsquelle. Kurzkettige Kohlenhydrate und Einfachzucker stehen blitzschnell zur Verfügung – ein Plus also, wenn eine spontane Energiespritze benötigt wird. Andererseits sind sie rasch verbraucht. Hinzu kommt, dass die schnell verfügbaren Kohlenhydrate (dazu gehört auch das beliebte Stück Traubenzucker) rasch ins Blut schießen und den Blutzuckerspiegel schnell ansteigen lassen. Die Antwort des Körpers darauf ist: verstärkte Insulinausschüttung. Der Blutzuckerspiegel sinkt im Nu wieder ab, kann sogar unter das Anfangsniveau fallen. Die Folgen: Unterzuckerung und damit verbunden Konzentrationsschwäche, Leistungsabfall und Müdigkeit. Zudem wird die Fettverbrennung gehemmt, die Kohlenhydratspeicher werden schneller entleert.

Der Wert der Ballaststoffe

Auch Ballaststoffe (Zellulose, Pektin) gehören zu den Kohlenhydraten. Es sind Pflanzenstoffe, die vom menschlichen Körper nicht verdaut werden können, die jedoch wichtige Aufgaben bei unserer Verdauung erfüllen und den Stoffwechsel beeinflussen. Sie bringen Volumen auf den Teller und machen lang anhaltend satt, da sie unseren Magen nur langsam wieder verlassen.

Ballaststoffe kommen nur in pflanzlichen Lebensmitteln vor, genau genommen in deren Zellwänden. Wir sollten am Tag rund 30 Gramm Ballaststoffe (z. B. enthalten in 170 g weißen Bohnen) essen – was leider die wenigsten tun.

Vollkornbrot und Naturreis enthalten bis zu viermal mehr Faserstoffe, weil die wertvollen Randschichten der Körner, die voller Ballaststoffe stecken, mit verarbeitet werden. Im ostasiatischen Raum ernähren sich die Menschen sehr viel kohlenhydratreicher und leben damit wesentlich gesünder als

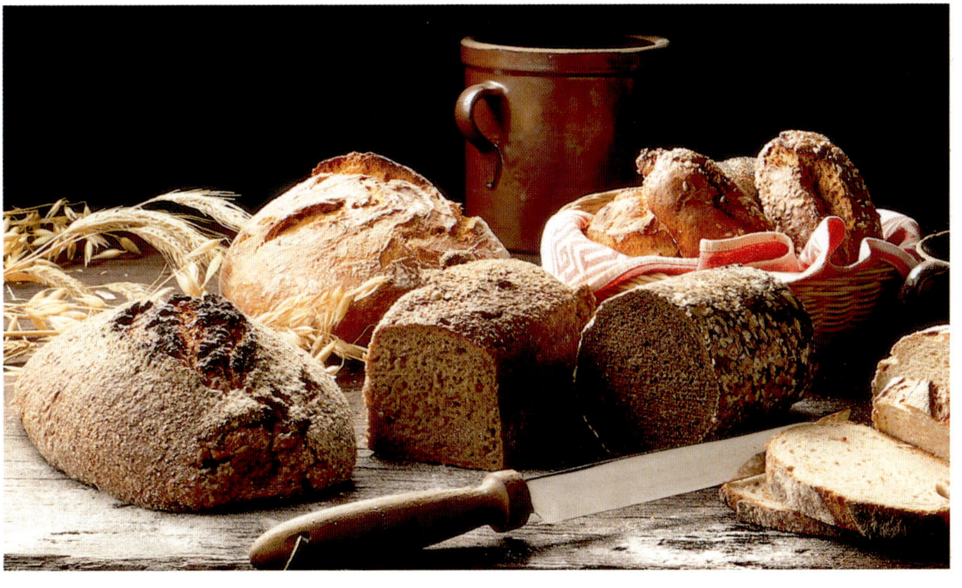

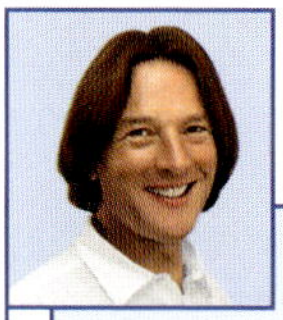

ERNÄHRUNG UND BINDEGEWEBE: WAS HILFT, WAS SCHADET

Nahrungsmittel, die dem Bindegewebe helfen, sich zu regenerieren

- geschrotetes Getreide für Müsli, zum Backen und als Beilage, Vollkornreis, Hirse, Grünkern
- alle Sorten von frischem Obst der Saison
- frisches Gemüse: Kartoffeln, Zucchini, Gurken, Knoblauch, Champignons, Tomaten, Blattsalat, Karotten, Spinat; mit Einschränkung auch tiefgefrorenes Gemüse
- frische grüne Bohnen
- milchsauer vergorenes Sauerkraut oder Gemüse
- Roggen-, Radieschen- oder Sojakeimlinge
- täglich etwa 50 g frische oder getrocknete Kräuter und mindestens 5 g Petersilie
- kaltgepresste Öle (z. B. Olivenöl, Maiskeim- und Sonnenblumenöl), reine Pflanzenfette, Eidotter
- täglich mindestens 20 g Sonnenblumenkerne oder Mandeln oder 1 Teelöffel geschrotete Leinsamen
- Tofu, Sojamilch-Mixgetränke, Frischmilch, Buttermilch, Molke, Kefir, Joghurt (in Maßen)
- nicht aromatisierte Kräutertees, lange gezogener schwarzer Tee, Malzkaffee, Mineralwasser, frisch gepresste Säfte, milchsauer vergorene Gemüsesäfte
- Agar-Agar als Geliermittel
- zum Süßen: pürierte Bananen, ungeschwefelte und zerkleinerte Trockenfrüchte, in Maßen Imkerhonig, Vollrohrzucker, Ahornsirup

Nahrungsmittel, die das Bindegewebe eher verschlacken/übersäuern

- Weißmehl und Weißmehlprodukte, z. B. Weißbrot, Kuchen, Nudeln, polierter Reis
- Rosenkohl, Mais, Artischocken
- Linsen, Erbsen
- lang gegartes Gemüse, aufgewärmte oder lang gekochte Speisen
- Konserven jeder Art
- Würzkonzentrate, Fleischbrühe jeglicher Art
- tierische Fette wie Butter, pflanzliche gehärtete Fette, raffinierte Öle, stark erhitzte Fette, Nussaufstrich mit Zucker, Walnüsse, Erdnüsse, Sesam
- Milchprodukte wie Quark, Käse, Sauer- und Dosenmilch, Parmesan, Mozzarella, Schafs- und Ziegenkäse
- tierisches Eiweiß in Form von Fleisch, Geflügel, Fisch und Schalentieren, Wurst, Hühnereiweiß
- Fertiggerichte, Chips, Instant-Kartoffelpüree
- häufiger Alkoholkonsum
- mit Zucker gesüßte Säfte, Limonaden, Fruchtnektare, kurz gezogener schwarzer Tee, Bohnenkaffee
- Gelatine
- Raffinade-Zucker, Schokolade, Pralinen, Bonbons, Marmelade, Süßstoff, Pudding, Eis

die westlichen Wohlstandsbürger. Hier bei uns, in unserer Ernährung, dominiert das Eiweiß.

Rundum gesund: Kartoffel

Komplexe Kohlenhydrate, insbesondere die Stärke in Kartoffeln, stellen für mich die weitaus sinnvollste Energiequelle für den Körper dar. Und hier breche ich eine Lanze für die Knollenfrucht, die Bestandteil vieler Diäten, Heilnahrungen und des alltäglichen Essens ist. Die Kartoffel besteht zu ca. 75 Prozent aus Wasser, 15 bis 16 Gramm Stärke, ein bisschen Zucker, einer geringen Menge Rohfasern, 2 Gramm Proteinen und 0,5 bis 1 Gramm Mineralstoffen. 100 Gramm Kartoffel enthalten zwischen 80 und 90 Kilokalorien (336 bis 338 Kilojoule) und damit 2,5-mal weniger als eine entsprechende Menge Brot. Dass die Kartoffel dennoch ein so hochwertiges Nahrungsmittel ist, verdankt sie der Stärke, den Proteinen und dem nicht unerheblichen Anteil an Vitaminen und Mineralstoffen. Selbst nach drei Monaten Lagerung enthalten 100 Gramm Speisekartoffeln immer noch rund 15 Milligramm Vitamin C.

Der Nährwert der Kartoffeln

Man darf nicht übersehen, dass sich der hervorragende Nährwert der Kartoffel durch manche Zubereitungsarten wesentlich verringert. Jedes Schälen vor dem Kochen verringert den Gehalt an Vitaminen und Mineralstoffen (Kalium, Magnesium und Eisen). Backt man sie in heißem Fett aus, wie bei Pommes frites oder Kartoffelchips, vermehrt sich der Anteil der Fette. Der Kaloriengehalt nimmt um ein Vierfaches auf ca. 400 Kilokalorien pro 100 Gramm zu! 100 Gramm Kartoffelchips erreichen sogar 550 Kilokalorien. Nicht die Kartoffel macht dick, sondern das, was man ihr hinzufügt.

Ideal zur Entschlackung: Dinkel

Hildegard von Bingen lobt den Dinkel als »das beste Getreidekorn, da es zu einem rechten Blut führt«. Das Mehl ist reizarm, reich an Kieselsäure und eignet sich auch für eine Entschlackungsdiät, da es sehr hohe Faser- und Ballaststoffanteile besitzt. Kieselsäure stärkt Haut, Haare und Nägel, das enthaltene Zink verbessert die Stoffwechselaktivität vieler im lockeren Bindegewebe angesiedelter Enzyme.

Für Allergiker: Gerste

Gerste ist gluten- bzw. gliadenarm und daher bei Allergie gegen Getreideprodukte eine gute Alternative. Sie verfügt über hohe Kieselsäure- und Magnesiumanteile.

Senkt den Cholesterinspiegel: Hafer

Der Hafer wurde als Grundnahrungsmittel erst im 18. Jahrhundert durch die Kartoffel verdrängt. Kein anderes Getreide kommt als

> **MEIN TIPP**
>
> Bananen sind als Kohlenhydrat-Bomben unschlagbar – sie liefern schnelle Energie, sind sehr bekömmlich und sättigend. Außerdem enthalten sie viel Kalium, Magnesium, Vitamin A und C sowie verschiedene B-Vitamine. Und was beim Sport wohltuend ist: Bananen sind schleimbildend und damit sehr wirksam gegen einen unangenehm trockenen Mund.

Energiespender auch nur annähernd an ihn heran. Der eiweißreiche Hafer ist prall gefüllt mit gesunden Stoffen: 100 Gramm Haferflocken decken allein schon den Tagesbedarf an den acht lebenswichtigen essentiellen Aminosäuren. Der Fettanteil des Haferkorns besteht zu einem hohen Maß aus ungesättigten Fettsäuren, die besonders wichtig sind für die Gesunderhaltung der Zellmembranen.

Als schneller Energielieferant ist Hafer in Form von Flocken oder Cerealien bei Sportlern ein beliebtes Nahrungsmittel. Er enthält mehr Kalzium, Eisen, Mangan, Silizium und Zink als andere Getreidesorten und darüber hinaus reichlich Magnesium.

Wegen des hohen Ballaststoffanteils des vollen Korns eignet sich Hafer ganz hervorragend zur Bindung der Gallensäuren, zur Entschlackung und zum Absenken des Cholesterinspiegels.

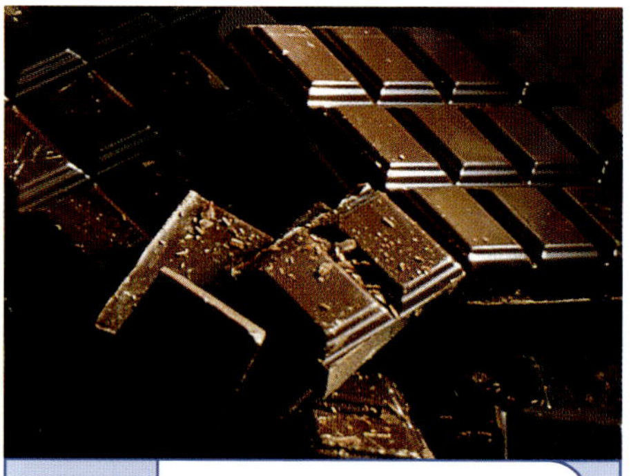

MEIN TIPP

Kakao schützt das Bindegewebe: Er wirkt bakterizid und antioxidativ, weil er viele Bioflavonoide enthält (s. Seite 215). Schon 600 Jahre v. Chr. bereiteten sich die Mayas ein Getränk aus Kakaobohnen zu, um Fieber, Husten und auch Schwangerschaftsbeschwerden zu behandeln. Sind dann Schokoriegel gesund? Leider nein. Genau wie Milchschokolade enthalten sie viel Zucker, Milch, also Eiweiß, und Fett – Zutaten, die die günstige Wirkung des Kakaos zunichte machen. Als Pausensnack für Schulkinder sind sie also nicht geeignet. Damit Kakao gesund wird, sollte der Kakaoanteil in Schokoladeprodukten mindestens 60 Prozent betragen. Wenn Sie sich etwas Gutes tun wollen, dann essen Sie statt Milchschokolade ab und zu ein Stück Bitterschokolade mit hohem Kakaoanteil.

Gut für Gefäße, Knochen und Gelenke: Hirse

Hirse ist eine alte Getreideform, die besonders viel Fluor, Eisen, Kieselsäure und Vitamine enthält. Seine Bedeutung für das Bindegewebe: Ob Gefäßwände, Knochengerüst und Knorpel, Gelenkbänder, Schleimhäute oder das gesamte Stützgewebe – alle Teile unseres Organismus profitieren von Hirse.

Entwässert: Reis

Die Hälfte der Menschheit lebt vorwiegend vom Reis. Bis das Reiskorn allerdings auf unseren Tisch wandert, hat es viele, fast zerstörerische Prozesse durchlaufen, die es in seinem Wert herabsetzen und zum Teil sogar für eine entsäuernde Diät nutzlos machen. Reistage sind nur mit Vollkornreis sinnvoll.

Empfehlen möchte ich den braunen Naturreis, denn nur dieser Reis ist vollwertige Kost. Der weiße Reis oder auch *parboiled* Reis ist zu einem reinen Kohlenhydrat- und Stärkespender degeneriert.

Der hohe Kaliumgehalt des Reises macht ihn besonders wichtig für das Säure-Base-Gleichgewicht. Gleichzeitig entwässert er sehr stark durch seinen niedrigen Natriumanteil. Da der Reis den Blutzuckerspiegel innerhalb von einer Stunde zu seinem höchsten Wert auflaufen lässt, ist zu viel Reis für Diabetiker nicht ratsam.

Kraftkorn Roggen

Die Stärke und Widerstandskraft des Roggengetreides sind symptomatisch für seine Wertigkeit. Jeder, der körperlich hart arbeiten muss und starke Muskeln braucht, liebt das schwere, dunkle Roggenbrot. Zwei Scheiben enthalten schon gut ein Zehntel der meisten Mineralien, die wir am Tag brauchen. Roggenvollkornbrot hat »erzieherischen« Wert für die Verdauungsorgane, da sie stark angeregt werden. Außerdem muss intensiver gekaut werden, das stärkt den Bandhalteapparat der Zähne, und man wird schneller satt. Roggenbrot muss als gesäuertes Brot etwas abgelagert werden, bevor man es verzehrt. Auch dieses Korn enthält neben Kalium viel Eisen.

Nur als volles Korn gesund: Weizen

Wie bei allen Getreiden sind seine wirklich gesunden Anteile vorwiegend auf die Randschichten beschränkt, die wir den Schweinen als so genannte Mastkleie vorsetzen. Weizenkörner, die man zum Beispiel in einer Thermoskanne mit kochendem Wasser über Nacht aufquellen und dann zubereiten kann, sind überaus köstlich. Weißmehl bzw. ausgemahlenes Mehl ist nicht nur wegen seiner Begleitstoffarmut wenig empfehlenswert, sondern vor allem wegen der negativen Einflüsse auf die Verdauung und die ansäuernde Wirkung auf das Grundsystem. Es ist ein Vitamin- und Mineralstoffräuber, weil es zur Verstoffwechselung viele Biostoffe verbraucht.

AUF EINEN BLICK

Bayerisch-mediterrane Kost

Europäische Integration auf höchstem Niveau! Die genussfreudige Küche der alten Fußballnation Italien, kombiniert mit dem bayerischen Mahlzeitenrhythmus ist die ideale Ernährungsweise: Sie ist gemüse- und salatbetont, reich an Meeresfrüchten und Fisch, einfach und fleischarm. Es gibt leichte Suppen und variationsreiche Pasta- und Kartoffelgerichte. Gekocht wird mit Olivenöl, ohne Butter oder Biskin. Das Bayerische daran: Gegessen wird nach einem gesunden, dem Bedürfnis des Körpers angepassten Rhythmus: morgens ein solides Frühstück, dann eine Brotzeit und gegen 12.00 Uhr das Mittagessen. Ein frühes Abendessen gegen 18.00 Uhr belastet Magen, Darm und Leber nachts weniger, und ein Glas Weißbier frühestens eine Stunde nach einem anstrengenden Spiel ersetzt die verloren gegangenen Vitamine, Eiweiße und Zucker.

Baustoff EIWEISS

Eiweiß (Protein) ist für unseren Körper unverzichtbar: für das Wachstum, die Erneuerung von Zellmaterial und die Entwicklung von Organen und Geweben, von Enzymen und Hormonen, zur Stärkung unserer Abwehrkräfte und zur Erhaltung unserer Vitalität. Kollagene sind wichtige Eiweißverbindungen und die Bausteine für unsere Haut und Haare. Myosin und Actin sind Eiweiße in den Muskeln. Weitere Proteine brauchen wir in Blut, Herz und Hirn und allen Organen. Knochen und Zähne wären nicht stabil ohne diesen »interzellulären Zement«.

Lebenswichtige Aminosäuren

Eiweiß bzw. Protein kann neben Kohlenhydraten als Energiequelle dienen und spielt eine bedeutende Rolle für die Hirnaktivität. Einige Eiweißbausteine, wie Tryptophan, wirken sich sogar positiv auf die Stimmung aus, weil sie dafür sorgen, dass unser Gehirn mit dem »Glückshormon« Serotonin versorgt wird.

Eiweiße erfüllen also vielfältige Aufgaben, und sie sind sehr unterschiedlich aufgebaut. Ähnlich einer Perlenkette – mal schnurgerade aufgefädelt, dann wieder zum Knäuel verdreht – reihen sich viele Bausteine aneinander. Diese Bausteine nennt man Aminosäuren. Nehmen wir nun Eiweiß mit unseren Speisen auf, zerlegt unser Körper sie erst mal in ihre Einzelbestandteile, um sie dann ganz nach seinem Bedarf wieder zusammenzusetzen. Er braucht dazu 22 Aminosäuren. Die meisten kann unser Körper selbst herstellen, acht von ihnen (Valin, Lysin, Leucin, Isoleucin, Threonin, Methionin, Phenylalanin und Tryptophan) müssen mit der Nahrung aufgenommen werden. Sie sind lebenswichtig – essentiell.

Tierische und pflanzliche Eiweiße

Eiweiß ist in vielen Lebensmitteln enthalten. Natürlich denken wir zuerst an Eier, Milch und Steaks, aber Eiweiß steckt auch in pflanzlichen Lebensmitteln, etwa in Getreide, Hülsenfrüchten und Kartoffeln. Und obwohl unser Körper das pflanzliche Eiweiß schlechter verwerten kann als das tierische, sollte es in der Nahrung überwiegen. Denn Getreide, Hülsenfrüchte, Brot, Müsli und Nudeln liefern neben Eiweiß eine große Menge der so wichtigen Kohlenhydrate. Ein weiterer Vorteil pflanzlicher Eiweiße: Sie enthalten kaum Fett und kein Cholesterin. Um uns gesund zu ernähren, sollten wir täglich rund 55 bis 65 Gramm Eiweiß zu uns nehmen.

Vitamintransporteur FETT

Zunächst mal: Fett ist nichts Schlechtes. Chemisch gesehen bestehen Fette aus Glyzerin und drei unterschiedlichen Fettsäuren. In unserem Körper stecken (im Idealfall) rund 15 Prozent (Männer) bis 20 Prozent (Frauen) Fett – und das ist gut so. Denn Fett ist geballte Kraft, eine konzentrierte, nahezu unerschöpfliche Energiequelle. Ein Gramm Fett liefert neun Kilokalorien – mehr als doppelt so viel wie Kohlenhydrate oder Eiweiß. Vor allem: Fett transportiert die fettlöslichen Vitamine A, D, E und K und die unentbehrlichen (essentiellen) Fettsäuren, die für den Aufbau von Nerven- und Gehirnzellen so wichtig sind, durch die Darmwand ins Blut. Fett polstert, Fett wärmt. Fett ist also unverzichtbar. Allerdings: Das gilt nicht für alle Fette.

Welches Fett und wie viel Fett ist gut für mich?

Wir unterscheiden zwischen gesättigten und ungesättigten Fettsäuren. Die gesättigten Fettsäuren stecken in tierischen Produkten. Gesättigte Fettsäuren kann unser Körper selbst bilden. Ungesättigte nicht. Die müssen mit der Nahrung geliefert werden. Die hoch-

wertigen ungesättigten Fettsäuren sind in der Regel weich oder flüssig – und meist pflanzlicher Herkunft (z. B. aus Gemüse, Nüssen, Samen oder Oliven). Wir sollten also möglichst Pflanzenöle in der Küche verwenden. Durch regelmäßige Bewegung wird auch die Fähigkeit der Muskulatur erhöht, Fett als Energiequelle zu nutzen, weil der Körper dadurch lernt, fettverbrennende Enzyme zu produzieren.
Trotzdem: Vorsicht vor zu viel Fett. Zu viel Fett macht fett. Allerdings ist Fett auch Geschmacksträger. Viele Gerichte schmecken ohne Fett fad. Das nutzt die Industrie und packt unzählige versteckte Fette in die Fertiggerichte. Im wahrsten Sinne des Wortes lauern überall Fettnäpfchen. Die typischen Dickmacher – das sind die versteckten Fette in Wurst, Käse, Sahne, Süßigkeiten und Snacks. Scheinbar zarte Wiener Würstchen (70 g) bestehen aus 20 Gramm Fett; eine einzige Praline hat fünf Gramm Fett. Es ist wichtig, die Fettmenge über den Tag im Auge zu behalten. Faustregel für den Fettkonsum: täglich etwa ein Gramm pro Kilo Körpergewicht. Tatsächlich verzehren wir aber – statistisch – weit über 140 Gramm am Tag.

»Light« bedeutet nicht fettarm

Auch so genannte Light-Produkte sind nicht automatisch fettarm. »Light« oder leicht besagt lediglich, dass dem Produkt irgendetwas entzogen wurde (z. B. Zucker oder Koffein). Selbst die Behauptung »30 oder 40 Prozent verringerter Fettgehalt« heißt nicht fettarm. Entscheidend ist immer die Angabe über den Fettgehalt pro 100 Gramm auf der Liste der Zutaten.

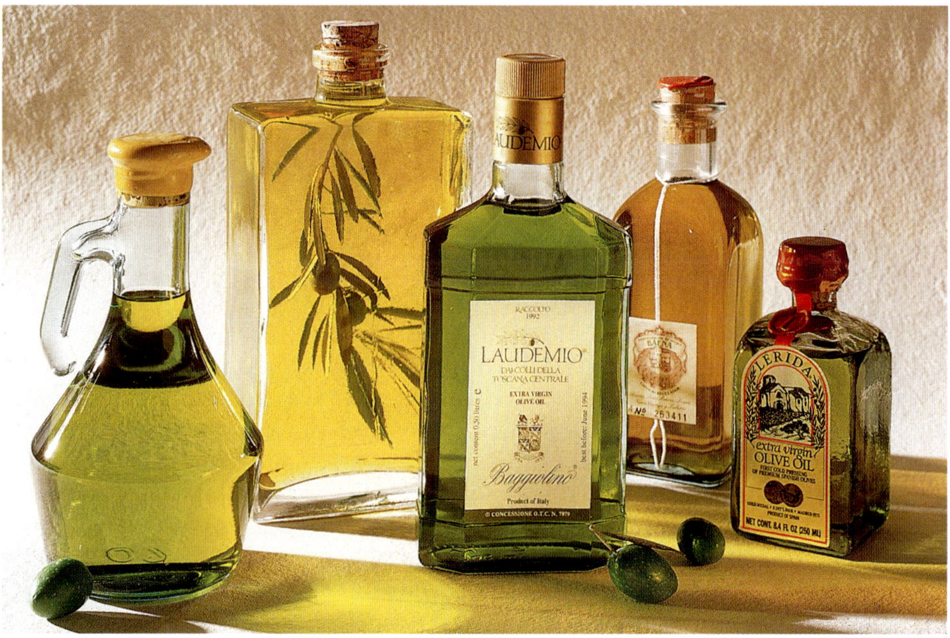

AUF EINEN BLICK

Vitamine fürs Bindegewebe

- **Vitamin A:** ist wichtig für gesunde Haut und Schleimhäute, Nervenhüllen und das Knochenwachstum
- **Vitamin B1:** fördert die Kollagenbildung und die Nervenfunktion
- **Vitamin B2:** ist Antioxidans, spielt eine Rolle bei Energieproduktion und Wachstumsprozessen
- **Vitamin B3:** wird im Fettsäurestoffwechsel gebraucht, ist Reparaturenzym, unterstützt die Gesundheit von Haut und Muskelgewebe
- **Vitamin B6:** ist wichtig für Nervenhüllen, Eiweiß- und Fettstoffwechsel
- **Vitamin B12:** ist wichtig für Nervenhüllen, den Fettsäureumbau, Haut- und Schleimhäute, ist Antioxidans
- **Pantothensäure:** ist wichtig für Energieproduktion, Muskelaufbau, gesunde Haut und Schleimhäute
- **Folsäure:** fördert das Zellwachstum und die Synthese von Funktions-Eiweißen
- **Vitamin C:** fördert die Kollagensynthese und festigt damit Bänder und Sehnen, ist Antioxidans, unterstützt die Wundheilung
- **Vitamin D:** fördert die Aufnahme von Kalzium in Knochen (Knochenmineralisation), ist wichtig für Schleimhäute
- **Vitamin K:** spielt eine Rolle bei der Knochenmineralisation
- **Vitamin E:** schützt als Radikalfänger Zellmembranen vor Oxidation

Wie Sie leicht Fett sparen können:

- Fettarme Käsesorten (Harzer Käse, Hüttenkäse, Kochkäse) kaufen.
- Statt Vollmilchjoghurt Buttermilch oder fettarmen Kefir zu sich nehmen.
- Magere Wurst und Fleisch wählen (Geflügelwurst, Lachsschinken, Roastbeef).
- Schneiden Sie die sichtbaren Fettränder vom Fleisch.
- Mit Streichfett, besonders Butter, geizen.
- Beschichtete Pfannen nur mit Öl auspinseln. Fett nach dem Anbraten von Fleisch aus der Pfanne gießen.
- Gurke, Radieschen, Tomate aufs Brot, statt dick Käse und Wurst.
- Joghurt oder püriertes Gemüse in Soßen geben anstelle von Crème fraîche.
- Statt Fett als Geschmacksträger einzusetzen, kräftiger mit Gewürzen und frischen Kräutern würzen.
- Wenn Sie der Heißhunger auf Süßigkeiten überfällt: Statt Mousse au chocolat (16 g Fett/100 g) lieber Gummibärchen (0 g Fett), statt Schokolade (30 g Fett) besser Mohrenköpfe (0,2 g Fett) wählen.

Stoffwechselregulatoren VITAMINE

Ohne Vitamine läuft nichts. Die Winzlinge helfen bei allen Stoffwechselvorgängen und spielen eine entscheidende Rolle bei der Bildung von Zellen, Knochen und Blut. Sie stärken unser Immunsystem und erhalten unsere Leistungsfähigkeit.

Fettlösliche und wasserlösliche Vitamine
Insgesamt 13 Vitamine sind bislang bekannt. Sie werden in zwei Gruppen eingeteilt: in fettlösliche und in wasserlösliche

Vitamine. Fehlt nur ein einziges, läuft der Stoffwechsel nicht mehr reibungslos. Unser Körper kann, außer Vitamin D, Vitamine nicht selbst bilden, er muss sie sich aus Speisen und Getränken holen. Zudem ist er auf regelmäßigen Nachschub angewiesen. Wasserlösliche Vitamine, wie Vitamin C, kann unser Körper nur kurzfristig speichern, die fettlöslichen Vitamine A, D, E und K hingegen werden im Fettgewebe und der Leber eingelagert. Bei einigen Vitaminen reicht ein voller Speicher gerade mal zwei Wochen.

Zündfunken MINERALSTOFFE

Sie sind ebenso wichtig wie Vitamine. Mehr als 50 verschiedene gibt es, und jeder hat seine eigenen Aufgaben zu erfüllen. Mineralstoffe spielen eine entscheidende, eine »zündende« Rolle bei der Energiegewinnung. Sie sind wichtig für unsere Muskeln und Nerven, Knochen und Zähne, für die Blutbildung und den Sauerstofftransport im Blut. Da unser Körper diese Stoffe nicht selbst bilden kann, müssen sie mit der Nahrung aufgenommen werden – möglichst täglich. Nur so bleiben Gesundheit und volle Leistungsfähigkeit erhalten.

Keine Leistung ohne Mineralstoffe

Durch körperliche Anstrengung werden Mineralstoffe mit dem Schweiß ausgeschieden. Zudem gehen sie durch den erhöhten Energiestoffwechsel verloren. Wer konstant Leistung bringen will, muss für regelmäßigen und ausreichenden Nachschub sorgen. Ein Mangel kann zu allgemeiner körperlicher Schwäche und Abgeschlagenheit, zu Muskelschwäche oder -krämpfen führen.

AUF EINEN BLICK

Spurenelemente und Mineralien fürs Bindegewebe

- **Kalzium:** ist Hauptstrukturelement in Knochen und Zähnen, dient als Botenstoff in den Zellen, ist wichtig für die Muskelkontraktion
- **Magnesium:** spielt eine Rolle bei der Fett-, Eiweiß- und Zuckerverbrennung, wirkt gefäßerweiternd, wird zur Muskelentspannung und Nervenerregung gebraucht
- **Kalium:** schützt vor Übersäuerung der Zellen
- **Eisen:** wird für den Sauerstofftransport in den roten Blutkörperchen gebraucht, ist Bestandteil der antioxidativen Enzyme Katalase und Peroxidase
- **Kupfer:** wird bei der Energieproduktion in den Mitochondrien gebraucht, wirkt als Teil des Enzyms Superoxiddismutase (SOD) als Antioxidans
- **Zink:** wirkt als Teil des Enzyms Superoxiddismutase (SOD) als Antioxidans, schützt die Haut vor Infektionen, Katalysator im Eiweißstoffwechsel
- **Selen:** wirkt als Teil der Glutathionperoxidase als Antioxidans, aktiviert das Schilddrüsenhormon
- **Mangan:** wirkt als Teil des Enzyms Superoxiddismutase (SOD) als Antioxidans, ist wichtig für die Proteoglykan-(PG)-Synthese in Knorpel und Knochen
- **Jod:** ist Teil des Schilddrüsenhormons und steuert so den Grundumsatz der Zellen
- **Fluor:** stimuliert die knochenaufbauenden Zellen (Osteoblasten), dient der Kariesprophylaxe

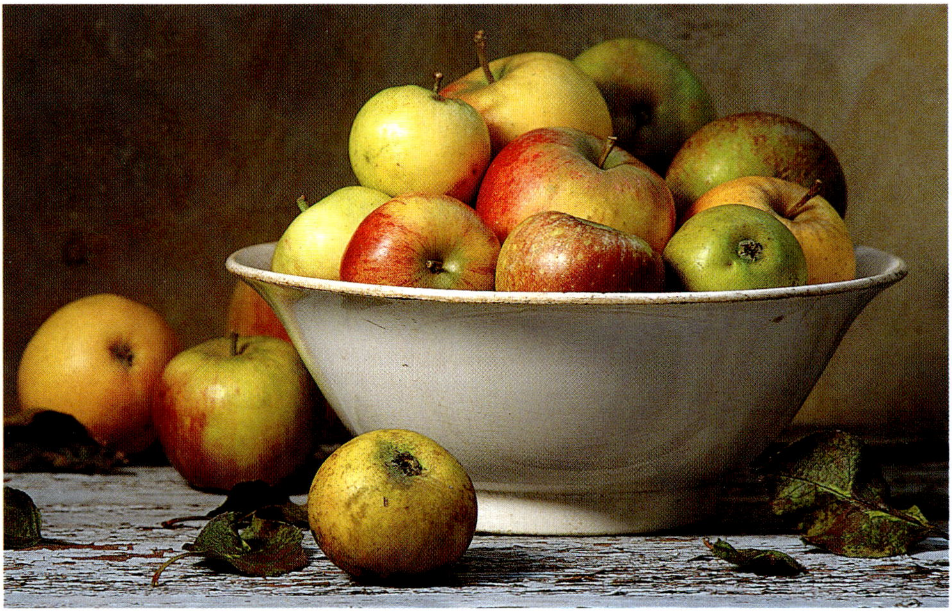

Zehn Regeln

Die optimale Ernährung für das Bindegewebe

1 Lassen Sie jede Woche ein bis zwei Hauptmahlzeiten ausfallen!

Selbst wenn Sie nur einmal auf das Frühstück verzichten, erleichtert das die Entschlackungsvorgänge, die über Nacht begonnen haben und bis in den späten Vormittag andauern. Eine Pause von 24 Stunden bei reichlicher Flüssigkeitszufuhr durchspült das Bindegewebe, entschlackt Eiweiße und Abbauprodukte der Eiweiße, reguliert die Kohlenhydratspeicher und die Fettumbauvorgänge. Es kommt außerdem zu einer sinnvollen Energieeinsparung und dadurch zu einer Stärkung der Abwehrsysteme und Aufbauleistungen des Körpers.

2 Essen Sie ein- bis zweimal pro Woche Rohkost!

Besonders bei Kantinenessen: Ersetzen Sie die Mahlzeit ein- bis zweimal pro Woche durch reine Rohkost (Salat statt Gulasch mit Nudeln). Essen Sie zum Salat ein Vollkorn-Brötchen. Ihr Körper bekommt wichtige Ballaststoffe, Vitamine und Spurenelemente. Und: Wenn der Körper mal nicht so kohlenhydrat- und fettreich versorgt wird, kann sich das Bindegewebe auf die optimale Auswertung, den Transport und den Abbau von Schlackenstoffen konzentrieren.
Absolute Rohkost scheint mir zu einseitig. Bei einigen Gemüsen, zum Beispiel Karot-

ten, ist eine Kochzubereitung notwendig, damit das darin enthaltene Provitamin A (Carotin) aus den Pflanzenzellen überhaupt frei wird. So sind rohe Karotten in der Regel nur ein Ballaststoffspender und weniger gut geeignet, den Provitamin-A-Anteil zu decken. Ein wichtiger Bestandteil der unverarbeiteten Nahrungsmittel sind Nüsse, Früchte, Sprossen, Gemüse und Blattsalate. Gemüse bleibt besonders wertvoll, wenn Sie es schonend und nur bissfest (»al dente«) garen. Generell ist eine gemüse- und salatbetonte, eine mediterrane Kost, die einfach ist, mit wenig Fleisch, aber vielen leichten Suppen und frischen Kräutern auskommt, sehr empfehlenswert.

3 Essen Sie öfter kleinere Portionen über den Tag verteilt!

Der Darm, die Leber, die Verdauungsdrüsen und – als letztes Glied in der Kette – das Bindegewebe bedanken sich für maßvolle Portionen durch eine vollständige Verarbeitung und ausgeglichene Balance zwischen Angebot, Verarbeitung, Nachfrage und Ausscheidung.

4 Essen Sie fünfmal täglich Obst oder Gemüse!

»Five-a-day color food« nach den Ampelfarben essen – unter dieser modernen Verpackung steckt eine einfache Botschaft: Essen Sie täglich so viel pflanzliche Fitmacher wie möglich. Genießen Sie wegen der Vielfalt der unterschiedlichen gesundheitsfördernden Inhaltsstoffe täglich grünes, gelbes und rotes Gemüse und Obst – am besten ergänzt durch Vitamin-E-haltiges Oliven- oder Rapsöl und einige Nuss-, Kürbis- oder Sonnenblumenkerne. So stärken Sie das Immunsystem, sammeln Helfershelfer für den Abwehrkampf gegen freie Radikale, aber auch für ein gesundes Bindegewebe.

5 Wählen Sie die Lebensmittel sorgfältig aus!

Kaufen Sie Lebensmittel bewusst ein. Achten Sie auf Qualität. Nutzen Sie die Angebote der Hersteller mit ökologischen Anbaugarantien. Nur wer regelmäßig im Fachgeschäft oder beim Erzeuger einkauft, kann ein Vertrauensverhältnis aufbauen. Orientieren Sie sich an frischen Produkten der Jahreszeit, mit hohem Nährstoffgehalt. Warum müssen eigentlich Erdbeeren im November oder Mandarinen im August sein? Einige Obstsorten lassen sich zwei bis drei Monate bei gleichbleibender Qualität einfrieren. Ebenso leicht auch blanchiertes Gemüse, das Sie nur in Topf und Pfanne anwärmen und vorsichtig bis zur Bissfestigkeit garen können. Vermeiden Sie, wenn es geht, Gemüsekonserven, lang gegartes Gemüse, aufgewärmte oder lang gekochte Speisen – die sind nicht mehr viel wert. Auch Obstkonserven sollten die Ausnahme bleiben, da sie grundsätzlich sehr viel zusätzlichen Zucker enthalten – worauf das Bindegewebe sauer reagiert.

6 Trinken Sie genug!

Der Mensch besteht zu etwa 60 Prozent aus Flüssigkeit. Die verlieren wir zum Beispiel, wenn wir schwitzen. Aber nicht nur dann. Während wir schlafen, geht viel Flüssigkeit verloren, schon allein durch den Atem. Eine ausreichende Flüssigkeitszufuhr ist für die Gesundheit des ganzen Körpers lebensnotwendig. Für das Bindegewebe ist eine gute

Durchspülung wesentlich, weil sie zur Entschlackung und Reinigung gebraucht wird. Wenn Sie zu wenig trinken, trocknet das ganze System aus. Das Blut wird dickflüssiger und fließt langsamer, die Muskeln werden schlechter mit Sauerstoff und Nährstoffen versorgt.

Die Folgen: Konzentration und Koordination, Antrieb und Leistung lassen rasant nach. Mindestens zwei Liter Flüssigkeit brauchen wir am Tag.

- Trinken Sie immer schon, bevor der Durst sich meldet. Anders als das Hungergefühl meldet sich Durst erst sehr spät.
- Trinken Sie morgens als Erstes ein großes Glas Leitungs-, Mineralwasser oder Saft.
- Nehmen Sie zwei Flaschen Mineralwasser mit ins Büro, trinken Sie alle halbe Stunde ein Glas – auch wenn Sie im Moment vielleicht wenig Durst verspüren.
- Kaffee und Alkohol wirken harntreibend. Wussten Sie, dass Bier- und Kaffeetrinker innerlich regelrecht austrocknen können? Diese Entwässerung (Dehydration) mindert die Leistung erheblich.

Nicht allein die Menge macht's. Viel trinken ist wichtig, aber es muss auch das Richtige sein. Favoriten sind Saftschorlen, die aus einem Teil Obstsaft und zwei Teilen Mineralwasser bestehen. Sie löschen nicht nur den Durst, sie enthalten auch Mineralstoffe. Das Mineralwasser sollte reich an Magnesium sein und dabei doppelt so viel Kalzium enthalten wie Magnesium.

Prinzipiell gelten folgende Getränke als ideal: Quell- und basische Mineralwässer, Früchte- und Kräutertees, Gemüse- und Obstsäfte. Auf keinen Fall sollten künstlich gesüßte Säfte, Limonaden, Fruchtnektar, schwarzer Tee und Kaffee die Hauptquelle der Flüssigkeitszufuhr sein. Die Letztgenannten und auch alkoholische Getränke sind kalorienhaltige, minderwertige Nahrungsmittel, die zudem das Bindegewebe sehr stark übersäuern.

Ein wahrer Wundertrunk ist die bei den F.-X.-Mayr-Ärzten beliebte Gemüsebrühe mit Kräutern. Klingt langweilig, aber sie ist fettfrei, enthält Mineralien und wirkt sehr gut entschlackend.

Wer Milch mag, versorgt sich gut mit Kalzium. Allerdings ist Milch kein Durstlöscher. Kakao ist durchaus zu empfehlen (ein- bis zweimal wöchentlich), weil die sekundären Pflanzenstoffe des Kakaos antioxidative Wirkung entfalten (s. auch Kasten Seite 182).

MEIN TIPP

Setzen Sie beim Sport auf die richtigen Energieträger! Beim Sportler sollte die Ernährung etwas anders zusammengesetzt sein und etwa 5 bis 10 Prozent mehr Eiweiß enthalten. Ideal sind:
25–30 % Fett
15–20 % Eiweiß
45–55 % Kohlenhydrate

7 Essen Sie weniger Fleisch, mehr Fisch!

Eiweiß, besonders Eiweiß tierischer Herkunft, sollten wir nur in Maßen zu uns nehmen oder meiden, wenn das Bindegewebe bereits verschlackt ist. Gemeint sind Innereien, jede Art von Fleisch und auch Milcherzeugnisse und Eier. Für eine optimale Ernährung brauchen wir nicht jeden Tag

Fleisch. Ersetzen Sie pro Woche einmal Fleisch durch Fisch. Sahne hat zwar für den Genießer einen wichtigen Platz im Speiseplan, gehört aber, wenn es um das Bindegewebe geht, eher in die Kategorie »Aber bitte nur wenig!«.

8 Stellen Sie auf Vollkornprodukte um!

Besonders beim Brot. Vermeiden Sie Weißmehlprodukte, wo immer es möglich ist. Körner- und samenreiche Brotsorten enthalten eine Fülle von Vitaminen und Spurenelementen, erleichtern die Verdauung, beugen Verstopfung vor, sättigen lang anhaltend und sind, wie der Name andeutet, wirklich wie Kraftpakete.

9 Ersetzen Sie tierische durch pflanzliche Fette

Das heißt in der Küchenpraxis: Kochen Sie wie in Italien. Verwenden Sie statt Butter, Palmin, Biskin oder Butterschmalz lieber Olivenöl, Sonnenblumenöl oder Keimöl. Aufgrund seiner besonders günstigen Kombination von natürlichen Antioxidantien (Vitamin E, aber auch Polyphenole und Carotinoide) hat kaltgepresstes Olivenöl die beste Schutzwirkung gegen freie Radikale.

10 Und vor allem: Genießen Sie das Essen!

Optimale Ernährung braucht Zeit zur Zubereitung und Zeit für den Verzehr. Essen ist schließlich Teil unserer Lebenskultur. Essen ist Geselligkeit, in der Familie, mit Freunden, im Beruf. Essen ist Entspannung. Essen ist Genuss, auch an der Vielfalt der Lebensmittel.
Denn was nützt die ausgeklügeltste Ernährung, wenn man nicht genießen kann, wenn man zum Beispiel immer allein am Tisch sitzt. Was nützt die optimale Vitaminkonzentration eines Salatblattes, wenn man es so ganz ohne Freude verzehrt. Essen ist Einstellungssache. Weshalb möchten Sie sich denn gesund ernähren? Vermutlich nicht nur, um dem Bindegewebe etwas Gutes zu tun. Oder doch. Denn schließlich ist jeder auch die Summe seines Bindegewebes, der Sehnen, Bänder, Knochen & Co. Und nicht zuletzt ist auch ein funktionierendes Bindegewebe, sind gesunde Sehnen, Knochen und Bänder die solide Basis für eine stabile Gesundheit.

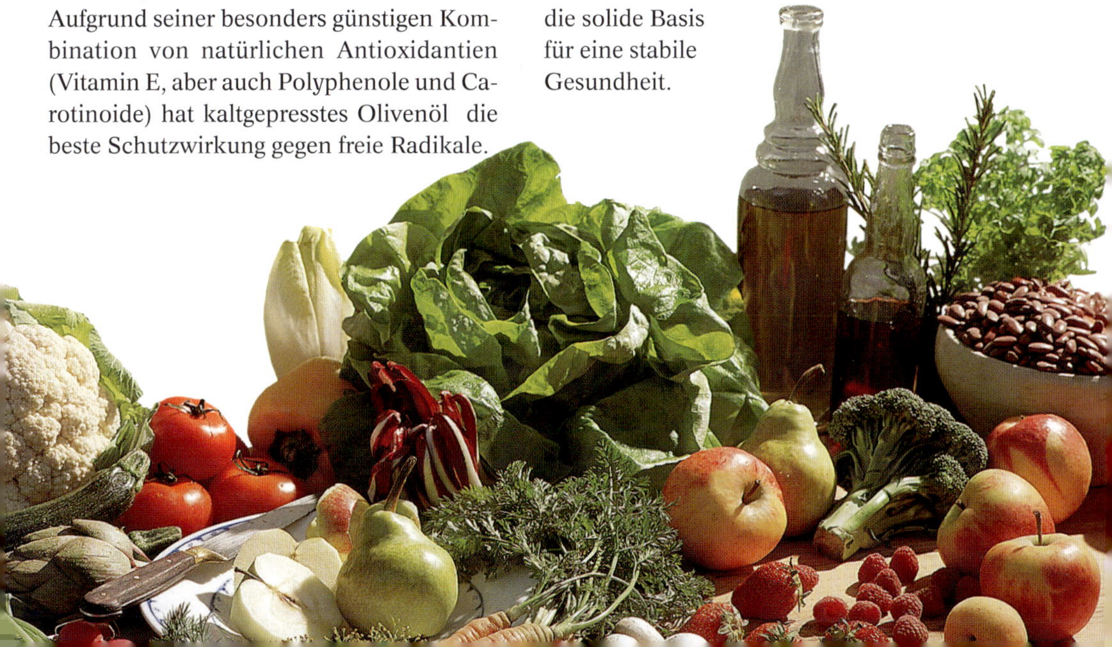

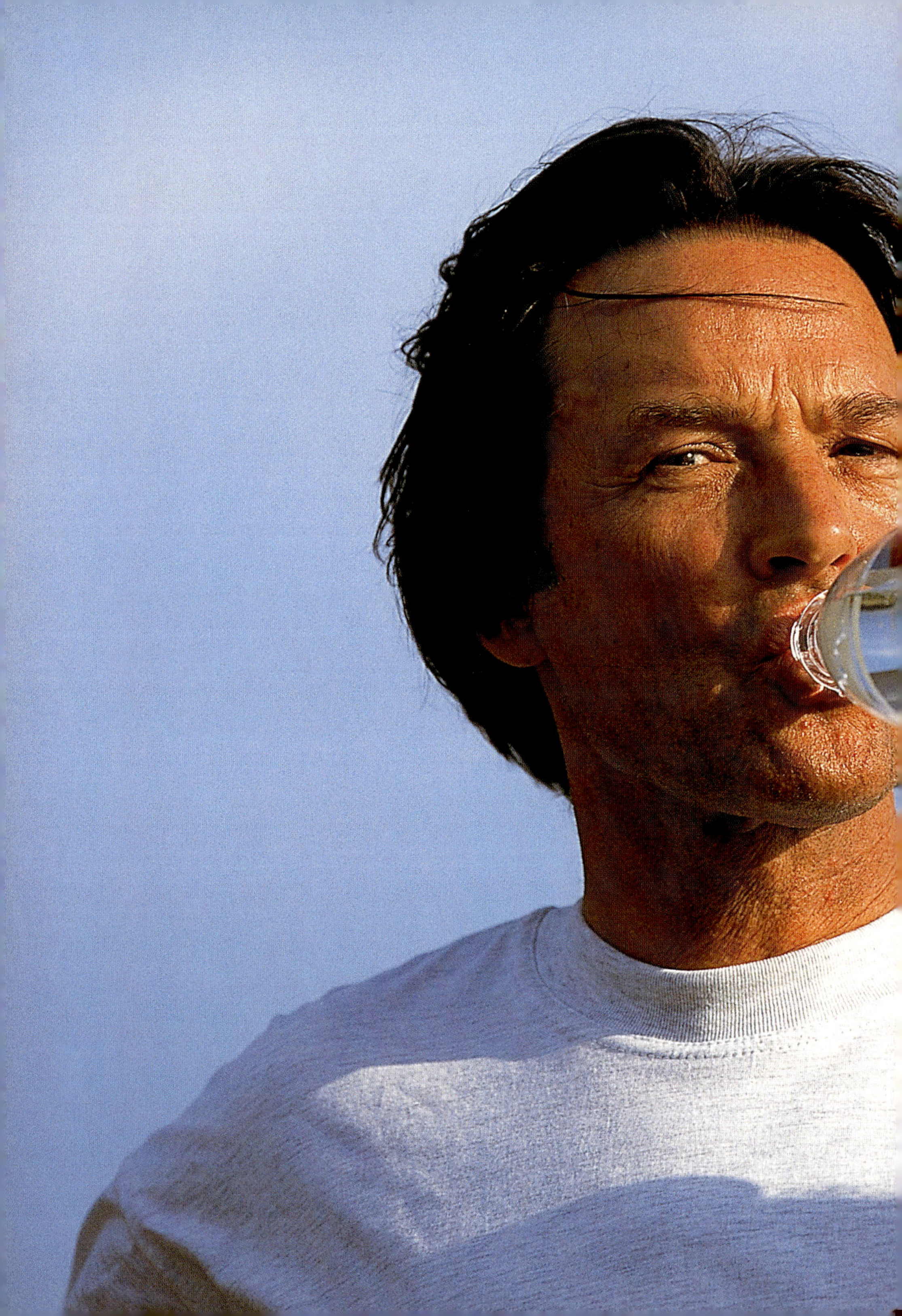

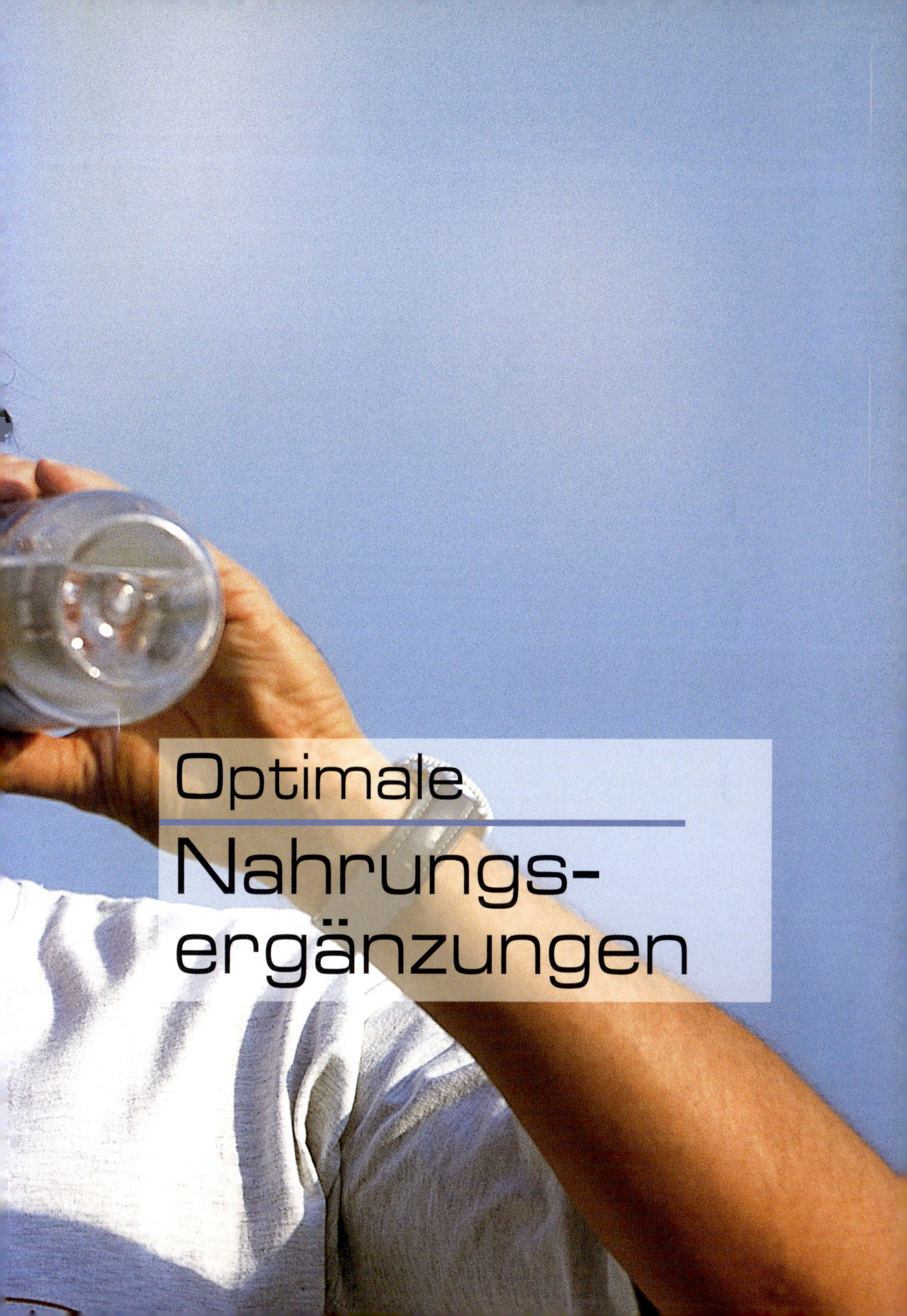

Optimale Nahrungsergänzungen

Wann sind Nahrungsergänzungen sinnvoll?

Wie schon in meinem letzten Buch geht es mir auch beim Thema Bindegewebe um die Abstimmung von genügend Bewegung mit der richtigen Ernährung und – wo nötig – Nahrungsergänzungen. Ich möchte auf einige grundsätzliche Fragen eingehen, meinen Standpunkt zu Antioxidantien und freien Radikalen darlegen und Ihnen schließlich wichtige Nährstoffkombinationen aus meiner Praxis empfehlen.

Bindegewebe braucht Nährstoffe

Mit einem optimalen Nährstoffangebot erreicht man über das Bindegewebe viele Bereiche des Stoffwechsels: Haut, Bänder und Gelenke, Muskulatur und Knochen. Nahrungsergänzungsmittel sind Tabletten, Kapseln, Dragees o.Ä., die einen oder mehrere Nährstoffe in konzentrierter Form enthalten. Sie sollen die tägliche Nahrung dort ergänzen, wo die Versorgung mit Vitaminen, Mineralstoffen u.Ä. ansonsten unzureichend ist.

Keine amerikanischen Verhältnisse

Jeder, der einmal in USA einen »Health Food Store« besucht hat, war mit Sicherheit erstaunt über die Regale voller Vitamine, Spurenelemente, Mineralstoffe, Aminosäuren, Pflanzenextrakte, gefriergetrockneter Gemüsekapseln in toller Aufmachung und mit bunten Prospekten. Da gibt es Proteinpulver kiloweise, Kraftnahrung für spezielle Bedürfnisse und Multivitaminpillen nach dem Motto »take one pill and be happy«.
Auch wenn die Verbreitung von und das Geschäft mit den Nahrungsergänzungsmitteln bei uns anders aussieht, gilt es, diesem boomenden Markt mit gezielten Empfehlungen zu begegnen. An erster Stelle soll es schließlich um die Gesundheit und nicht ums große Geschäft gehen.
Aufgrund des deutschen Arzneimittelgesetzes sind wir in dieser Hinsicht im Vergleich etwa zu den USA ein Entwicklungsland und meist auf den Import von Präparaten aus Holland oder England angewiesen. Die sehr niedrig dosierten deutschen Nahrungsergänzungen sind zur Gesunderhaltung nur zum Teil ausreichend, bei Stoffwechselschäden, die eine höhere Dosis erforderlich machen, fast unwirksam.
Die einzigen, die sich hierzulande dieses Themas annehmen können, sind die Apotheker. Sie sind in der Lage, auch höher dosierte Präparate in kleineren Mengen bei guter Qualität herzustellen, ohne deshalb gleich mit dem Gesetz in Konflikt zu geraten. Aber es gibt immer noch viel zu wenige Apotheken, die sich auf die Versorgung der Bevölkerung mit Nährstoffen eingestellt haben. Auch die Beratung durch die Apotheker oder Ökotrophologen ist noch unzureichend. Ich hoffe, dass sich hier nicht zuletzt durch mein Engagement in den nächsten Jahren etwas bewegen wird.

Nahrungsergänzungen – ja oder nein?

Diese Frage wird bei uns schon immer sehr kontrovers diskutiert. Dazu ein einfaches Beispiel: Zur Verbesserung der Gefäßstabilität, zum Beispiel bei Krampfadern, empfehle ich, bis zu 1 Gramm Vitamin C täglich über einen längeren Zeitraum einzunehmen. Würde man diese Vitaminmenge über die Nahrung zu sich nehmen, entspräche das pro Tag:

- 10 Papayas,
- 15 sonnengereiften Orangen oder
- 1,5 Kilogramm Erdbeeren.

Ein ähnliches Rechenexempel lässt sich auch mit Vitamin E anstellen: Man weiß, dass der Effekt von Vitamin E dosisabhängig ist und die blutgefäßschützende Wirkung erst bei ca. 300 Einheiten (IE) pro Tag einsetzt. 300 IE Vitamin E sind selbst bei besten biologischen Lebensmitteln erst in mindestens

- 1 Kilogramm Sonnenblumenkernen,
- 2 Kilogramm Walnüssen,
- 600 Milliliter Sonnenblumenöl oder
- 1,2 Kilogramm Weizenkeimen enthalten.

Täglich rund einen halben Liter Öl zu trinken möchte ich natürlich niemandem ernsthaft zumuten!

Der Realität ins Auge sehen

Wir müssen einfach feststellen, dass selbst bei sorgfältigster Auswahl die für die Gesundheitsvorsorge oder -erhaltung nötige Menge von Radikalfängern und anderen Nährstoffen nicht mit der täglichen Nahrung aufgenommen werden kann. Dass zudem die Qualität unserer Lebensmittel oft zu wünschen übrig lässt, kommt noch erschwerend hinzu.

Als man nach dem Krieg das Deutsche Arzneimittelgesetz reformierte, konnte eine Substanz nur entweder Arzneimittel oder Lebensmittel sein, also etwa Kopfschmerzmittel oder Käse. Auch bis heute gibt es rechtlich gesehen nur diese beiden Kategorien. Ausgelöst durch die Entwicklung in den USA kamen jedoch auch bei uns irgendwann Kapseln mit Magnesiumcitrat oder Zinkpicolinat, Chromverbindungen oder Aminosäuren auf den Markt. Unbestritten handelt es sich hierbei nicht um Käse, also um ein Lebensmittel. Diese Stoffe sind aber auch keine Arzneimittel im Sinne von Kopfschmerztabletten oder Betablockern. Es handelt sich eben um Nahrungsergänzungsmittel, abgekürzt NEM.

Aus rechtlicher und ernährungsphysiologischer Sicht muss man bestimmte Produktgruppen von den Nahrungsergänzungen abgrenzen:

- Diätetische Lebensmittel, die für eine besondere Ernährung bestimmt sind, zum Beispiel für Diabetiker, Säuglinge mit Kuhmilchunverträglichkeit usw.
- Arzneimittel gleicher oder ähnlicher Zusammensetzung mit medizinischen Aussagen auf der Verpackung, zum Beispiel bei Fieber, gegen Husten etc.

Auch auf dem deutschen Markt gibt es mittlerweile Lebensmittel, die mit Nährstoffauszügen angereichert oder speziell für die Zufuhr dieser Nährstoffe entwickelt wurden: so genannte Wellness- oder Sportdrinks, ACE- und Ballaststoffsäfte. Manchen dieser Getränke werden Taurin, Koffein, Guarana-Extrakte, Vitamine oder Fischöle zugesetzt.

Die Empfehlungen der Deutschen Gesellschaft für Ernährung

Die Deutsche Gesellschaft für Ernährung, die DGE, gibt mit den Empfehlungen für die Nährstoffzufuhr die bindenden Größenordnungen an und bestimmt den deutschen Markt damit sowohl qualitativ als auch quantitativ. Diese Empfehlungen werden zwar laufend aktualisiert, ihre generelle Zielsetzung ist aber lediglich die Vermei-

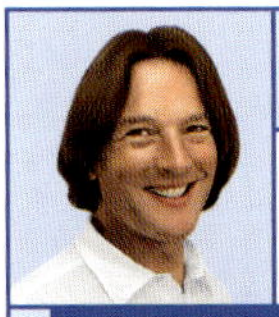

AUS MEINER PRAXIS

Wer braucht wie viele Nährstoffe?

Das Bindegewebe ist auf eine ganz besondere Weise auf die Versorgung mit Nährstoffen angewiesen. Anders als im Blut oder im Urin kann man nicht messen, wie viel von einem Mineral (z. B. Magnesium), Vitamin oder einem anderen Nährstoff gerade im Bindegewebe gespeichert ist oder ob ein Mangelzustand vorliegt. Auch wenn im Blut die Werte noch normal sind, kann im Bindegewebe deshalb bereits zu wenig eines Stoffes vorhanden sein. Mangelzustände können durch vielfältige Ursachen hervorgerufen werden, durch körperliche Umstellungen, wie bei Frauen nach einer Geburt, in der Pubertät oder in Wachstumsphasen. Auch bei besonderen körperlichen wie seelischen Belastungen braucht der Körper mehr Mineralien und Vitamine. In meiner Praxis kommen mehr Fälle von Unterversorgung – ganz besonders häufig mit Zink und Magnesium – vor, als es die Schulmedizin vermuten würde. Dies zeigt, wie individuell Nährstoffbedürfnisse, Speicherkapazität und Umsatzraten sind.

dung von Mangelzuständen. Unberücksichtigt bleibt zum Beispiel der erhöhte Umsatz bei jeder Art von Sport. Der Nutzen für die Gesundheit bei höheren Dosen, etwa von Antioxidantien oder Glykosaminoglykanen – der übrigens auch in der Fachliteratur dokumentiert ist – bleibt auch unberücksichtigt. Es fehlt eine Perspektive in Richtung Gesundheitsförderung. Meine im Vergleich zu den DGE-Empfehlungen höheren Dosen sind folgendermaßen abgesichert:

- Sie orientieren sich an internationalen Untersuchungen, die zum europäischen Standard der Orthomolekularmedizin gehören.
- Oder sie sind Teil der Empfehlung der amerikanischen Gesundheitsbehörde Food and Drug Administration, deren Beurteilungen »recommended daily allowance« oder auch »daily value« lauten.
- Alle empfohlenen Nährstoffmengen unterliegen dem »no observed advers effect level« – NOAEL –, das heißt, bei der angegebenen Dosis sind keine unerwünschten Reaktionen zu erwarten.

Darüber hinaus gelten Sicherheitsbereiche, in denen man die frei verkäuflichen Vitamine oder Nahrungsergänzungsmittel als praktisch unschädlich betrachtet.
Diese Einschätzung wird dauernd überprüft und die Sicherheit der Anwender durch umfangreiche Untersuchungen gewährleistet (siehe Tabelle Nahrungsergänzungsmittel im Einsatz Seite 198, letzte Spalte).

Besteht eine Gefahr bei der Einnahme einer erhöhten Dosis?

Immer wieder tauchen Meldungen auf, die zum Beispiel vor einer erhöhten Vitamin-C-Dosis warnen. Derartige Warnungen stellten sich oft schon nach kurzer Zeit als nicht berechtigt heraus, weil entweder die Untersuchung fehlerhaft war oder die Interpretation bestimmter Labordaten zu falschen Schlussfolgerungen führte.
Auf der anderen Seite werden millionenfach positive Einflüsse von Nährstoffen auf die Gesundheit dokumentiert und täglich von

Menschen erfahren. Ernst zu nehmende Hinweise, die bestimmte Nährstoffe kritisch beurteilen, sollen jedoch nicht verschwiegen werden: so zum Beispiel die Wirkung von Betacarotin bei Rauchern.
Obwohl über die Interpretation der Ergebnisse bis heute keine Einigkeit besteht, hat sich in der Fachwelt doch der Verdacht erhärtet, dass starke Raucher keine erhöhte Dosis an Betacarotin einnehmen sollten. Ein grundsätzliches Krebsrisiko durch Betacarotin lässt sich jedoch in keinem Fall ableiten und wird sogar in Studien widerlegt. Ich schließe mich diesen Empfehlungen an.

Wie viel und wie lange?

Wie gesagt hat sich gezeigt, dass fast alle Nährstoffe in einer erhöhten Dosis keine unerwünschten Wirkungen erzeugen. Die Natur hat einen breiten Toleranzbereich vorgesehen, innerhalb dessen überschüssige Nährstoffe dem Organismus nicht schaden. Der Körper weiß offenbar sehr wohl, wie er mit einer erhöhten Dosis umzugehen hat.
Zu den ganz unbedenklichen Nährstoffen gehören Carotinoide, Vitamin E, Vitamin C, Folsäure, Vitamin B12, Vitamin B5 (Pantothensäure), Magnesium, Chrom, Kupfer, Jod und Mangan.
Für die Elemente Eisen, Selen, Zink, Phosphor und Calcium gibt es sinnvolle Obergrenzen. Diese Höchstmengen lassen jedoch immer noch genügend Spielraum. In der Praxis heißt das etwa, dass man immer noch 40-mal mehr Vitamin B6 oder Niacinamid (Vitamin B3) zu sich nehmen kann, als von der DGE empfohlen wird, und trotzdem auf der sicheren Seite bleibt.
Dies ist auch der Grund dafür, warum Sie in den USA, in Holland, Großbritannien oder Japan nahezu jede Dosis dieser Vitamine im Supermarkt kaufen können.
Die Nährstoffe, die wir am sorgfältigsten dosieren sollten, sind Vitamin A, Vitamin D, und Selen. Bei guten Nahrungsergänzungsmitteln ist dies berücksichtigt.

Eine Klasse für sich: sekundäre Pflanzenstoffe

Brokkolispitzen, Traubenkernextrakte und Algentabletten sind einige Beispiele für die Aufbereitung bestimmter Inhaltsstoffe – der sekundären Pflanzenstoffe – als Nahrungsergänzung. Viele dieser sekundären Pflanzenstoffe sind antioxidativ wirksam, etwa **Gerbstoffe.** Sie sind enthalten in:

- Extrakten aus Preiselbeeren in Form von Quercetin,
- Extrakten aus grünem, unfermentiertem Tee in Form von Polyphenolen,
- Heidelbeeren in Form von Anthocyanidinen,
- der weißen inneren Haut unmittelbar unter der Schale von Zitrusfrüchten in Form von Hesperidin.

Eine weitere Gruppe bilden die **Ballaststoffe,** etwa zu finden in Leinsamen, Apfelpektin, Vollkorn und Gemüse. Ballaststoffe verhindern die Aufnahme Krebs erregender Stoffe aus dem Darm und verbessern seine Ausscheidungs- und Reinigungsfunktion. Besonders bei Verschlackung und Übersäuerung sind diese entlastenden Quellstoffe wichtig. Dann gibt es noch die große Gruppe der **Carotinoide,** die optisch für die meisten Farben unserer Früchte und Gemüse verantwortlich sind. Erwähnenswert ist besonders das Lycopin aus der Tomate. Es schützt den Zellkern vor freien Radikalen und verbessert dadurch die Arbeit von Re-

Vitamine und Mineralstoffe	Einheit	DGE-Einnahme-empfehlungen	meine Nährstoff-empfehlungen	nachgewiesene sichere Obergrenze bei täglicher Zufuhr NOAEL
Vitamin A	mg	1	**1–2**	bis zu 3
Betacarotin	mg	6	**6–15**	bis zu 25
Vitamin D	µg	5	**5–15**	bis zu 20
Vitamin E	mg	12	**100–800**	bis zu 800
Vitamin K	µg	80	**80–150**	bis zu 150
Vitamin B1	mg	1,3	**10–25**	bis zu 50
Vitamin B2	mg	1,7	**5–50**	bis zu 200
Niacinamid (B3)	mg	18	**250–750**	bis zu 1500
Nikotinsäure (B3)	mg	18	**50–200**	bis zu 500
Pantothensäure	mg	6	**250–500**	bis zu 1 000
Vitamin B6	mg	1,8	**10–150**	bis zu 200
Vitamin B12	µg	3	**400–1 000**	bis zu 3 000
Vitamin C	mg	100	**250–2 000**	bis zu 2 000
Folsäure	µg	400	**400–800**	bis zu 1 000
Biotin	µg	60	**150–1 000**	bis zu 2 500
Calcium	mg	900	**500–1 000**	bis zu 1 500
Chrom	µg	60	**100–200**	bis zu 1 000
Eisen	mg	10	**15–30**	bis zu 50
Jod	µg	200	**100–300**	bis zu 1 000
Kupfer	mg	1	**2–4**	bis zu 9
Magnesium	mg	400	**200–500**	bis zu 700
Mangan	mg	2	**5–10**	bis zu 20
Molybdän	µg	80	**80–300**	bis zu 300
Selen	µg	30	**50–200**	bis zu 900
Zink	mg	10	**5–50**	bis zu 60

paraturenzymen. Auch einige **schwefelhaltige Verbindungen,** zum Beispiel in Zwiebelgewächsen zu finden, gehören zu den sekundären Pflanzenstoffen. Sie sind wichtig für die Entgiftungsarbeit der Leber.

Eiweißspaltende Enzyme, wie das Bromelain der Ananas oder das Papain der Papaya vervollständigen die Gruppe der sekundären Pflanzenstoffe. Weil sie eine günstige Wirkung auf mit Eiweißen verschlacktes Gewebe ausüben, sollten sie unbedingt zur Regeneration bzw. Entschlackung eingesetzt werden. Einige wichtige Bausteine der Bindegewebsmatrix (s. Seite 61) kann man über Nahrungsergänzungsmittel tierischen Ursprungs zuführen, zum Beispiel Extrakte aus der grünlippigen Neuseelandmuschel, Knorpelzubereitungen oder das Chitin aus Krebspanzern, die alle Glykosaminoglykane liefern.

Mangel im Überfluss

Die derzeitigen Ernährungsgewohnheiten der Industrienationen sind gekennzeichnet durch einen Überschuss der Energieträger Zucker und Fett und durch zu viel Kochsalz. Langfristiges Ziel muss es daher sein, das Bewusstsein für den Zusammenhang von Ernährung und Gesundheit zu stärken. Dann würden wohl automatisch klassische Energielieferanten, wie zum Beispiel Vollkornprodukte und Naturreis, wieder viel häufiger auf den Tisch kommen. Man könnte meinen, dass der quantitative Nahrungsüberfluss in unserer Zeit auch in qualitativer Hinsicht ausreicht, das heißt, die Versorgung mit allen Nährstoffen sicherstellt. In der Tat finden sich schwer wiegende klinische Mangelerscheinungen in Deutschland laut Laboruntersuchung nur noch in Ausnahmefällen, so zum Beispiel bei Alkoholikern oder völlig falsch ernährten Kindern. Eine Anfang der 90er Jahre durchgeführte Studie zur Situation der Nährstoffversorgung in Deutschland kam noch zu dem Ergebnis, dass nur bei wenigen Nährstoffen biochemisch nachweisbare Versorgungslücken auftreten. Der Ernährungsbericht der DGE von 1996 zeigt jedoch, dass die Zufuhr von Nährstoffen bei einigen Gruppen nicht mehr die wünschenswerte Höhe hat. Es scheint für Nährstoffe eine Art Grauzone im Organismus zu geben, die man genauer ansehen müsste, um exakte Aussagen über ihre tatsächliche Auswirkung machen zu können. Was ist zum Beispiel mit Speicherorten, die sich selbst mit besten Laboruntersuchungen nicht erfassen lassen? Welche Anzeichen auf einen Nährstoffmangel hinweisen können, lesen Sie auf Seite 200.

Qualitätskriterien und ihre Bedeutung

1. Qualität der Rohstoffe

Rohstoff ist nicht gleich Rohstoff, das weiß jeder, der über einen Markt geht und beispielsweise die verschiedenen Tomatensorten miteinander vergleicht. Das gilt auch für NEMs: Nur hochwertige Bestandteile garantieren auch hochwertige Präparate.

2. Sorgfältige Zubereitung

Preiswerte Produkte vor allem aus den USA kommen in der Regel aus hoch technisierten Betrieben, die oft jedes erdenkliche Mittel einsetzen, um die Produktionskosten gering zu halten. Darunter leidet natürlich die Präparatequalität. Man arbeitet ohne Rücksicht auf Sauberkeit, Verträglichkeit, Verdaubarkeit etc. Häufig kommt es vor, dass besonders hart gepresste Tabletten vom Darm gar nicht mehr aufgeschlossen werden können und den Körper unverdaut verlassen.
Sportler, die oft Unmengen vom NEMs konsumieren, bekommen bei verunreinigten Vitaminen besondere Probleme. Nicht selten sind ganze Sportkarrieren auf einen Schlag zu Ende, weil die Hersteller Nahrungsergänzungen auf den Markt bringen, die Spuren von Arzneimitteln enthalten. Das passiert oft ohne Absicht, einfach aus mangelnder Sorgfalt und Hygiene des Herstellers. Neben Verunreinigungen von NEMs

Die sechs Stadien des Nährstoffmangels

Stadien 1 und 2:
Der Mangel beginnt

Blutuntersuchungen ergeben noch normale Werte. Doch die Reserven von Magnesium, Vitamin C und Vitamin E in den Zellen sinken.

Stadien 3 und 4:
Erste versteckte Anzeichen

Bei Blutanalysen liegen die Werte im unteren Drittel. Die Gewebespeicher sind praktisch leer. Die Mangelsituation wird vom Körper unter großer Anstrengung ausgeglichen. Hinzu kommen Stoffwechselsymptome:

- rasche Ermüdung
- Unverträglichkeit von Kaffee und Fruchtsäften, weil sie zu sauer erscheinen

Stadium 5:
Behandlungsbedürftige Symptome

Es kommt zu charakteristischen Mangelerscheinungen:

- erhöhte Harnsäurewerte
- Neigung zu Krämpfen bei Mineralverschiebungen etc.

Stadium 6:
Störungen sind irreparabel

- die Gelenkinnenhaut bildet Sekrete
- die Gelenke schwellen an

und schlechter Qualität können auch Hilfsstoffe, die für die Produktion wichtig sind, Unverträglichkeitsreaktionen wie saures Aufstoßen, Darmbeschwerden oder Allergien auslösen. Dies ist mir ein besonderes Anliegen, weil Nahrungsergänzungsmittel oft über einen längeren Zeitraum eingenommen werden und bei Personen mit erhöhten Risikofaktoren (z. B. Rauchern oder Osteoporosegefährdeten) pro Tag leicht sechs bis acht Kapseln notwendig sein können. Da addieren sich auch die Hilfsstoffe und chemischen Zusätze.
Ich möchte Ihnen im Folgenden Entscheidungshilfen an die Hand geben, mit denen Sie das Angebot beurteilen und möglichst verträgliche Produkte auswählen können.

Checkliste für Nahrungsergänzungsmittel

- Lesen Sie auf dem Etikett oder dem Beipackzettel genau nach, welche Substanzen und ob Hilfsstoffe verwendet wurden.
- Vermeiden Sie Produkte, die Konservierungsmittel, Farbstoffe und andere Hilfsstoffe, die auf Dauer Allergien auslösen können, enthalten. Preiswerte Produkte enthalten oft einen hohen Anteil technischer Zusätze.
- Meiden Sie Produkte, die Ascorbylpalmitat enthalten. Das sind Maschinenschmiermittel, die aber als Nährstoffe verkauft werden.
- Achten Sie auf den Begriff »hypoallergene Herstellung«, da die Nährstoffe bei dieser Zubereitung sowohl in guter Qualität als auch für den Körper leicht zugänglich vorliegen.

3. Qualität der Zusammensetzung

Es gibt Substanzen, wie Kalzium und Magnesium, die sich gegenseitig in der Resorption behindern. Diese nicht in höheren Dosen und dauerhaft in derselben Rezeptur einnehmen: Nehmen Sie zum Beispiel nicht gleichzeitig 500 Milligramm Kalzium und 250 Milligramm Magnesium ein.

Tipp: Kalzium vormittags, Magnesium nachmittags oder abends.

Tipp: Zink abends, Kupfer morgens und Eisen mittags.

Genauso sollen Substanzen, die sich gegenseitig oxidieren oder sogar in ihrer Funktion beeinträchtigen, nicht gemeinsam eingenommen werden.

Tipp: Vitamin C morgens, Natriumselenit 30 Minuten vor dem Mittagessen und Aminosäurepräparate zwischendurch mit Fruchtsaft.

4. Zeitpunkt und Häufigkeit der Einnahme

Beide sind wichtig, damit Nahrungsergänzungsmittel optimal aufgenommen werden und wirken können.

- Fettlösliche Substanzen wie die Vitamine A, D, E, K, Coenzym Q10 und Carnitin sollten zur fettreichen Hauptmahlzeit eingenommen werden.
- Aminosäuren (Glutaminsäure, Glyzin, Taurin etc.) wirken am besten, wenn man sie zwischen den Mahlzeiten mit etwas Fruchtsaft zu sich nimmt.
- Wasserlösliche Vitamine gehören zum Frühstück oder Abendessen.
- Empfindliche Spurenelementverbindungen, wie Natriumselenit, am besten vor den Mahlzeiten auf nüchternen Magen mit etwas Wasser einnehmen.
- Mineralstoffpräparate nimmt man idealerweise zu den Mahlzeiten ein.
- Fettsäuren vertragen sich am besten mit fettreicheren Hauptmahlzeiten.

Wenn Sie ein Nahrungsmittelergänzungsprogramm zusammenstellen und dabei gesunderhaltende oder vorbeugende Maßnahmen treffen wollen, ist es besser, häufiger kleine Mengen als alles auf einmal einzunehmen. Nehmen wir als Beispiel die gezielte Infektprophylaxe mit Vitamin C: Wer dreimal täglich 500 Milligramm Vitamin C schluckt, tut seinem Körper einen besseren Dienst als jemand, der 1,5 Gramm auf einmal nimmt. Zudem wirken große Dosen Vitamin C abführend.

In Ausnahmefällen, etwa bei einem akuten Infekt oder einem Virus, der sich stürmisch ankündigt, erhöht man die Gesamtmenge auf 3 bis 5 Gramm und verteilt diese auf kleinere Portionen.

Sie werden staunen, wie viel mehr Ihr Körper mit dieser Methode aufnehmen kann.

Kombipräparate oder Einzelnährstoffe?

Grundsätzlich sind höher dosierte Einzelsubstanzen vorzuziehen. Das gilt für Mineralien, für wasser- und fettlösliche Vitamine und auch für spezielle Aminosäuren. Auch wenn Sie als Angehöriger einer Risikogruppe (s. Seite 202) Ihren Nährstoffbedarf besonders gut decken möchten, ist dies empfehlenswert. Kombipräparate haben eine andere Bedeutung. Mengenmäßig ist logischerweise von jedem einzelnen Nährstoff weniger darin enthalten und die kombinierte Wirkung steht im Vordergrund. Sie haben den Vorteil – wenn sie gut aufeinander abgestimmt sind –, dass sie sich in ihrer Wirkung gegenseitig potenzieren.

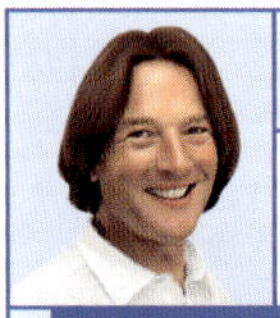

AUS MEINER PRAXIS

Nahrungsergänzungsmittel-Zusätze

Immer wieder muss ich feststellen, dass in Lebensmitteln wie auch in Nahrungsergänzungsmitteln Zusätze enthalten sind, die dort eigentlich nichts zu suchen haben, weil sie einzeln oder in Kombination Unverträglichkeiten auslösen können. Leider sind sie dennoch vom Gesetzgeber zugelassen. Dazu zählen: Farb- und Konservierungsstoffe, Emulgatoren, Schmelzsalze, Verdickungsmittel, Stabilisatoren, Geschmacksverstärker, Säureregulatoren, Trennmittel, Süßstoffe, Schaumverhüter, Überzugsmittel inkl. Gleitmittel sowie Feuchthalte- und Bindemittel.

Zu den sinnvollen Kombinationen zählen:

- Multivitamine,
- Vitamin-B-Komplexe,
- Antioxidantien-Mischungen,
- Spurenelemente und Mineralstoffe,
- Aminosäuren,
- Glukosamine und Chondroitinsulfat.

Multivitamine nimmt man als Kur oder auch regelmäßig ein. Erfahrungsgemäß isst man im Sommer mehr frische Lebensmittel und kann dann eine Einnahmepause einlegen. Antioxidantien sollten bei intensiven Trainingsphasen verstärkt eingenommen werden. Durch die körperliche Belastung erhöht sich auch der Energieverbrauch und die Menge freier Radikale nimmt zu. Damit steigt auch der oxidative Stress für das Bindegewebe an. Zur Förderung des Knorpelaufbaus (Glukosaminoglykane und Chondroitinsulfat) sind Nahrungsergänzungen nur über einen Zeitraum von mindestens zwei Monaten sinnvoll. Zur Osteoporoseprophylaxe sollte man ab dem 45. Lebensjahr regelmäßig entsprechende NEMs einnehmen. Erfolge sind hier frühestens nach einem Jahr zu erwarten.

Zielgruppen für Nahrungsergänzungsmittel

Wer sollte nun Nahrungsergänzungen speziell zur Unterstützung, Regeneration oder Entschlackung des Bindegewebes einnehmen? Einige Fälle haben wir im vorangegangenen Abschnitt erwähnt. Sinnvoll sind sie auch, wenn

- Sie regelmäßig Sport treiben, zum Beispiel Fahrrad fahren, schwimmen oder Fußball spielen,
- Sie einen erhöhten Energieumsatz haben, etwa durch regelmäßige und starke körperliche Belastung, zum Beispiel Leistungssport,
- Sie sich in der Regenerationsphase nach einer schwereren Verletzung befinden,
- Sie sich einem operativen Eingriff unterziehen müssen (Operationsvorbereitung),
- sich Verschlackungssymptome des Bindegewebes zeigen (erhöhte Harnsäurewerte, erste rheumatische Beschwerden, verzögerte Regeneration),
- Sie eine Reduktionsdiät oder Entschlackungskur durchführen,
- Sie unter einer entzündlichen Erkrankung bindegewebiger Strukturen leiden (Polyarthritis),
- Sie Abnutzungserscheinungen am Band- und Gelenkapparat (Arthrose) haben.
- Für Frauen ab 45 zur Erhaltung der Gesundheit ihrer Knochen.

Antioxidantien stärken die Abwehrkräfte

Was sind freie Radikale?

Antioxidantien sind Stoffe, die vor freien Radikalen schützen. Woher aber kommen diese freien Radikale? Der Körper verbrennt mit Hilfe von Sauerstoff seine Nahrung und erzeugt damit Wärme und Energie. Dieser Vorgang ist, wie jedes brennende Feuer, nicht ganz ungefährlich. Wie an einer Feuerstelle entstehen bei dieser Verbrennung auch im Körper Funken, die wir in der Medizin »freie Radikale« nennen. Es handelt sich um sehr reaktionsfreudige Teilchen, um sauerstoffhaltige Verbindungen, die andere Verbindungen, zum Beispiel in Zellmembranen, angreifen, um sie zu »oxidieren«. Der Körper steht unter »oxidativem Stress«. Je nachdem, ob mehr oder weniger freie Radikale entstehen, ist sein oxidativer Stress mal größer und mal kleiner. Hält der Körper diesen »Funkenflug« mit seinem ureigenen antioxidativen Schutzschild unter Kontrolle, sichert er sich eine effektive Energiegewinnung und kann den Vorgang sogar für sein eigenes Immunsystem nutzen, um gesund zu bleiben. Der körpereigene antioxidative Schutzschild wurde über viele Millionen Jahre in der Entwicklung des Menschen aufgebaut und ist Teil unserer biologischen Überlebensstrategie.

Obwohl freie Radikale gemeinhin eher als »Feinde« angesehen werden, sind sie, wie schon gesagt, nicht nur auf der schlechten Seite zu suchen. Das Immunsystem wäre ohne die Möglichkeit, Radikale zu bilden, eine stumpfe Waffe.

Auch die Energiegewinnung in den Kraftwerken unserer Zellen, in den Mitochondrien, darf nicht vergessen werden: Wo verbrannt wird, da fliegen Funken. Die gewonnene Energie ist für den Erhalt des Lebens unersetzlich. Entstehen aber wegen verschiedener Reizzustände zu viele Funken, bleibt das wie bei jedem Funkenflug nicht ohne Folgen: Kleine Brände und Brandspuren werden über kurz oder lang die Umgebung und auf Dauer den gesamten Körper schädigen. Übertragen auf unseren Stoffwechsel bedeutet das: Ist unser »antioxidativer Schutzschild« zu schwach, um freie Radikale unter Kontrolle zu halten, wirken diese auch dort aggressiv, wo sie nicht hingehören, und reizen das Gewebe zum Beispiel in den Blutgefäßen, im Bindegewebe und in den Gelenken.

Was sind Antioxidantien genau?

Es gibt also Abwehrmechanismen gegen freie Radikale, die in den verschiedenen Bereichen des Körpers und des Bindegewebes unterschiedlich stark ausgeprägt sind. Man nennt solche Stoffe wie gesagt Antioxidantien. Am besten mit ihnen ausgestattet sind Blut, Leber, Niere und das lockere Bindegewebe der Haut. Schlecht ausgestattet sind die Gelenkinnenhaut und der Knorpel.

Bei Antioxidantien kann es sich um unterschiedliche Substanzen handeln, die im Zellstoffwechsel eine Rolle spielen, u. a. um **Proteine,** das so genannte **Glutathion-System, NADPH** und **Coenzym Q10.**

Auch Enzyme, die sich im Gewebe befinden (Superoxiddismutase und Katalase), beteiligen sich an der Entschärfung freier Radikale. Über die Nahrung führen wir zusätzliche Antioxidantien zu, wie Vitamin C, E, Selen, Coenzyme, Vitamin B3, Pantothensäure, Aminosäuren, Proteine, Carotinoide und bestimmte Pflanzenstoffe (Gerbstoffe, Bioflavonoide, Polyphenole). Man weiß heute, dass in der Folge von unkontrolliert wirkenden freien Radikalen Erkrankungen wie Rheuma, Allergien oder Herz-Kreislauf-Erkrankungen entstehen.

Wodurch entstehen freie Radikale und oxidativer Stress?

Freie Radikale entstehen, wie Sie gelesen haben, zunächst bei ganz natürlichen Stoffwechselvorgängen in den Körperzellen, wenn Nahrung »verbrannt« und Energie gewonnen wird. Daneben gibt es eine Fülle von Faktoren, die zusätzlich vermehrt freie Radikale im Körper entstehen lassen:

- erhöhte Cholesterin-, Triglycerid-, Blutzucker-, Lipoprotein-, Homocysteinwerte,
- erhöhte Harnsäurewerte als Zeichen einer Übersäuerung,
- niedrige HDL-Werte,
- Übergewicht,
- kaum Bewegung oder Überanstrengung ohne ausreichendes Training,
- Hochleistungssport, Überanstrengung durch körperliche Arbeit,
- die Zeit während der Periode, nach der Menopause bei Frauen,
- die verbreiteten Ernährungsgewohnheiten (Kantine, viel Eiweiß, Gegrilltes, vermehrter Alkoholkonsum, viel Zucker, wenig Obst und frisches Gemüse),
- der hohe Ozonausstoß der vielen technischen Geräte in unserer unmittelbaren Umgebung (PC, Kopierer),
- anhaltender psychischer Stress,
- Leberbelastungen, Allergien, autoimmunologische Erkrankungen (Rheuma), chronische Entzündungen, Virusinfekte,
- Abbau der Aminosäuren,
- bei Änderungen der Körpertemperatur: Beim Saunabesuch oder Kneipp-Kuren ist das Mehr an freien Radikalen sogar eine erwünschte Reaktion. Diese »Radikalen-Kur« stärkt das Immunsystem. Fiebert der Organismus, erzeugt er ebenfalls ein Feuerwerk an Radikalen und hilft dem Immunsystem damit schnell auf die Sprünge,
- aggressive Therapien wie Zytostatika oder Bestrahlung bei der Tumortherapie.

Je nach Dauer und Intensität der radikalischen Belastung ist der Körper mehr oder weniger in der Lage, sich anzupassen und seinen hauseigenen Schutzschild zu verstärken. Wird seine Kapazität dauerhaft überstrapaziert und von der Flut des oxidativen Stresses in Mitleidenschaft gezogen, bleiben Folgen nicht aus: Besonders das Bindegewebe ist ein Ort, wo sich Dysbalancen auf Dauer auswirken und zu Schäden (Entzündungen, Abnützungen, Abbauvorgängen) führen.

Wie können wir unseren antioxidativen Schutzschild stärken?

Entschlacken und entsäuern: Regelmäßige Entschlackung und Entgiftung hält unseren Körper gesund und fit. Leber und Niere, Darm, Haut und Lunge versuchen über verschiedenste Mechanismen, Schlacken, also Abfallstoffe, loszuwerden.

Über die Lungen wird Kohlendioxid »abgeatmet«. Über die Haut werden Säuren (Milch- und Essigsäure) und Salze (z.B. Kochsalz) ausgeschieden.
Schwitzen in der Sauna, kräftiges Abbürsten oder Massagen unterstützen diese Stoffwechselleistungen. Das Bindegewebe wird »durchspült« und Überflüssiges über Talg- und Schweißporen ausgeschieden.
Über die Niere werden wasserlösliche Substanzen entsorgt und – ein für das Bindegewebe besonders wichtiger Prozess – auch Säuren. Die Ausscheidungskapazität für Säuren ist aber begrenzt. Wenn Harnsäure, Acetylsalicyl- und Ascorbinsäure gleichzeitig ausgeschieden werden sollen, kann es zu einem Stau kommen.
Ein weiteres Entschlackungsorgan ist die Leber, die den Körper entgiftet und sowohl fettlösliche als auch wasserlösliche Stoffe verarbeitet. Auch die Nachproduktion körpereigener Antioxidantien hängt im Wesentlichen von ihr ab.

Was bedeutet Entschlackung für das Bindegewebe?

Das Bindegewebe ist die zentrale Durchgangsstation und wird dabei seiner Rolle als Filter- und Transportsystem gerecht.
Wie bereits im Kapitel über das Bindegewebe beschrieben (s. ab Seite 46), enthält die Grundsubstanz des Bindegewebes Stoffe, die miteinander verkettet sind: Glykosaminoglykane (GAGs, also Hyaluronsäure, Chondroitinsulfat und andere Sulfate), die an Proteoglykanen (PGs, also Aminosäureketten mit viel Glutamat, Glycin, Serin und Threonin) hängen. Sie sind dort wie Borsten an einem Bürstenstiel aufgehängt. Viele dieser Kleinstbürsten sind wiederum an diese Aminosäureketten aufgesetzt, sodass eine Doppelbürste entsteht.
Dieses Filtersystem ist äußerst funktionstüchtig, aber auch empfindlich: Es kann verkleben, übersäuern, sich zusetzen mit einem Zuviel an Aminosäuren, die in Form von Kollagenvorstufen oder in Übergangsformen aus Eiweiß und Zucker gespeichert werden. Durch Entschlackung kann man dem wirksam begegnen. Die Bürstensysteme richten sich wieder auf, entfalten sich. Zugesetzte Filterbereiche werden wieder freigeräumt.

Was bedeutet Entgiftung für das Bindegewebe?

Durch Entgiftung wird der Stoffumsatz im Bindegewebe intensiviert. Bewegung fördert die Entgiftung des Körpers. Überschüssige Nährstoffe werden verbrannt, Säuren mobilisiert, um dann über das Bindegewebe abtransportiert zu werden. Regelmäßige Reis- und Obsttage verbessern beispielsweise die Salzkonzentration, setzen Nährstoffe aus Depots frei und erhöhen die Flüssigkeitsausscheidung. Durch Entschlackungstees, Saunabesuche, Bindegewebsmassagen oder Lymphdrainagen kann man diesen Reinigungsprozess noch unterstützen. Wer seine antioxidativen Kapazitäten erhöht, trägt ebenfalls zur Entgiftung bei. Wechselduschen und Kneipp-Güsse stärken den antioxidativen Schild aus Superoxiddismutase, Katalase und Glutathion. Moderates Training und jede Art von körperlicher Ertüchtigung leisten ebenfalls wichtige Beiträge. Mäßigung beim Essen entgiftet. Besonders bei tierischem Eiweiß und überschüssigem Fett sollte man auf die Bremse treten.

Was hilft bei Störungen im Säure-Base-Haushalt?

Kalium

- Eigenschaften: verbessert den Austausch von Säuren, die in den Zellen abgelagert wurden.
- Empfohlene Dosis:
  100 bis 200 Milligramm täglich in Form von Kaliumcitrat.
- Einnahmedauer: nicht länger als eine Woche, danach vier Wochen Pause.
- Hinweis: Vorsicht bei Personen, die Wassertabletten oder Herzmittel einnehmen. Fragen Sie zuvor unbedingt Ihren behandelnden Arzt, ob Sie Kalium einnehmen dürfen oder nicht.

Basenpulver

- Eigenschaften: Sie binden Säuren und helfen das Säure-Base-Gleichgewicht wiederherzustellen. Messen Sie zuerst mit Säurepapier aus der Apotheke Ihr pH-Tagesprofil im Urin. Im Kapitel Ernährung (s. Seite 172) finden Sie eine kurze Anleitung dazu sowie eine Grafik mit dem idealen Säure-Base-Profil, das Ihnen hilft, Ihre Messwerte einzuordnen. Stellen Sie eine Übersäuerung fest, sollten Sie zum Beispiel mit Hilfe eines Basenpulvers etwas dagegen unternehmen.
- Empfohlene Dosis: abends einen halben Teelöffel in Wasser aufgelöst einnehmen. In Frage kommen Mineralstoffrezepturen mit Natriumbikarbonat, Magnesiumcitrat und Kalziumkarbonat. Fragen Sie auch Ihren Apotheker nach dem richtigen Mittel.
- Hinweis: Kontrollieren Sie weiterhin den pH-Wert Ihres Morgenurins, und bestimmen Sie die weiteren Basendrinks je nach Reaktion Ihres Körpers.

Zink

- Eigenschaften: verbessert die Arbeit der Entsäuerungsenzyme, zum Beispiel der Carboanhydrase.
- Empfohlene Dosis: 15 Milligramm täglich als Zinkcitrat oder Zinkpicolinat.

Stoffwechseltee

- Einige Heilpflanzen sind günstig für den Säurehaushalt. Entsäuernd wirken zum Beispiel Teemischungen aus Brennnessel, Löwenzahn und Schlehe.

Bei welchen Erkrankungen helfen Antioxidantien und andere Nährstoffe?

Rheumatische Erkrankungen haben viele verschiedene Ursachen und Krankheitsverläufe. Daher kann ich Ihnen an dieser Stelle nur sehr allgemeine Ratschläge geben. Oft treten rheumatische Beschwerden in Gelenken auf. Vitamin E hilft den antioxidativen Schutz vor allem in Gelenken zu erhöhen und es verringert eine entzündungsfördernde Radikalbildung. Es ersetzt keine Schmerzmittel, kann aber helfen, die Schmerzmitteleinnahme zu reduzieren.
Vitamin E sollten Sie zum Mittagessen einnehmen: In den ersten acht Wochen empfiehlt sich eine Menge von 1 000 Milligramm am Tag, dann reduziert man die Dosis auf 500 bis 800 Internationale Einheiten (IE; zur Umrechnung von Milligramm in IE s. Seite 209).
Ungesättigte Fettsäuren sind wichtig für einen gesunden Stoffwechsel. Bei Rheuma-

tikern mit einer erhöhten Entzündungsbereitschaft sollten jedoch nur die Omega-3-Fettsäuren aus Kaltwasserfischen gegeben werden. Ungesättigte pflanzliche Fette (Omega-6-Fettsäuren in Distelöl, Nachtkerzenöl etc.) heizen die Entzündungsbereitschaft sogar noch an.

Rheumatiker sollen viel fetten Fisch essen. Während eines Schubes dürfen Sie bis zu 2 Gramm der Omega-3-Fettsäure mit Vitamin E zu sich nehmen. Um eine zusätzliche Übersäuerung zu vermeiden, empfiehlt sich auch die Einnahme von täglich 1 Gramm Vitamin C als Kalziumascorbat nach dem Essen.

Spurenelemente wie Mangan, Zink, Selen und – kurzzeitig – auch Kupfer verbessern die Leistung Ihrer körpereigenen antioxidativen Enzymsysteme (s. Nährstoffe ab Seite 212).

Was kann noch helfen? Zur Stärkung des Glutathionaufbaus kann die Gabe von N-Acetylcystein in einer Dosierung von 300 bis 500 Milligramm am Tag nützlich sein, eventuell auch die Einnahme von Coenzym Q10 in Dosen von etwa 100 bis 200 Milligramm.

In der Presse werden zur **Knochengesunderhaltung** und **Osteoporoseprophylaxe** immer wieder Kalzium, Vitamin D3 und Östrogene empfohlen. Kaum jemand behält aber im Auge, dass gesunde Knochen auch viel Vitamin K, Magnesium, Mangan, Folsäure, Bor, Silicium, Vitamin B6, Zink, Kupfer und Vitamin C brauchen. Multivitamine und Spurenelemente sind also zusätzlich wichtig. Aber auch das alles ist nur die halbe Miete, wenn wir uns nicht ausreichend bewegen. Nahrungsergänzungen allein helfen dann auch nicht.

Gelenkverschleiß bzw. **Arthrose** reagiert nur im Anfangsstadium auf ein verstärktes Angebot an Knorpelbausteinen. Hier hat die Bewegungstherapie ihr Einsatzgebiet. Lediglich Glukosaminsulfat, Vitamin E und C sowie Spurenelemente können sinnvoll sein. Auch Vitamin-B-Komplexe mit einem hohen Niacinamid-Anteil sind bei Arthrose einen Versuch wert.

Bei einer **Gelenkentzündung** (Arthritis) sind Empfehlungen zur Nährstoffzufuhr nicht einfach. Der Begriff fasst viele Beschwerdebilder zusammen, sodass ich hier nur allgemeine Angaben machen kann: Ähnlich wie bei rheumatischen Erkrankungen ist auch hier die Stärkung der antioxidativen Kräfte wichtig, mit Vitamin C, E, Selen, Bioflavonoiden, Gerbstoffen, Zink, Enzymen und basenbildenden Verbindungen.

Bei **Bänderschwäche** können freie Aminosäuren sinnvoll sein (d.h., sie sollten nicht in Eiweißform gebunden, z.B. als Milcheiweißpulver, vorliegen). Effektiv sind sie in Verbindung mit Vitamin B6 und Magnesium, Vitamin C, Mangan, Zink und Kupfer.

Venenschwäche ist oft eine Sache der Veranlagung. In einem späten Stadium kann es zu Krampfadern kommen. Gefördert wird Venenschwäche durch eine Schwangerschaft, häufiges und langes Stehen, zum Beispiel in entsprechenden Berufen, aber auch durch sitzende Tätigkeiten mit fehlender Aktivierung der Muskelpumpe. Ein Ausgleich kann von Nährstoffen ebenfalls nur begrenzt geschaffen werden. Sekundäre Pflanzenstoffe aus Traubenkernen oder Kakao, Bioflavonoide, aber auch gepuffertes Vitamin C und Magnesium können helfen. Das A und O ist aber auch hier wieder die Bewegung, die den Blutfluss verbessert.

Die Nährstoffe im Überblick

Über die wichtigsten Nährstoffe und ihre Bedeutung in verschiedenen Lebenslagen und bei Erkrankungen haben Sie im vorangegangenen Abschnitt bereits viel erfahren. An dieser Stelle möchte ich Ihnen einen Überblick über die wichtigsten Nährstoffe im Einzelnen geben und darüber, für wen sie besonders wichtig sind und welche spezielle Bedeutung sie vor allem für das Bindegewebe haben.

Vitamin C

Ein Alleskönner unter den Nährstoffen, der mit Fug und Recht als der weltweit am häufigsten eingesetzte wasserlösliche Radikalfänger bezeichnet werden kann.

Welche Funktionen hat Vitamin C für das Bindegewebe und andere Organe?

- Als Radikalfänger ist es antioxidativ wirksam.
- Regeneriert die verbrauchten Antioxidantien Vitamin E und Coenzym Q10.
- Festigt Bindegewebe, Bänder und Sehnen, indem es die Kollagenbildung fördert.
- Dichtet Gefäßwände besser ab, daher ist es ein unverzichtbarer Nährstoff zur Operationsvor- und -nachbereitung.
- Entgiftet die Leber und hilft Medikamente und Chemikalien auszuscheiden.
- Wirkt antientzündlich.
- Schützt vor Neuinfektion und stärkt das Immunsystem.
- Hilft bei der Wundheilung.
- Ist wichtig für die Carnitinsynthese und damit genauso für die Fettverbrennung (s. Seite 211).
- Beugt Linsentrübung (Grauer Star) vor.

Wann ist der Bedarf erhöht?

- Bei körperlichem Stress und Belastung (auch Sport).
- Bei häufigen Flugreisen und dadurch hoher Ozonbelastung.
- Bei häufiger PC-Arbeit.
- Bei schwachem Bindegewebe und Krampfadern.
- Bei Rauchern und Allergikern.
- Bei Risikopersonen wie Diabetikern und Herz-Kreislauf-Erkrankten.
- Bei Anzeichen für einen **Vitamin-C-Mangel,** wie Zahnfleischbluten, schlechte Wundheilung, Infektanfälligkeit, Bindegewebsschwäche, Neigung zu blauen Flecken oder Entzündungen der Schleimhäute.

Was Sie beachten sollten:

- Vitamin C schmeckt nicht nur säuerlich nach Zitrone, sondern trägt auch Säure in den Körper ein. Wenn Sie Vitamin C zusätzlich einnehmen, sollten Sie darauf achten, gepuffertes, also säuremilderndes Kalziumascorbat dem reinen Vitamin C (Ascorbinsäure) vorzuziehen.
- Häufige kleine Gaben, z. B. 500 Milligramm auf fünf bis sechs Tagesdosen verteilt, sind besser als 3 Gramm auf einmal einzunehmen, da plötzliche Überschüsse ungenutzt ausgeschieden werden.
- Zwar wird viel Vitamin C wieder ausgeschieden, es besteht jedoch im lockeren

Bindegewebe der Haut eine gewisse Möglichkeit der Speicherung.
- Bei bestehenden Nierenerkrankungen ist der Arzt vor intensiven Vitamin-C-Gaben hinzuzuziehen.

Vitamin E

Es ist der fettlösliche »Bruder« des Vitamin C, da es auch als Radikalfänger antioxidativ wirksam ist. Man sollte vorzugsweise natürliches Vitamin E – das d-alpha-Tocopherol – einsetzen.

Welche Funktionen hat Vitamin E für das Bindegewebe und andere Organe?

- Verhindert als Radikalfänger, dass Fette oxidieren, also ranzig werden. Schützt so zum Beispiel Fettbestandteile der Zellmembranen.
- Schützt das Bindegewebe und die Gelenkinnenhaut vor freien Radikalen.
- Schützt Blutgefäße vor vorzeitiger Alterung und Arteriosklerose und sorgt für optimale Durchblutung.
- Fördert die Leistungsfähigkeit der Zellen.
- Fördert die Regeneration der Haut nach dem Sonnenbaden.
- Mildert entzündliche Reaktionen.
- Unterstützt die Schmerzlinderung und hilft damit, Antirheumatika einzusparen.

Wann ist der Bedarf erhöht?

- Bei Leistungssportlern.
- Bei Personen mit Gelenkentzündungen, rheumatischen Beschwerden, Störungen des Cholesterinstoffwechsels oder Diabetes.
- Bei Schwächezuständen von Skelett- und glatter Muskulatur.
- Bei Durchblutungsstörungen, chronischen Verdauungsbeschwerden und Durchfall.

Was Sie beachten sollten:

- Die empfohlene Dosis liegt bei 400 bis 800 IE. Rheumatiker können durchaus auch bis zu 1200 IE über einen gewissen Zeitraum einnehmen.
- Zur Umrechnung: 1 Milligramm natürliches Vitamin E entspricht 1,5 Internationalen Einheiten (IE). Bei synthetischem Vitamin E beträgt das Verhältnis 1:1.
- Die Einnahme sollte zu den Mahlzeiten erfolgen.
- Wer unter Blutgerinnungsstörungen leidet, sollte vor der Einnahmen den Arzt zu Rate ziehen.

Vitamin B3

Gebräuchlichere Bezeichnung: Niacin. Darunter werden wiederum verschiedene Verbindungen zusammengefasst: Nikotinsäure und Niacinamid.

Welche Funktionen hat Niacin für das Bindegewebe und andere Organe?

- Wirkt als Antioxidans in Bindegewebe und Gelenken.
- Fördert die Energieproduktion.
- Ist »Reparaturvitamin« für die Erbsubstanz und »Nervenvitamin« fürs Gehirn.
- Unterstützt die Gesundheit von Haut und Muskelgewebe.
- Wichtig für die Produktion von Fettsäuren und Hormonen.
- Nötig im Fett- und Zuckerstoffwechsel und damit für die Energiegewinnung.

Wann ist der Bedarf erhöht?

- Bei chronisch-entzündlichen Gelenkerkrankungen oder Bewegungseinschränkungen der Gelenke.
- Bei Nervenschmerzen und Allergien.
- Bei Fettstoffwechselstörungen.

Was Sie beachten sollten:

- Die antientzündliche Dosis für Niacinamid kann bei bis zu 2 Gramm liegen. Diese Mengen nur unter ärztlicher Aufsicht einnehmen.
- Eine antioxidative Kur: 500 Milligramm am Tag vier Wochen lang.
- Nikotinsäure kann unangenehme Durchblutungsreaktionen hervorrufen, auch »Flush« genannt: Der Kopf wird hochrot, die Hände kribbeln, der Brustbereich und die Arme werden heiß. Nikotinsäure-Präparate daher immer nur in Absprache mit dem Arzt und zunächst niedrig dosiert einnehmen.

Enzyme

Zu den antioxidativ wirksamen Enzymen des Bindegewebes zählen die Superoxiddismutase und die Katalase. Beide kann man nicht zuführen, sondern nur indirekt unterstützen durch die Spurenelemente Mangan, Zink und Kupfer sowie durch Steigerung der antioxidativen Kapazität des Körpers mit Sport, Sauna oder Wechselduschen.

Welche Funktionen haben diese Enzyme für das Bindegewebe und andere Organe?

- Sie sind für eine gesunde Gelenkschmiere und antientzündliche Aktivitäten im Bindegewebe verantwortlich.

Wann ist der Bedarf erhöht?

- Bei chronisch-entzündlichen Gelenkerkrankungen.
- Bei Veränderung der Gelenkflüssigkeit.

Was Sie beachten sollten:

- Einen festen Platz in meinem Notfallkoffer hat eine Enzymkombination, die man auch hoch dosiert einnehmen kann: Natürliches Bromelain der Ananas und Papaya, verstärkt durch Pankreatin mit Bioflavonoiden. Diese Kombination erreicht das Bindegewebe sehr schnell, wirkt antientzündlich und abschwellend, auch bei bereits länger zurückliegenden Schäden.

Coenzym Q10

Sein anderer Name ist Ubichinon, was so viel wie »überall vorkommend« bedeutet. Dies verdeutlicht u. a. auch seine Bedeutung für ein funktionierendes Bindegewebe.

Welche Funktionen hat Coenzym Q10 für das Bindegewebe und andere Organe?

- Ist Atmungsenzym im Stoffwechsel jeder Zelle und steuert damit eine geordnet ablaufende Energiegewinnung.
- Gibt jeder Zelle damit die »Kraft«, ihre spezifischen Aufgaben zu erfüllen (Faserproduktion, Bindegewebsaufbau, Bildung von Grundsubstanz, Knorpel- und Knochenmaterial oder Schleim).
- Stabilisiert die Gelenkschmiere.

Wann ist der Bedarf erhöht?

- Im Alter und bei allen typischen Alterserkrankungen, zum Beispiel bei Energiekrisen des Herzmuskels.

- Bei Stoffwechselstau der Leber und Fettstoffwechselstörungen.

Was Sie beachten sollten:

- Mit zunehmendem Alter lässt die Produktion von Coenzym Q10 nach. Sinnvoll ist die Einnahme in höherem Alter, wenn zum Beispiel bei Herzschwäche oder Herzinsuffizienz bereits ein massives Ungleichgewicht zwischen Energiebereitstellung und -anforderung besteht. In dem Fall kann man sogar bis zu 300 Milligramm am Tag, am besten zur Hauptmahlzeit, einnehmen.
- Für einen Mittvierziger, der es ab und zu zur »Kräftigung« einnehmen will, wie es oftmals zu lesen ist, ist es sicher nicht das geeignete Mittel.

Carnitin

Wenn Sie einmal über den Satz »… schmilzt überflüssiges Fett weg…« stolpern, geht es sicher um Carnitin. Carnitin ist ein Stoff, der Fettsäuren in die Mitochondrien hineinschleust und Säureschlacken entsorgt. Ein Maß für seine Entgiftungskapazität liegt in seiner so genannten Verfügbarkeit: 80 Prozent sollten frei und höchstens 20 Prozent an andere Stoffe gebunden sein, damit die Verbrennung und Entschlackung in den Zellen klappt.

Welche Funktionen hat Carnitin für das Bindegewebe und andere Organe?

- Ist Fettsäuretransporteur.
- Fördert die Energiegewinnung.
- Stabilisiert den Energiebedarf des Herzens.
- Entsorgt Säuren.

Wann ist der Bedarf erhöht?

- Bei Herzschwäche im Alter und zur Infarktnachsorge.
- Bei Fettstoffwechselstörungen.
- Bei unzureichender Samenausreifung beim Mann.

Was Sie beachten sollten:

- Carnitin wird oft vorschnell als Wunderpille zum Abnehmen gepriesen.
- L-Carnitin entwickelt zusammen mit essentiellen Fettsäuren schlackenfreie, schnell verfügbare Energie und dient so der Leistungsoptimierung im Sport.
- L-Carnitin stabilisiert das Immunsystem, z. B. bei Übertraining.

Magnesium

Es ist ein Allround-Mineral. Im Zusammenhang mit Mineralien und sportlichen Ausdauerleistungen geht es meistens um Magnesium. Es ist sozusagen das »Muskelmineral«. Fehlt es, treten typische Erscheinungen auf wie Krämpfe oder Muskelzittern. Auch ein Zittern am Augenlid, das sicher viele kennen, kann auf einen Magnesiummangel zurückzuführen sein.

Welche Funktionen hat Magnesium für das Bindegewebe und andere Organe?

- Unentbehrlich bei der Verbrennung von Zucker, Fett und Eiweißen.
- Reguliert die Muskelarbeit.
- Wirkt als natürlicher Kalziumantagonist gefäßerweiternd.
- Stabilisiert den Energiebedarf des Herzmuskels.
- Wichtig für die Nervenerregung und Weiterleitung von Nervenimpulsen.

- Unterstützt den Aufbau von Knochen und Zähnen.

Wann ist der Bedarf erhöht?

- In Wachstumsphasen bei Kindern.
- In Schwangerschaft und Stillzeit.
- Beim Leistungssport.
- Bei Diabetes.
- Bei Frauen nach der Menopause zum Erhalt der Knochendichte.
- Wenn der Körper und das Bindegewebe entschlacken (300 Enzyme brauchen Magnesium für ihre Arbeit).

Was Sie beachten sollten:

- Magnesium ist ein sehr »sicheres« Mineral, das heißt, man kann bei der Einnahme nicht viel falsch machen. Die Magnesium-Blutserum-Spiegel unterliegen einer tageszeitlichen Schwankung: Nachmittags um zwei Uhr und ab vier Uhr morgens hat man am wenigsten Magnesium im Blut.
- Es werden organische und anorganische Magnesiumverbindungen angeboten. Ich empfehle Citrate, Malate oder die so genannten Chelate, das heißt Verbindungen mit Aminosäuren, zum Beispiel Orotate. Achten Sie also auf die Packungsbeilage. Magnesium bitte nach dem Sport ergänzen, dann werden die Beine nicht so schnell müde und schwer.

Zink

Es ist ein zentrales Spurenelement im Stoffwechselgeschehen. Es aktiviert solche Enzyme, die auf vielfältige Weise an Regenerationsprozessen beteiligt sind.

Welche Funktionen hat Zink für das Bindegewebe und andere Organe?

- Wirkt im Bindegewebe antioxidativ als Bestandteil des Enzyms Kupfer-Zink-Superoxiddismutase (SOD).
- Reguliert das Zellwachstum, insbesondere in der Grundsubstanz des Bindegewebes.
- Steuert das Enzym Carboanhydrase und damit die Entsäuerung des Körpers.
- Schützt die Haut vor Infektionen.
- Schützt die Zellen vor organischen Giften und Schwermetallen.
- Stärkt die körpereigene Abwehrleistung und wirkt antientzündlich.

Wann ist der Bedarf erhöht?

- Bei Sport und Leistungssport sowie starkem Schwitzen (denn Zink wird mit dem Schweiß vermehrt ausgeschieden).
- In Schwangerschaft und Stillzeit, für die Entwicklung des Kindes.
- In Wachstumsphasen bei Kindern.
- Bei Fasten- und Entschlackungskuren.
- Bei chronischen Infekten.
- Bei Diabetikern.
- Bei Personen, die zu Karies oder Parodontose neigen.
- Bei häufigem Alkoholgenuss.

Was Sie beachten sollten:

- Unser Körper benötigt größere Mengen Zink, wenn schwere Infekte ausgeheilt werden oder chronische Erkrankungen bewältigt werden müssen.
- **Anzeichen für einen Mangel** können sein: Hauterkrankungen, Haar- und Nagelwachstumsstörungen, also auch Haarausfall oder weiße Flecken auf den Nägeln.

- Meine Empfehlungen zur Einnahme liegen zwischen 15 bis 30 Milligramm Zink täglich.
- Zink eignet sich zur Einnahme am Abend oder zwischen den Mahlzeiten. Achten Sie darauf, es nicht gleichzeitig mit Eisen oder Kupfer zu nehmen.

Selen

Unsere Böden sind sauer und enthalten zunehmend Selenverbindungen, die von Tier und Pflanzen nicht verwertet werden können. Die Folge: Der Selengehalt in der Nahrung sinkt.

Welche Funktionen hat Selen für das Bindegewebe und andere Organe?
- Es gehört zur Grundausstattung des antioxidativen Systems und aktiviert zum Beispiel den enzymatischen Glutathionperoxidase-Komplex.
- Es wirkt antientzündlich und stimuliert immunaktive Zellen.
- Es aktiviert das Hormon der Schilddrüse und damit den Grundumsatz der Zellen.
- Es aktiviert den Leberstoffwechsel und fördert damit die Entgiftung des Körpers.

Wann ist der Bedarf erhöht?
- Bei Leistungssport und intensivem Körpertraining.
- Bei Gelenkentzündungen und -ergüssen.
- Bei rheumatischen Erkrankungen.
- Bei Durchblutungsstörungen.
- Bei chronischen Verdauungsbeschwerden und Entzündungen der Bauchspeicheldrüse.

Was Sie beachten sollten:
- Es gibt verschiedene Selenverbindungen im Handel. Organische Aminosäurekomplexe wie l-Selenomethionin, -cystin oder -picolinat werden gut aufgenommen und auch sicher verwertet. Daneben gibt es das anorganische Natriumselenit, das zwar auch sehr gut aufgenommen wird, aber instabil ist. Natriumselenit verträgt sich zum Beispiel nicht mit Vitamin C, daher beide nie zusammen einnehmmen.
- Meine Dosisempfehlung: 50 bis 200 Mikrogramm (μg) täglich.

Mangan

Welche Funktionen hat Mangan für das Bindegewebe und andere Organe?
- Ist Baustein der Bindegewebsgrundsubstanz, initiiert dort den Aufbau der GAGs und PGs.
- Ist wichtig für gesundes Knochen- und Knorpelgewebe sowie straffe Bänder.
- Wird beim Aminosäureabbau und zur Entschlackung des Bindgewebes gebraucht.
- Aktiviert das Bindegewebsenzym Superoxiddismutase (SOD).

Wann ist der Bedarf erhöht?
- Im Wachstum.
- Bei Krampfadern, Leistenbruch und familiärer Bindegewebsschwäche.

Was Sie beachten sollten:
- Die Tagesdosis kann im Akutstadium bei 5 Milligramm liegen. Es empfiehlt sich eine kurmäßige Einnahme von etwa vier bis sechs Wochen. Danach legt man eine Pause ein.

Kupfer

Welche Funktionen hat Kupfer für das Bindegewebe und andere Organe?

- Aktiviert das Bindegewebsenzym Superoxiddismutase (SOD).
- Ist Schlüsselenzym bei der Zellatmung.

Wann ist der Bedarf erhöht?

- Bei chronisch-entzündlichen Gelenkerkrankungen und bei rheumatischen Erkrankungen.
- Bei Schwermetallbelastungen.

Was Sie beachten sollten:

- Befindet sich zu viel Kupfer im Körper, kann seine antientzündliche Wirkung ins Gegenteil umschlagen. Kupfer sollte daher nicht über einen längeren Zeitraum eingenommen werden (maximal zehn Tage).
- Wird Kupfer zusammen mit Zink über einen längeren Zeitraum benötigt, sollte das Verhältnis 2:15 betragen. Sie werden getrennt eingenommen, Zink abends und Kupfer morgens.

Eisen

Fast jede junge Frau in Deutschland hat schon einmal Eisenpräparate gegen Blutarmut eingenommen, um ihre Blutbildung anzuregen.

Welche Funktionen hat Eisen für das Bindegewebe und andere Organe?

- Fördert die Blutbildung und den Sauerstofftransport zu den Zellen.
- Ist Bestandteil verschiedener Enzyme.
- Spielt eine Rolle im Energiestoffwechsel.

Wann ist der Bedarf erhöht?

- Bei Eisenmangelzuständen. Junge Frauen sind häufiger betroffen.

Was Sie beachten sollten:

- Da die Blutbildung und die Sauerstoffversorgung aller Organe sehr stark von der Eisenversorgung abhängt, greifen auch Sportler gerne zu diesem Mineral. Ich stehe dem sehr kritisch gegenüber, weil Eisen zu den Metallen gehört, die auch reizen können. Speziell dann, wenn gleichzeitig viel Vitamin C eingenommen wird, entstehen wahre Feuerwerke an freien Radikalen. Zum Glück gibt es auch Multivitamine ohne die Problemminerale Eisen und Kupfer.

GAGs, PGs und Chondroitinsulfat

Proteoglykane (PGs) und Glykosaminoglykane (GAGs) sind – wie Sie es auf Seite 61 schon erfahren haben – wichtige Bauelemente der Bindegewebsgrundsubstanz, die ein bürstenartiges Filter- und Netzwerk bilden.
Wichtige GAGs, die das Bürstensystem aufbauen, sind Glukosaminsulfat und Chondroitinsulfat, das auch in Knorpelmasse verwandelt wird. Kein Wunder also, dass die Kombination von Glukosaminsulfat und Chondroitinsulfat in der Behandlung von degenerativen Gelenkerkrankungen (Arthrosen) an Popularität gewonnen hat.
Beide Substanzen werden in der Regel zusammen eingesetzt. Auch Glukosaminsulfat allein erzielt gute Ergebnisse.
Glukosaminsulfat wird über den Darm aufgenommen und zunächst in der Leber an-

gereichert, wo es entweder in Eiweiße eingebaut oder zu kleineren Einheiten umgebaut wird.
Auf dem Blutweg erreicht es das Bindegewebe und die Gelenke. Es ist gut wasserlöslich, durchströmt alle Räume des Bindegewebes und dient dem Aufbau von Haut-, Knorpel- und Knochenmatrix.
GAGs wurden früher nur aus tierischem Knorpel hergestellt. Seit mehreren Jahren gewinnt man sie auch aus der grünlippigen Neuseelandmuschel *Perna Canaliculus* oder aus dem Panzer von Krabben.
Neuere Erkenntnisse lassen vermuten, dass Glukosaminsulfat eine positive Langzeitwirkung gegen das Fortschreiten von gelenkzerstörenden Vorgängen hat.
In einer Studie wurde Glukosaminsulfat mit dem Antirheumatikum Piroxicam verglichen. Kaum ein Patient brach unter Glukosamin die Therapie ab, was für die gute Verträglichkeit der Substanz spricht. In der Piroxicamgruppe gab es dagegen mehr Nebenwirkungen.
Erstaunlich war, dass sich Glukosaminsulfat als genauso wirksam zeigte wie Piroxicam. Die Dosis lag bei dieser Untersuchung, die über drei Jahre lang an über 200 Personen durchgeführt wurde, bei 1,5 Gramm täglich.

Sekundäre Pflanzenstoffe

Zu den sekundären Pflanzenstoffen, die gerne als pflanzliche Antioxidantien eingesetzt werden, gehören Bioflavonoide und Gerbstoffe.

Welche Funktionen haben sekundäre Pflanzenstoffe für das Bindegewebe und andere Organe?

- Wirken antiallergisch und stark antioxidativ.
- Verbessern die Quervernetzung des Kollagens und sorgen so für ein festes Bindegewebe.
- Dichten Gefäßwände ab.

Wo kommen sekundäre Pflanzenstoffe vor?

- Gerbstoffe in Heidelbeeren, Eichenrinde und Hamamelis.
- Polyphenole im grünen, unfermentierten schwarzen Tee.
- Bioflavonoide aus Zitrusfrüchten und dem Kakao. Kakao durchlebt zurzeit einen Wandel vom Buhmann (Milchschokolade) zu einem angesehenen hoch wirksamen Naturstoff. Schokolade mit einem Kakaoanteil von über 60 Prozent (manche Bitterschokoladen) konnte bei Untersuchungen in USA hervorragende Ergebnisse als Antioxidans und Blutverdünner erzielen.
- Extrakte aus Rosskastanien wirken stark abschwellend und entstauend.

Lezithin

Lezithin gehört von alters her zu den allgemeinen Stärkungsmitteln, auch in Sportlerkreisen. Es wird aus Soja gewonnen und ist reich an Phosphatidylcholin.

Welche Funktion hat Lezithin für das Bindegewebe und andere Organe?

- Seine Bestandteile sind die Grundbausteine von Zellwänden in allen Geweben.

Diese Phospholipide sind die Ziegelsteine, die die »Zellmauern« bilden, in Bindegewebs-, Leber-, Nervenzelle oder Muskelfasern.

Wann ist der Bedarf erhöht?

- Wenn die Leber stark belastet ist.
- Bei erhöhtem Grundumsatz (z. B. im Leistungssport).
- In Regenerationsphasen.

In diesen Fällen kann eine Lezithinkur helfen. Die Tagesdosen liegen zwischen 500 Milligramm und 2 Gramm, die jeweils zu den Mahlzeiten eingenommen werden.

Omega-3-Fettsäuren

Vor allem in Kaltwasserfischen sind diese ungesättigten Fettsäuren enthalten. Neuere Untersuchungen zeigen, dass der Gehalt an mehrfach ungesättigten Fettsäuren in der Kindernahrung die spätere Entwicklung der Hirnfunktion günstig beeinflusst, weil die Durchblutung und damit die Sauerstoffversorgung optimiert wird.

Welche Funktionen haben Omega-3-Fettsäuren für das Bindegewebe und andere Organe?

- Hemmen die Bildung entzündlicher Botenstoffe im Bindegewebe.
- Verbessern die Fließeigenschaften des Blutes.
- Reduzieren die Entzündungsbereitschaft im Bindegewebe.
- Beugen Herz-Kreislauf-Erkrankungen vor.

Wann ist der Bedarf erhöht?

- Bei älteren Menschen.
- Bei Rheumatikern.
- Bei Neigung zu Gelenkentzündungen oder -reizungen.
- Bei Durchblutungsstörungen.
- Zur Nachsorge bei Herzinfarkt.
- Bei Fettstoffwechselstörungen.

Was Sie beachten sollten:

- Experten raten, täglich zwischen 0,5 und 2 Gramm Omega-3-Fettsäuren zu sich zu nehmen.
- Am besten nehmen Sie Omega-3-Fettsäure-Präparate zum Essen oder mit einem Bissen Schwarzbrot ein.
- Gute Omega-3-Fettsäure-Konzentrate enthalten mindestens 200 mg DHA (Docohexaensäure) und 300 mg EPA (Eicosapentaensäure) pro Kapsel. Diese ungesättigten Fettsäuren sollte man nicht verwechseln mit den Omega-6-Fettsäuren, die hauptsächlich in Pflanzensamen enthalten sind (Borretsch-, Nachtkerzen- und Johannisbeersamen). Omega-6-Fettsäuren können unter Umständen im Bindegewebe gegenteilig wirken.

Aminosäuren

Aminosäuren helfen Sportlern auf die Sprünge. Sie sind beteiligt am Energie- und Strukturstoffwechsel und sie sind die Grundbausteine von Eiweißen (Proteinen). Die Notwendigkeit für die zusätzliche Einnahme von Eiweißen oder Aminosäuren, um im Rahmen eines Aufbautrainings die Leistungsfähigkeit zu verbessern und die Muskelmasse zu erhöhen, hängt vom Umfang des Trainingsprogramms ab. Aminosäuren schützen das Gewebe, fördern die Regenerationsfähigkeit und stärken das Immunsystem.

Bestimmte Aminosäuren sind essentiell, das heißt, der Körper kann sie nicht selbst aufbauen, sondern man muss sie mit der Nahrung zuführen. Dazu zählen Isoleucin, Leucin, Valin, Lysin, Methionin, Phenylalanin, Threonin, Histidin und Tryptophan.

Zu den semiessentiellen Aminosäuren, die in Zeiten eines erhöhten Bedarfes zum schwächsten Glied der Kette werden und vermehrt zugeführt werden müssen, gehören Arginin, Tyrosin und Cystein.

Nicht essentielle Aminosäuren baut sich der Körper im Stoffwechsel aus seinen Depots selbst auf: Alanin, Asparaginsäure, Glutaminsäure, Glycin, Serin, Prolin und Hydroxyprolin.

Welche Funktionen haben Aminosäuren für das Bindegewebe und andere Organe?

- Prolin und Lysin sind wichtig für die Neustrukturierung und Erhaltung des Bindegewebes und des Skelettsystems.
- Lysin und Phenylalanin sind für Nervenbotenstoffe und für den Hormonstoffwechsel von Bedeutung.
- Histidin ist Bestandteil von bestimmten Transportproteinen wie Haemoglobin (dem roten Blutfarbstoff), Myoglobin (einem sauerstoffspeichernden Eiweiß im Muskel) oder Cytochromen (zur Energiegewinnung in den Mitochondrien).
- L-Methionin und Cystein stärken die antioxidative Kapazität und bauen Glutathion auf. Bei psychomentalem Stress, Diäten und sportlichen Höchstleistungen sinken ihre Spiegel im Blut stark ab.
- Arginin reguliert die Duchblutung und fördert in Verbindung mit Lysin und Glutamin über eine gesteigerte Sekretion des Wachstumshormons die Proteinbiosynthese.
- Glycin, Arginin und Methionin sind Ausgangsstoffe für Kreatin (eine Substanz, die als Energiereserve im Muskel dient).
- Isoleucin, Leucin und Valin vergrößern die Leistungsreserven.
- Taurin hat zwar keine Bedeutung als Energiespender, es stabilisiert jedoch die Arbeit der Herzmuskelzellen.
- L-Tryptophanmangel kann zu Konzentrationsstörungen, Schlafmangel und Depressionen führen.

Was Sie beachten sollten:

- Handelsübliche Proteinquellen sind Vollmilch, Soja, Molke und Hühnereiweiß.
- Proteingemische wie Eiweiß- und Fitnessdrinks, die häufig empfohlen werden, bestehen meist aus hydrolysiertem Milcheiweiß oder Soja, denen zum besseren Geschmack die verschiedensten Zusätze wie Geschmacksverstärker, Farb- und Süßstoffe, aber auch Konservierungsmittel zugesetzt werden. Bei Dauerkonsum führen diese Zusätze häufig zu Unverträglichkeiten. Ich empfehle solche Mittel nur in ganz bestimmten Situationen, aber auf keinen Fall dem Hobbysportler.
- Molkeeiweiß ist eine ausgewogene Quelle von essentiellen Aminosäuren und Peptiden. Es ist reich an Glutamin und Glycin und enthält mehr Cystein als das vergleichbare Kasein der Vollmilch.

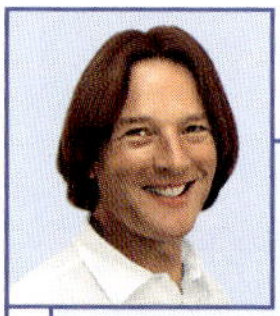

NÄHRSTOFFE UND IHRE BEDEUTUNG FÜR DAS BINDEGEWEBE

Empfehlungen für Einsteiger, Freizeit- und Leistungssportler.
Die Empfehlungen für Leistungssportler richten sich an Leistungssportler im Wettkampf.

Nährstoff	Bedeutung	Einsteiger	Freizeit-sportler	Leistungs-sportler
Vitamin C (in Form von Kalziumascorbat)	festigt das Bindegewebe fördert die Wundheilung stärkt das Immunsystem	200–500 mg	500 mg	> 1 g täglich
Vitamin E (d-alpha-Tocopherol)	schützt als Antioxidans Gewebe vor freien Radikalen unterstützt die Hautregeneration	kein Bedarf	200 mg	500 mg täglich
B-Vitamine (besonders B3)	Bindegewebs-Antioxidantien	kein Bedarf	bei Bedarf	je 50–100mg täglich
Magnesium	wichtig für die Muskel- und Nervenarbeit	kein Bedarf	100 mg jeweils nach dem Sport	100–200mg jeweils nach dem Sport
Zink	hilft bei Heilungsprozessen und bei Entsäuerungsvorgängen	kein Bedarf	15 mg 1x pro Woche	15 mg 1x täglich
Selen	wirkt antioxidativ, antientzündlich, aktiviert das Immunsystem	kein Bedarf	kein Bedarf	50–100 µg täglich
Kupfer	wirkt antirheumatisch aktiviert die antioxidative Superoxiddismutase (SOD)	kein Bedarf	bei Bedarf (nicht länger als 10 Tage)	bei Bedarf (nicht länger als 10 Tage)
Mangan	wichtig für den Aufbau der Bindegewebsgrundsubstanz	kein Bedarf	kein Bedarf	5 mg 2 x pro Woche
Eisen	wichtig für die Sauerstoffversorgung	kein Bedarf	kein Bedarf	bei Bedarf
Carnitin	fördert die Energiegewinnung stabilisiert den Herzenergiebedarf	kein Bedarf	erhöhter Bedarf	erhöhter Bedarf
Kreatin	dient als Energiereserve im Muskel (leistungssteigernd für Sprinter, nicht sinnvoll bei Ausdauersportarten)	kein Bedarf	kein Bedarf	Einnahme: 3 Tage 10 g, dann 28 Tage 2–3 g
Multivitamine	wirken allgemein aufbauend	nach Bedarf	nach Bedarf	nach Bedarf
Spurenelementmischung (Bor, Chrom, Selen, Zink, Mangan, Kupfer)	zur allgemeinen Substitution	kein Bedarf	ab und zu	gezielt
Proteine (Molkeeiweiße)	Aufbau von Muskeln und Struktureiweißen	kein Bedarf	bei Bedarf	nach dem Sport
Einzelne Aminosäuren	verschiedene Aufgaben (s. Seite 217)	kein Bedarf	erhöhter Bedarf	deutlich erhöhter Bedarf

Nährstoffe und Sport

Aufgrund ihrer vermehrten Aktivität haben Sportler je nach Sportart einen unterschiedlich hohen Eiweißbedarf. Dies gilt für den Aufbau von Struktureiweißen (im Bindegewebe) und Funktionseiweißen (Enzyme) genauso wie für den Aufbau von Muskelmasse. Bei Ausdauersport spielen die Eiweiße auch für die Energiebereitstellung eine Rolle. Unter Höchstleistungen werden bis zu 10 Prozent der Energie durch Eiweißverbrennung geliefert.
Eine wirklich aufbauende und leistungssteigernde Wirkung haben zusätzlich eingenommene Eiweiße aber eigentlich nur bei dem, der durch regelmäßiges, moderates Training ein überdurchschnittliches Leistungsniveau hat, oder beim Leistungssportler – sicher nicht beim Einsteiger.
Einsteiger sollten gegebenenfalls ein Multivitaminpräparat (mit Vitaminen, Spurenelementen und Mineralstoffen) einnehmen, auf weitere Nährstoffe aber verzichten. Der bei ihnen leicht erhöhte Verbrauch kann über die Ernährung vollkommen ausgeglichen werden.
Im Wesentlichen trifft dies auch auf den Hobbysportler zu, der ein- bis zweimal wöchentlich trainiert oder jeden Samstag im Verein spielt. Der Vitamin- und Mineralbedarf ist bei ihm leicht erhöht. Eventuell kann dies durch Multivitamin- oder Multimineralprodukte gut ausgeglichen werden. Die Mineralsalze sollten dann Citrate oder Malate sein, weil sie nicht so sauer sind und im Darm gut aufgenommen werden.
Bei besonderem Bedarf (z.B. nach einem anstrengenden Spiel in großer Hitze, wenn sehr viel Mineralien mit dem Schweiß verloren gegangen sind) ist die Einnahme von 500 Milligramm Kalziumascorbat zusammen mit einem Mineraldrink sinnvoll. Günstig sind dann auch B-Vitamine und Molkeeiweiß.

Leistungssport hat in diesem Zusammenhang nichts mit Bodybuilding zu tun. Beim Leistungssport kommt der Stoffwechsel an seine Grenzen, sowohl bei der Energiebereitstellung als auch bei der Belastung von Gelenken und Bändern.
Kreatin ist ein normaler Bestandteil der Nahrung. Der tägliche Bedarf beträgt 2 Gramm. Davon wird 1 Gramm mit Fleisch und Fisch aufgenommen. Der Rest wird vom Körper synthetisiert. Zusätzliche Kreatinaufnahme steigert den Kreatingehalt der Muskulatur und führt zu einer verbesserten Leistung bei intensiven Belastungen kurzer Dauer. Zusätzliche Kreatingabe hat keinen Einfluss auf die Ausdauer. Zu viel aufgenommenes Kreatin wird über die Nieren ausgeschieden. Vegetarier, die weder Fleisch noch Fisch essen, haben einen niedrigen Kreatingehalt ihrer Muskulatur. Kreatin gehört nicht zu den verbotenen Substanzen (im Sinne von Antidopingrichtlinien).
Molkeeiweiß, häufig auch als Laktalbumin bezeichnet, ist heute für Kraftsportler das Eiweißergänzungsmittel der ersten Wahl. Molkeeiweiß-Glukose-Mischungen eignen sich besonders nach dem Training.
Vitamin C erhöht zwar nicht die Leistungsfähigkeit, aber es erfrischt, verbessert die regenerativen Kräfte und schützt die Muskulatur und den Bandapparat vor Schäden durch freie Radikale. Empfehlenswert sind 1 bis 3 Gramm täglich in Form von Kalziumascorbat.

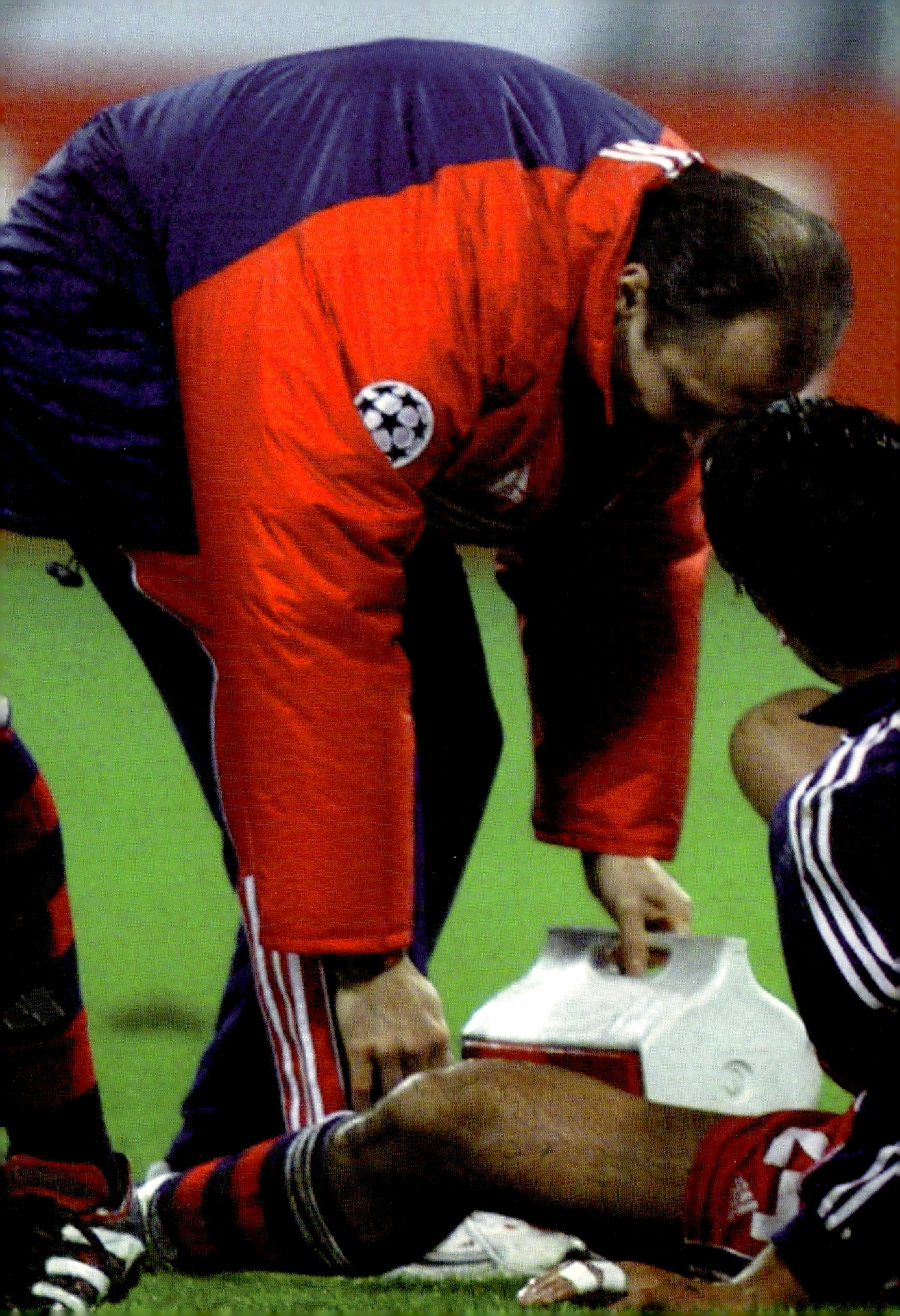

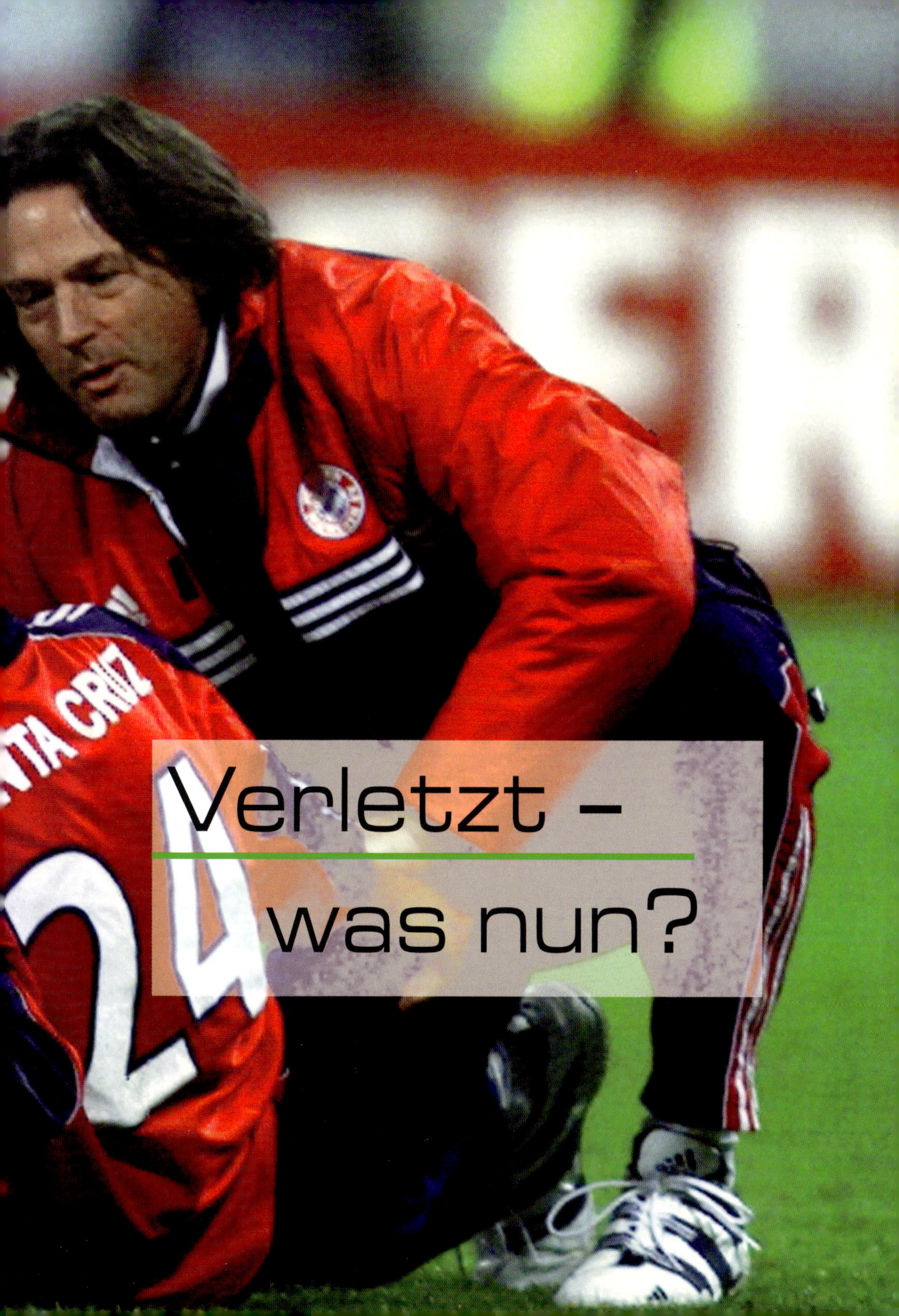

Verletzt – was nun?

Verletzungen richtig behandeln

Wer in übertriebenem Maße Sport treibt, strapaziert zwangsläufig seinen Körper. Aber der lässt sich nicht alles gefallen. Er reagiert – sei es mit Schmerzen oder Verletzungen, oder mit frühzeitigem Verschleiß. Zu viel, zu oft, zu schnell – das sind die Trainingsfehler, die am häufigsten zu Beschwerden führen.

Sie können Ihr Verletzungsrisiko jedoch beträchtlich verringern, wenn Sie

- Ihr Training vernünftig dosieren,
- auf die Signale Ihres Körpers hören,
- Ihrem Körper genügend Zeit zur Regeneration geben,
- regelmäßig Gymnastik betreiben und
- optimales Schuhwerk tragen.

Wie kann ich selbst Schadensbegrenzung betreiben?

Keine Verletzung ist wie die andere. Und jede Verletzung sollte ernst genommen werden. Die ersten Stunden nach einem Sportunfall entscheiden maßgeblich über den Heilungserfolg und darüber, wie lange Sie an einer Verletzung laborieren werden.

Bei allen Akutverletzungen können Sie nach der so genannten **P-E-C-H**-Formel selbst etwas tun:

P steht für Pause,

E für Eis (also rasche Kühlung),

C für Compression (Druck per Verband),

H für Hochlagern.

Sprunggelenksverletzungen

Sie gehören zu den häufigsten Blessuren im Sport. Die banale Ursache: Man knickt mit dem Fuß um. Das ist ziemlich schmerzhaft, aber was genau passiert ist, weiß man im ersten Moment oftmals nicht. Verstauchung? Kapsel- und/oder Bänderzerrung? Kapsel- und/oder Bänderriss? Knorpelverletzung? Knochenabsplitterung, Knochenbruch oder Syndesmosenriss? – Alles möglich. Durch ein Umknicken werden die Gelenkkapsel und die Seitenbänder über das normale Maß hinaus belastet, gezerrt bzw. gedehnt. Je nach Unfall können einzelne oder mehrere Bänder (zusammen mit der Kapsel) reißen. Treten kein stechender Schmerz und keine Schwellung auf, kann man nach kurzer Hot-Ice-Behandlung eventuell weitermachen. Prinzipiell gilt aber für Sprunggelenksverletzungen: Suchen Sie unbedingt einen Arzt auf, damit eine genaue Diagnose gestellt werden kann! In der Regel ist dazu eine Röntgenuntersuchung notwendig. Vor einer längeren Selbstbehandlung kann ich nur warnen! Allerdings wirkt sich die richtige Erstversorgung einer Sprunggelenksverletzung durchaus positiv aus – auf die spätere Behandlung durch den Arzt und vor allem auf die Heilungsdauer.

Wie fühlt sich ein Bänderriss an?

Wenn Sie über den Innen- oder Außenknöchel umknicken, dabei einen heftigen, stechenden Schmerz empfinden und rasch eine Schwellung einsetzt, dann ist das meist ein Zeichen für einen Riss des Kapsel-Band-Apparates. Viele unterschätzen noch immer die Gefahr, setzen ihr Spiel oder ihr Lauftraining einfach fort und gehen trotz eines geschwollenen Knöchels nicht zum Arzt, weil der akute Schmerz bald nachlässt. Denn oft bereiten komplett gerissene Bänder schon kurz nach der Verletzung kaum noch Schmerzen.

Knochenverletzungen

Wenn die Schmerzen im Bereich des Sprunggelenks heftig sind und nicht nachlassen, wenn sich Übelkeit einstellt, dann deutet dies auf eine Knochenverletzung hin: eine Knochenabsplitterung, ein Bruch des Knöchels, des Wadenbeins, des Schienbeins oder eines Fußwurzelknochens. Fast immer geht damit eine starke, rasch zunehmende Schwellung einher. Sie müssen das Training sofort abbrechen und dürfen den Fuß nicht mehr belasten, bis ihn ein Arzt untersucht hat.

Wie sollte die Erstversorgung aussehen?

Generell gilt für alle Kapsel-Band-Verletzungen im Bereich des Sprunggelenks (abgesehen von einer leichten Verstauchung): möglichst sofort kühlen und eine Kompression anlegen. Zuerst müssen allerdings eventuelle Verletzungen der Haut (Schürfwunden) gründlich desinfiziert (z.B. mit Mercuchrom) und abgedeckt werden.
Schließlich wird dem liegenden Patienten für zunächst 20 Minuten ein Hot-Ice-Druckverband angelegt: Ein Schwamm wird mit Eiswasser getränkt und mit einer ebenfalls in Eiswasser getauchten Idealbinde (8 cm breit) großflächig und fest vom Vorfuß bis zur Unterschenkelmitte umwickelt. Den Fuß hoch lagern und den Verband immer wieder von außen mit Eiswasser nässen. (Bitte kein Eisspray benutzen!) Der Schwamm unter dem Druckverband verhindert eine weitere Ausdehnung der Blutung, denn er passt sich der Form des Knöchels an. Ein Druckverband ohne Schwamm würde Hohlräume zulassen, in die das Blut ausweichen könnte.

Worauf sollte ich noch achten?
Nach 20 Minuten muss der Druckverband für drei bis fünf Minuten entfernt werden, damit der Stoffwechsel in der verletzten Region wieder verstärkt einsetzen kann. Bis zum Aufsuchen des Arztes sollten weitere Hot-Ice-Druckverbände angelegt werden,

Sportunfälle

Was am häufigsten verletzt ist:

Sprunggelenk	27,1 %
Kniegelenk	18,0 %
Kopf	12,5 %
Hand	10,6 %
Unterschenkel	8,3 %
Schulter	4,6 %
Handgelenk	4,5 %
Fuß	3,2 %
Unterarm	2,7 %
Rumpf/Bauchorgane	2,5 %
Ellenbogen	2,0 %
Oberschenkel	1,8 %
Hals	0,9 %
Oberarm	0,7 %
Hüfte	0,6 %

Quelle: ARAG. Erfasst sind nur Unfallverletzungen, die der Versicherung gemeldet wurden.

ingesamt bis zu drei Stunden. Ist das Anlegen einer Hot-Ice-Bandage nicht möglich, sollte der Verletzte seinen Schuh und Strumpf anlassen, damit sich die Schwellung nicht ungehindert ausbreiten kann. Das Bein möglichst über dem Körpermittelpunkt hoch lagern.

Übrigens: Lassen Sie den Druckverband ruhig auch beim Duschen an. Außerdem ist zu empfehlen, dass die Bandage auch beim Arzt oder in der Klinik erst dann entfernt wird, wenn die Untersuchung beginnt.

Vorsicht! Bei Verdacht auf Knochenbruch (Fraktur) sollten Sie auf keinen Fall einen Druckverband anlegen!

Welche Medikamente kann ich nehmen?

Bewährt hat sich die tägliche Einnahme z. B. von Reparil (3x2 Dragees), Traumanase forte (3x2 Dragees) oder Wobenzym (2x10 Dragees) und Oxano (2x1 Kapsel täglich).

Was ist bei der Nachversorgung zu beachten?

Über die weitere Behandlung und darüber, wann Sie Ihr Training wieder aufnehmen können, entscheidet allein der behandelnde Arzt. Wichtig ist, dass die Verletzung vollkommen auskuriert ist und gründlich nachbehandelt wurde.

Auch wenn der Fuß wieder schmerzfrei ist, sollte die Behandlung noch eine Zeit lang fortgesetzt werden, damit der Zustand stabil bleibt. Andernfalls kann es gerade im Bereich der Sprunggelenke häufig zu erneuten Verletzungen kommen, oft mit schweren Folgen wie frühzeitigem Gelenkverschleiß.

Ein koordiniertes Aufbautraining – insbesondere der Unterschenkelmuskulatur, die den geschädigten Bandapparat unterstützt – ist unbedingt zu empfehlen. Es sollte von einem Physiotherapeuten individuell zusammengestellt und überwacht werden.

Nach Verletzungen am äußeren Bandapparat ist unter Umständen für etwa vier bis sechs Wochen eine Schuhaußenrand-Erhöhung zur Entlastung der Außenbänder sinnvoll. Da bei dieser Therapie aber die benachbarten Gelenke fehlbelastet werden können, muss der Arzt ganz individuell und von Fall zu Fall entscheiden, ob die Erhöhung überhaupt sinnvoll ist und wenn ja, wie hoch sie sein und wie lange sie getragen werden soll.

Gezerrte und überdehnte Bänder kann man leichter zur Ausheilung bringen, wenn eine dem Schweregrad der Verletzung entsprechende Schonung, Behandlung und Rehabilitation durchgeführt wird. Begleitend sollten Sie in Ihren Straßen- und Sportschuhen für Sie angefertigte Einlagen tragen.

Was kann ich vorbeugend tun?

Je besser die Führung und Stabilisierung des Fußes durch die Muskulatur, desto geringer ist die Gefahr umzuknicken. Sorgen Sie also für eine kräftige, gut funktionierende Muskulatur. Den Bandapparat und die Wadenmuskulatur sollten Sie durch gezielte Gymnastik und Bewegungstraining stärken. Die einfachsten Methoden: Kräftigen Sie die Fuß- und Unterschenkelmuskulatur durch Barfußlaufen auf Rasen oder Sand. Schreiben Sie mit der Fußspitze Wörter in die Luft. Oder gehen Sie in einer mit Maiskörnern leicht gefüllten Kiste herum. Ideal wäre auch eine Wanne mit Kieselsteinen und kaltem Wasser.

Aber auch die Qualität des Schuhwerks spielt eine wichtige Rolle. Ausgetretene

Sportschuhe mit wenig oder ohne Profil und einseitig abgewetzten Sohlen erhöhen immer die Gefahr des Umknickens.

Entzündlicher Spreizfuß

Unsere Füße müssen beim Sport Schwerstarbeit leisten. Was Wunder, dass Sportlerfüße, die von der Idealform abweichen, also Senk-, Spreiz-, Knick-, Platt- oder Hohlfüße, besonders anfällig sind. Infolge zu hoher Beanspruchung kommt es häufig zu einer Fehl- und Überbelastung im Bereich der Zehen-, Mittelfuß-, Fußwurzel- oder Sprunggelenke. Als Folge von nicht korrigierten Fußdeformitäten (Fehlstellungen) kann es zu Muskelverspannungen, Gelenkkapsel- und Sehnenreizungen bzw. -entzündungen oder Knochenhautentzündung kommen. Auch Beschwerden an Knie- und Hüftgelenken, der Leiste und der Wirbelsäule sind keine Seltenheit (s. Kasten Seite 50).

Wie erkenne ich die Symptome?

Ein entzündlicher Spreizfuß meldet sich durch einen akuten, heftigen, brennenden Schmerz bei und nach einer Dauerbelastung, oftmals auch schon nach dem Aufstehen am Morgen. Es ist der vordere Mittelfußbereich, der dann schmerzt.

Häufige Ursache für einen entzündlichen Spreizfuß: wiederholte Sprung- und Laufübungen auf dem Vorfuß, besonders auf harten Böden, oder häufiger Wechsel des Bodenbelags. Durch die Dehnung der Bänder des Quergewölbes kommt es zu einer Abflachung desselben. In schweren Fällen – wenn selbst im Ruhezustand Schmerzen auftreten – sollten Sie nicht weiter sportlich aktiv sein, sondern einen Arzt aufsuchen.

Wie sollte die Erstversorgung aussehen?

Bei akuten Beschwerden: Ein Fußbad (bei ca. 25 Grad mit einem Badezusatz wie Intradermi oder Schiele-Fußbad) und eine gezielte Fußmassage können schmerzlindernd und entspannend wirken.

Was kann ich sonst noch tun?

Für die normale tägliche Belastung wird neben einem geeigneten Fußbett oder einer Einlage eine vorgefertigte Spreizfußbandage (im Orthopädie-Fachhandel erhältlich) empfohlen. Lassen Sie sich für den Sport spezielle Sporteinlagen anfertigen. Sinnvoll ist auch ein Tapeverband: ein Stück Schaumgummi (ca. 3 x 4 cm groß und 0,5 cm dick) birnenförmig zurechtschneiden, hinter den Zehengrundgelenken platzieren, mit 6 cm breitem Elastoplast umwickeln und mit mehreren Tapestreifen (ca. 4 cm breit und 15 bis 20 cm lang) befestigen. Und zwar so, dass die Enden sich auf dem Fußrücken nicht überlappen. Stellen Sie den

MEIN TIPP

Bei allen Sportverletzungen sollten Sie grundsätzlich innerhalb der 24 Stunden danach keinen Alkohol konsumieren. Warum? Weil der Flüssigkeitshaushalt und der körpereigene Regulierungsmechanismus sonst zusätzlich gestört werden. Die Folge: Die Verletzung »zieht Wasser«. Das heißt in der Praxis: Die Gewebeschwellung (Ödem) nimmt weiter zu.

umwickelten Fuß auf die Mitte eines 15 bis 20 Zentimeter langen Tapestreifens und schlingen Sie beide Enden um den Fuß. Die Erhöhung darf keinen Druck auf die Zehengelenke ausüben. Unter das Elastoplast können Sie auch eine bis zwei Wicklungen Elastomull (6 cm breit) geben.

Welche Medikamente sind zu empfehlen?

Reiben Sie die entzündete Stelle dreimal täglich mit einer Kupfer-Quarz-Rosmarin-Tinktur oder Profelan Salbe ein. Zur Schmerzlinderung eventuell Aspirin plus C Brausetabletten nehmen.

Achillessehnenreizung

Die Achillessehne ist ständig gefordert und unter Spannung. Sie dient als ca. 1,5 bis 2 Zentimeter breites, elliptisches Band der Kraftübertragung vom Wadenmuskel auf das Fersenbein (s. Seite 64) und muss immense Belastungen aushalten. Beim Turnen oder Trampolinspringen etwa wirken ungeheure Kräfte, die das 12- bis 15fache des Körpergewichts ausmachen.

Die Achillessehne ist die stärkste Sehne an der schwächsten Stelle unseres Körpers – daher auch die metaphorische Bezeichnung einer Schwachstelle als Achillesferse. Die Achillessehne liegt in einem Gleitlager und ist, anders als andere Sehnen, kaum geschützt. Sie wird nicht von Muskeln umhüllt.

Infolge von Prellungen, Tritten (etwa beim Fußball), Druck, Überbelastung, aber auch infolge zu weicher Laufschuhe kann es zu einer Reizung, seltener zur Entzündung des Gleitgewebes, das die Sehne ummantelt, kommen. Verklebungen zwischen Sehne und Sehnengleitgewebe und Ablagerungen von Harnsäure bzw. Cholesterin in der Sehne oder auch im Gleitlager können zu chronischen Beschwerden führen.

Im schlimmsten Fall, unter Extrembelastung oder wenn sie bereits vorgeschädigt ist, kann die Achillessehne auch reißen. Der Schmerz ist kurz und dumpf, man hört einen regelrechten Knall, und der Fuß lässt sich nicht mehr abrollen. In diesem Fall ist eine umgehende Operation notwendig.

Wie soll ich mich bei Schmerzen verhalten?

Wenn die Achillessehne bei Belastung schmerzt, sollten Sie zunächst auf weiteres Training verzichten. Läufer können zum Beispiel auf schonenderes Training umsteigen: Aqua-Jogging, Schwimmen oder Radfahren (dabei aber die Pedale nicht mit dem Vorfuß treten!).

Bei akuten wie bei chronischen Beschwerden ärztlich untersuchen lassen.

Wie erkenne ich die Symptome?

Wenn die Achillessehne, genauer das Gleitlager, gereizt ist, verspüren Sie einen starken Bewegungsschmerz, besonders beim Abrollen des Fußes. Vor allem morgens gleich nach dem Aufstehen werden die ersten Schritte zur Qual.

Die Schmerzen lassen bei weiterer Bewegung zwar nach, doch nach einer Bewegungspause treten die Symptome erneut auf. Der Reiz ist wieder da und wie durch »Sand im Getriebe« erhöht sich der Gleitwiderstand im Sehnenkanal.

Das Gewebe entzündet sich, schwillt an und es kann zu einer leichten Rötung der

Haut kommen. Die Achillessehne ist dann meist am Sehnenansatz und im Bereich der zwei bis vier Zentimeter darüber druckempfindlich.

Wie sollte die Erstversorgung aussehen?

Nach einem Schlag auf die Achillessehne sollte man sofort versuchen, die auftretende Schwellung und die ebenfalls einsetzende Überwärmung einzudämmen bzw. abzuleiten. Legen Sie also für 15 bis 20 Minuten einen Hot-Ice-Verband mit eiswassergetränktem Schwamm und Idealbinde an. Diese nach fünf Minuten Pause erneuern. Die Behandlung drei- bis viermal wiederholen. Notfalls den Fuß in einen Behälter mit eiskaltem Wasser stellen.
Bitte keine Eispackungen unmittelbar auf die Haut legen. Sie würden die Durchblutung und damit den Sauerstoffnachschub der ohnehin eher schlecht versorgten Achillessehne weiter verschlechtern und den Heilungsprozess stören. Außerdem können Hautschäden verursacht werden.
Anschließend für acht Stunden einen kühlenden Salbenverband anlegen. Streichen Sie die Salbe dick und großflächig auf, darüber eine gut angefeuchtete Verbandsmullkompresse legen und locker an die Achillessehne anwickeln. Bei akuten und chronischen Reizungen sollten Sie einen Arzt aufsuchen.

Welche Medikamente können helfen?
Bis zum Abklingen der Beschwerden wird die Einnahme zum Beispiel von Traumanase (3x2 Dragees täglich) oder Wobenzym (2x10 Dragees täglich), Bio-Magnesin (3x2 Lutschtabletten), Reparil (3x2 Dragees täglich) und Oxano (2x1 Kapsel täglich) empfohlen.

Was muss ich bei der Nachversorgung beachten?
Während der nächsten zwei, drei Tage sollten Sie zweimal täglich (morgens und abends) kalte Umschläge zum Beispiel mit einer Hyzum-Lösung (2 Esslöffel auf einen halben Liter Eiswasser) für etwa 20 bis 30 Minuten anlegen. Den Verband zwischendurch immer wieder mit der Lösung nässen.

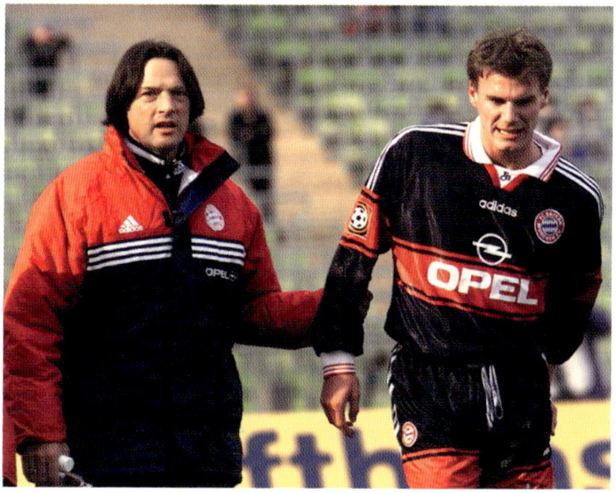

Für die Nacht empfiehlt sich eine möglichst kalte Heilerde-Packung (z.B. Luvos), am besten aus dem Kühlschrank, angemischt zum Beispiel mit einer Hyzum-Lösung. Diese wirkt wärmeregulierend (wärmeableitend) auf das verletzte Gebiet. Bettwärme ist für den Heilungsprozess ungünstig. Tagsüber auf den verletzten Bereich mehrfach zum Beispiel eine entzündungshemmende Kupfer-Quarz-Rosmarin-Tinktur auftragen oder Profelan-Salbe mehrmals am Tag einreiben.

Kniegelenksverletzungen

Das Knie ist ein hochkompliziertes Gelenk. Es kann gleichzeitig Roll-, Gleit- und Rotationsbewegungen ausführen, muss immensen Druckbelastungen standhalten und enorme Kräfte umsetzen. Deswegen ist das Knie entsprechend anfällig für Verletzungen. Die Ursachen dafür sind: Tritte, Schläge, Stürze und oftmals konditionelle Defizite.
Viele Hobbysportler überschätzen einfach ihre Kräfte, ermüden – und dann passiert es. Nicht nur von Fußballern wissen wir, was bei Knieverletzungen alles betroffen sein kann: Innen- und Außenbänder, Kreuzbänder, Innen- und Außenmeniskus, Gelenkkapsel, Gelenkknorpel, die Kniescheibe (Patella) oder auch die Kniescheibensehne (Patellarsehne).
Generell gilt: Bei Kniegelenksverletzungen sollten Sie so schnell wie möglich zum Arzt!

Wie erkenne ich die Symptome?

Je nach Verletzung tritt ein mehr oder weniger heftiger Schmerz im Gelenkinneren, im Bereich des Kapsel-Bandapparates, in der Kniekehle oder im Bereich der Kniescheibe auf. Möglich ist auch eine Gelenkblockade oder das Gefühl einer Instabilität des Kniegelenkes (so genanntes *giving way*). Häufig folgt eine Schwellung mit einem zunehmenden, manchmal massiven Druckgefühl. Auch wenn der Schmerz schon bald nach der Verletzung nachlässt, sollte eine Kniegelenksverletzung nie unterschätzt werden. Beim kompletten Innenbandriss zum Beispiel hat man nach ein paar Minuten das trügerische Gefühl: »Ach, sicher nichts Ernstes.«

▶▶ *Wie sollte die Erstversorgung aussehen?*

Bis ein Arzt die Diagnose gestellt hat und die weitere Behandlung übernimmt, sollte man Vorsicht walten lassen.
Vor allem: Das Kniegelenk niemals gegen einen Widerstand beugen oder strecken. Versuchen Sie, das verletzte Knie in schmerzfreier Stellung – möglichst in leichter Beugung über dem Körpermittelpunkt hoch zu lagern.
Kühlen Sie das Knie mit Hot Ice unter leichter Kompression (legen Sie einen eiswassergetränkten Schwamm oder Schaumgummi unter). Die Verbände sollten großflächig (von der Mitte des Unterschenkels bis zur Mitte des Oberschenkels) angelegt werden. Wichtig: Umwickeln Sie das Kniegelenk vollständig, um eine gleichmäßige Kühlung zu erreichen. Legen Sie den Verband nicht zu eng an.
Das Gelenk darf nicht abgeschnürt werden, da es sonst zu einem Venen- und Lymphstau und in der Folge zu einer Schwellung im Bereich des Unterschenkels und des Fußes kommen kann. Den Verband auch nicht mit Plastikfolie umwickeln, sonst wird die Wärmeableitung behindert.

Wie geht es weiter?

Nach drei Stunden intensiver, ununterbrochener Kühlung kann mit Salbenverbänden begonnen werden. Grundsätzlich gilt: Bei Kniegelenksverletzungen mit Hautschädigungen (Schürf- oder Risswunden) muss zuerst die Haut versorgt werden, um einer Infektion vorzubeugen, zum Beispiel mit Sepso-Tinktur oder Mercuchrom. Falls keines dieser Mittel zur Hand ist, kann die

Wunde vor dem Anlegen des Verbandes auch mit frischem, sauberem Wasser (nicht unter dem harten Wasserstrahl!) ausgespült und gereinigt werden. Niemals eine Wunde mit einem feuchten Tuch oder Watte abwischen oder mit einer Plastikfolie abdecken!

Was muss ich bei der Nachversorgung beachten?

Nach Kühlung des Gelenks werden Salbenverbände (z.B. mit Profelan-Salbe, Nawa-Balsam, Elektrolyt-Salbe S, Exhirudsalbe oder Enelbinpaste) angelegt. Die Salben mit einem Spatel großflächig 2 Millimeter dick auf das verletzte Gelenk auftragen, mit angefeuchtetem Verbandsmull abdecken und mit leichtem Druck umwickeln.
Eine Alternative: Schneiden Sie ein Stück Verbandswatte zurecht, feuchten Sie den Salbenträger mit Wasser an, streichen Sie die Salbe darauf, legen Sie ihn auf die verletzte Region und umwickeln Sie alles mit Elastomull. Die Verbände sollten alle acht Stunden erneuert werden.

Welche Medikamente können helfen?

Wenn möglich sollten bis zur Untersuchung durch einen Arzt keine Schmerzmittel genommen werden, denn die Angabe, wo genau sich das Schmerzzentrum befindet, hilft bei der Diagnosefindung. Später empfiehlt sich die Einnahme von entzündungshemmenden Medikamenten (z.B. Reparil und Traumanase forte, je 3x2 Dragees täglich).

Muskelzerrung

Fast jeder, der Sport treibt, kennt das: ein schneller Schritt oder eine rasche Bewegung – und plötzlich dieses Ziehen, dieses Spannen, dieser krampfartige Schmerz im Oberschenkel oder in der Wade. Zwar ist die Zahl der Muskelzerrungen in den letzten Jahren deutlich zurückgegangen, weil immer mehr Sportler aktives Warm-up betreiben, dennoch gehören sie noch zu den häufigsten Blessuren. Man sollte sie nicht unterschätzen, auch wenn kein akuter Schmerz auftritt. Wer die funktionsgestörte Muskulatur weiter belastet, riskiert einen Muskelfaser- oder gar einen Muskelriss. Bei einer Zerrung handelt es sich also um eine Störung der Muskelfunktion, eine Entgleisung der Muskelspannungsregulierung. Es liegt kein Gewebeschaden vor, wie beim Faserriss, auch keine Blutung und kein punktförmiges Schmerzzentrum.

Wie erkenne ich die Symptome?

Eine Zerrung macht – anders als ein Muskelfaserriss – meist keine akuten Schmerzen. Manchmal gibt es sogar eine »langsame« Entwicklung. Zuerst spürt man nur ein

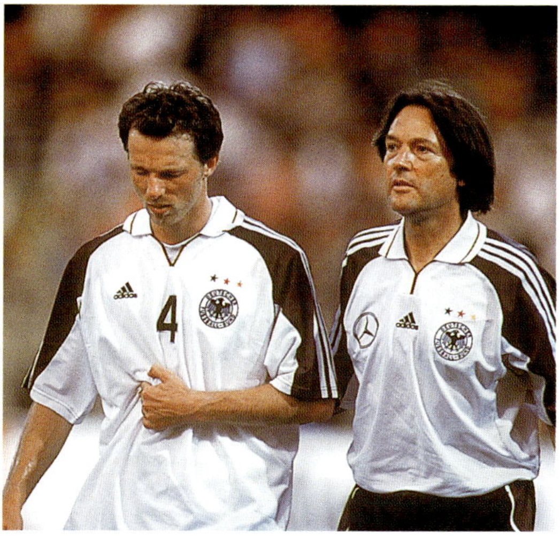

Erste-Hilfe-Set

Eine nützliche und wichtige Anschaffung:
Je schneller und frühzeitiger eine Verletzung versorgt wird, umso besser ist das später für den Heilungsprozess. Deswegen sollten Sie sich unbedingt ein Erste-Hilfe-Set (First-Aid-Pack) anschaffen, das es in Apotheken und im Fachhandel gibt.

Was in das Erste-Hilfe-Set gehört:

- sechs Mullkompressen (3 Stück 10x10 cm, 3 Stück 5x5 cm breit)
- eine Flasche Desinfektionsmittel (z. B. Mercuchrom)
- eine kleine Pflaster-Box
- eine Elastomull-Haftbinde
- eine Gazofix-Fixierbinde (8 cm breit)
- eine Klebebinde (hautfreundlich, 10 cm breit)
- eine Rolle Tape
- ein Eiswasser-Pack (Crash Pack)
- ein Schwamm
- eine Wund- und Heilsalbe (z. B. Nawa-Balsam oder Elektrolyt-Salbe S)
- eine schmerzlindernde Salbe (z. B. Profelan)
- zwei Idealbinden (8–10 cm breit)
- ein Blasenpflaster (z. B. Urgo Activ Ampoule)
- eine Flasche Muskelfunktionsöl (z. B. Sixtus)
- eine Schere

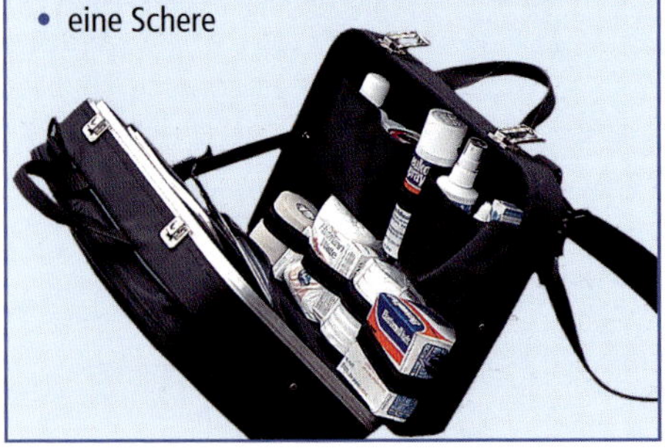

zunehmendes Unbehagen in einer Muskelregion, das nicht genau zu lokalisieren ist. Danach setzt ein Ziehen ein. Dann ein zunehmendes Spannungsgefühl. Und schließlich treten krampfartige Schmerzen auf. Jeder, der sich einen Muskel zum Beispiel im Bein gezerrt hat, schüttelt dieses normalerweise automatisch aus, um die erhöhte Muskelspannung zu lösen. Doch die Muskeln werden dadurch nicht lockerer, Spannung und Schmerzen lassen nicht nach. Je länger der gezerrte Muskel belastet wird, umso problematischer wird die Sache.

▶▶ *Wie sollte die Erstversorgung aussehen?*

Die »Detonisierung«, also die Entspannung des Muskels, ist die wichtigste Behandlungsmaßnahme. Die verletzte Region sollten Sie zunächst 20 Minuten lang mit einem Hot-Ice-Druckverband umwickeln. Keinesfalls mit Wärme oder wärmenden Salben experimentieren! Warten Sie ab, wie sich die Beschwerden entwickeln. Meist spüren Sie schon nach dieser Erstversorgung deutlich weniger Beschwerden, weil die Kälte spannungslösend wirkt. Wenn die Schmerzen nicht nachlassen oder gar zunehmen, muss ein Faserriss in Betracht gezogen werden. Nach dem Hot-Ice-Druckverband empfehle ich Dehnübungen im schmerzfreien Bereich, also den betroffenen Muskel jeweils 7 bis 10 Sekunden vorsichtig, sanft und ganz leicht stretchen, entspannen, wieder stretchen – zehn- bis fünfzehn Mal. Danach bis zum nächsten Tag einen Salbenverband anlegen.
Wie sieht die Behandlung durch den Sportphysiotherapeuten aus? Die Detonisierung

und Entspannung des gezerrten Muskels und seiner bindegewebigen Strukturen erreicht der Therapeut auch mit Kälteanwendungen und einer Stretch-Technik, wie wir sie im Fußball anwenden. Dabei wird der Muskel zwischen Ursprung und Ansatz in vorgedehntem Zustand für 20 bis 30 Sekunden mit einem Eisspray (minus 20 Grad) besprüht (oder mit einem Eiswürfel bestrichen). Man arbeitet dabei immer vom Ursprung zum Ansatz!
Nach der Eisbehandlung werden die Muskelbindegewebsstrukturen mit der so genannten Strain-and-Counterstrain-Technik (Dehnung und Annäherung der Muskel- und Bindegewebsstrukturen) gedehnt und detonisiert. Bei einer Zerrung im Bereich der Oberschenkelrückseite (ischiocurale Muskulatur) beispielsweise wird der gesamte Körper des Verletzten in Bauchlage so überstreckt, dass sich Kopf und Beine annähern. Dann betastet (palpiert) der Therapeut die schmerzhafte Region und übt mäßigen bis starken Druck aus, während er gleichzeitig den Unterschenkel bis etwa 90 Grad beugt. Der Patient soll dabei ausatmen. Im Anschluss sollte der schmerzfreie Bereich leicht und ohne Gewichtsbelastung gedehnt werden. Damit die Muskeln und ihre Bindegewebsstrukturen optimal mobilisiert werden, sollten sich aktive Bewegungsübungen anschließen, zum Beispiel continuous passive movements – CPM (das sind Übungen mit Bewegungsschienen, in denen zum Beispiel das Bein geführt wird) oder Radfahren. Bei diesem Training darf die Muskulatur aber nur mit bis zu 20 Prozent ihrer Maximalkraft belastet werden. An den darauf folgenden Tagen sollten die Spannungs- und Dehnübungen weitergeführt und langsam gesteigert werden. Über Nacht sind Salbenverbände sinnvoll.

Welche Medikamente können helfen?

Ratsam ist die Einnahme von Vitamin E und Magnesium-Lutschtabletten (z.B. pro Tag

Hot Ice

Hot Ice nennt man Eiswasserbrei im Temperaturbereich zwischen 0 und 4 Grad Celsius. Das ist die Temperatur, bei der Eis langsam auftaut. Mit einem solchen »Brei« in einem Plastikbeutel oder auf einen Schwamm aufgetragen, kann man viele Verletzungen gefahrlos und effektiv kühlen. Die Gefäße ziehen sich zusammen und Schwellungen werden so gemildert. Bei dieser Behandlung soll die Temperatur – im Gegensatz zur Eisbehandlung – nicht zu niedrig sein, da der Körper sonst nach einer gewissen Zeit mit einer natürlichen Überkompensation reagiert und versucht, das Gewebe über erweiterte Blutgefäße und eine verstärkte Durchblutung wieder aufzuwärmen. Dabei wäre aber die Gefahr von Einblutungen in das Gewebe größer. Bei der »milden Kälte« passiert das nicht.
Da die Vorbereitung der Hot-Ice-Packung (Eiswürfel zerkleinern und zusammen mit ein wenig kaltem Wasser in einen Plastikbeutel geben) relativ umständlich ist, werden gerne auch so genannte Crash-Packs verwendet. Bei diesen mit Flüssigkeiten gefüllten Beuteln genügt ein leichter Stoß oder Druck, und die Flüssigkeiten werden aktiviert. In Sekundenschnelle hat der Hot-Ice-Beutel die Idealtemperatur von ca. 4 Grad.

zwei Kapseln Malton E und 6 bis 12 Tabletten Biomagnesin). Verwenden Sie auch hier keine schmerzstillenden Mittel, da sich der Heilungsprozess sonst nicht objektiv beurteilen lässt.

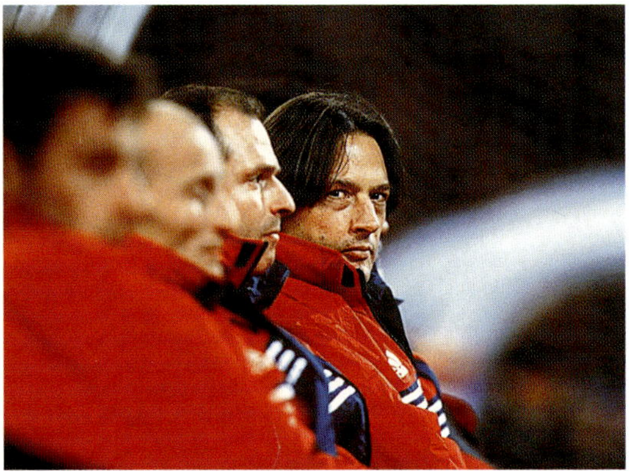

Was muss ich bei der Nachversorgung beachten?

Am ersten und zweiten Tag nach der Verletzung sollte die Eisbehandlung zusammen mit den Spray-and-Stretch- sowie den Strain-and-Counterstrain-Techniken, also den Dehnübungen, wie bei der Erstversorgung weitergeführt werden. Der Muskel muss neu motiviert und geschult werden, um seine gewohnte Funktion nach und nach wiederaufzunehmen. Versuchen Sie ein leichtes Lauftraining (maximal 20 Minuten) im schmerzfreien Bereich. Auf keinen Fall sollten Schnellkraft-Übungen oder Sprints versucht werden. Zusätzlich empfehle ich Ultraschall-Anwendungen, Elektrotherapie sowie klassische Massage.
Am zweiten Tag ähnlich wie am Vortag wieder eine Reihe von Stretching-Übungen (ca. 10 bis 15 Wiederholungen), dazu vormittags und nachmittags jeweils 20 Minuten leichtes Lauftraining, aber auch bei Schmerzfreiheit noch keine Sprints. Danach Hot-Ice-Umschläge und zur aktiven Entmüdung noch eine Stretching-Serie.
Am dritten und vierten Tag beginnt man mit faszialen Massagetechniken. Damit wird erreicht, dass verschobene bindegewebige Muskelhüllen (Faszien) mit mäßigem bis kräftigem Druck wieder in ihre ursprüngliche funktionelle Richtung ausgerichtet werden. So können die Muskeln in ihren Faszien wieder besser gleiten, und die Funktion des Bindegewebes wird wiederhergestellt. In dieser Zeit ist Stretching als Warm-up und Cool-down zu einem 20-minütigen Lauftraining sinnvoll. Am vierten Tag können Sie in der Regel wieder normal trainieren.

Muskelfaserriss

Ein Muskel kann reißen, wenn er übermüdet und/oder übersäuert ist und extrem überlastet wird (z. B. bei wiederholten, langen Sprints). Ursache können auch ein ungenügendes Aufwärmen, schlechter Trainingszustand, nicht ausgeheilte Verletzungen, Stoffwechselstörungen (z. B. erhöhte Harnsäure), Entzündungsherde im Körper, Störungen oder Schäden im Bereich einzelner Wirbelsäulensegmente und/oder Koordinationsstörungen sein.

Wie erkenne ich einen Muskelfaserriss?

Im Gegensatz zur Zerrung, die sich durch krampfhaften Schmerz meldet, verspürt der Verletzte bei einem Faserriss einen plötzlichen Akutschmerz – ähnlich einem Nadel- oder Messerstich –, der keine weitere

Belastung mehr zulässt. Je größer der Faserriss, desto stumpfer der Schmerz. Normalerweise ist kein Bluterguss (Hämatom) äußerlich sichtbar. Wenn Sie eine Blutung erkennen, besteht der Verdacht auf einen Muskel- oder Muskelbündelriss.

Wie sollte die Erstversorgung aussehen?

Beim Muskelfaserriss kommt es zu einer Gewebeblutung, die sofort durch Druck und Kälte eingedämmt werden muss. Richtige Erstversorgung ist hier von entscheidender Bedeutung! Spätestens 10 Minuten nach der Verletzung muss ein Druckverband mit Hot Ice angelegt sein, sonst setzt eine Selbstregulation des Körpers an der verletzten Stelle ein, die höchst nachteilige Auswirkungen auf die Heilungsdauer hat. Jede versäumte Minute kann dann einen Tag mehr in der Regenerationsphase bedeuten! Wie auf Seite 231 beschrieben, dient die Hot-Ice-Packung dazu, die natürliche »Überreaktion« des Körpers und eine vermehrte Einblutung ins Gewebe zu reduzieren (denn in dieser Zeit, der Vaskularisationsphase, beginnt die Neubildung von Blutgefäßen im Wundbereich). Die Packung soll für etwa 20 Minuten mit Druck aufgelegt werden, das heißt, sie wird mit einer elastischen Binde fest und großflächig über dem verletzten Gebiet befestigt. Vorsicht: Die Binde nicht zu stark anziehen, damit es nicht zum Blutstau oder einer zu geringen Blutversorgung kommt.
Auch kurze Eisbehandlungen (Chloraethyl oder Eiswürfel über 30 bis 60 Sekunden) zur reinen Schmerzreduktion sind sinnvoll. Dabei wird der leicht vorgedehnte Muskel vom Ursprung zum Ansatz besprüht bzw. eingerieben.

Wichtig ist in dieser Akutphase, also am ersten bis dritten Tag nach der Verletzung, dass die verletzten Strukturen mit diesen Maßnahmen in einander angenäherter Stellung verheilen können (Phase der Zellneubildung). Weitere Maßnahmen auch hier wieder: Lymphdrainage, Strain-and-Counterstrain-Techniken, Elektrotherapie sowie kombinierte Salben-Kompressions-Verbände.

Welche Medikamente können helfen?

Z. B. Reparil (3x2 Dragees täglich), Wobenzym (2x10 Dragees täglich), Oxano (2x1 Kapsel täglich), Unizink (2x1 Dragee täglich), Vitamin C (1 g täglich) und Vitamin E (800 mg täglich). Wichtig: Nehmen Sie keine schmerzlindernden Tabletten, weil Sie sonst den Schmerz nicht mehr objektiv wahrnehmen und sich möglicherweise nicht angemessen schonen. Der Heilungsprozess könnte sich dadurch verzögern.

Was muss ich bei der Nachversorgung beachten?

Auch die weitere gezielte Behandlung (z. B. Infiltrationstherapie) und Rehabilitation muss von einem Arzt und Physiotherapeuten vorgenommen werden. Ab dem dritten und vierten Tag nach Verletzung beginnt die Proliferationsphase, das heißt, neues Gewebe bildet sich. Dabei entstehen auch neue Kollagenfasern in den myofaszialen Bindegewebsstrukturen. Durch vorsichtiges Stretching und Bewegen in dieser Zeit erreicht man, dass sich die Fasern in ihrer richtigen spezifisch funktionellen und physiologischen Struktur ausrichten. Die Übungen dürfen aber nicht schmerzen. Zudem sollten Salbenverbände mit Profelan angelegt werden.

Kreuzschmerzen

Unglaublich, was unsere Wirbelsäule alles leisten muss – und kann! In bestimmten Situationen ist sie extrem gefordert und hält kurzfristig sogar Belastungen bis zu einer Tonne aus. Ursache von Kreuzschmerzen können Fehl- und Überbelastungen eines Wirbelsäulenabschnitts, Verschleiß im Bereich der Wirbel und Wirbelgelenke sowie der Bandscheibe, Osteoporose, Fehlstellungen im Becken- und Wirbelsäulenbereich, Schwäche des Rückenstreckers, der Bauchmuskeln und der Gesäßmuskulatur, Muskelverkürzungen oder Fehlstellungen zum Beispiel im Bereich der Füße oder Kniegelenke sein. Manchmal werden Kreuzschmerzen durch extreme Bewegungen, zum Beispiel beim Speerwerfen, Trampolinspringen, Golfspielen oder Tennisspielen, auch durch falsches Heben, Zugluft oder Unterkühlung nach dem Schwitzen ausgelöst.

Übrigens: Inzwischen ist jeder Zweite von Rückenbeschwerden betroffen – auch das ist ein Ausdruck des weit verbreiteten Bewegungsmangels in unserer Gesellschaft.

Wie eine wissenschaftliche Studie in Schweden ergab, sind Raucher eher gefährdet, einen Bandscheibenschaden zu erleiden (infolge Mangelversorgung).

Mitursächlich können bei dem meist komplexen Zusammenwirken mehrerer Ursachen auch seelische Probleme, ein gestörtes soziales Umfeld und die persönliche Überbewertung des Schmerzes sein.

Achtung: Bei Taubheitsgefühl, Muskelschwäche oder Lähmungserscheinungen im Bein sollten Sie sofort zum Arzt!

Was sind die Symptome?

Die Bewegungsfreiheit zum Beispiel bei einer Rumpfbeuge, Seitneigung oder Drehung ist schmerzhaft eingeschränkt und von einer hohen Muskelspannung im Lendenbereich begleitet. Meist zieht oder sticht es. Der Schmerz kann in die Leiste (Unterbauch), ins Gesäß oder ins Bein ausstrahlen, das Schmerzzentrum wandert oft auch und ist dann kaum zu lokalisieren. Typisch: Der Betroffene kann sich mitunter nur mühsam bewegen und nimmt eine steife Schonhaltung ein, um weitere Schmerzen zu vermeiden. In akuten Fällen ist das Aufstehen ohne fremde Hilfe kaum möglich. Diese Bewegungsunfähigkeit nennt der Volksmund »Hexenschuss«. Einen anderen, meist äußerst akuten Schmerz, der ins Gesäß und in die Rückseite des Beines ausstrahlt, kennen wir als »Ischias«.

Was genau ist ein Hexenschuss?

Der Betroffene verspürt bei einer anstrengenden oder plötzlichen Bewegung (z. B. beim Heben mit gebeugtem Rücken und gleichzeitiger Drehung) einen akut einschießenden heftigen Schmerz im Kreuz – man ist wie vom Blitz getroffen, kann sich nicht mehr aufrichten. Der Schmerz macht nahezu bewegungsunfähig. Manchmal lassen die Beschwerden aber auch stundenlang auf sich warten. Mögliche Auslöser: Kälte, Zugluft, anhaltende einseitige Belastung.

Welche Symptome hat ein Bandscheibenvorfall?

Wenn der Schmerz vom Kreuz über das Bein bis hinunter in den Fuß ausstrahlt und Sie diese Schmerzbahn praktisch nachzeichnen könnten, deutet dies am ehesten auf ein Problem mit der Bandscheibe hin. Weiteres Indiz: Beim Husten und Pressen verstärkt sich der Schmerz. Für den Laien hat auch folgender Test Aussagekraft: Wenn der Betroffene den Oberkörper zur nicht schmerzenden Seite neigt und die Schmerzen sich dennoch verstärken – dann spricht vieles für einen Bandscheibenvorfall.

Wie sollte die Erstversorgung bei Kreuzschmerzen aussehen?

Um die Schmerzen abklingen zu lassen, genügen in den meisten Fällen ein paar Tage Ruhe und Schonung. Und zwar so: Legen Sie sich in Rückenlage auf den Boden und lagern Sie die Unterschenkel am besten so auf einem Stuhl oder ein dickes Kissen oder Polster, dass Hüfte und Kniegelenk etwa rechtwinklig gebeugt sind. Schmerzen im Lendenbereich verlangen nach Wärme. Ein heißes Bad (37 bis 39 Grad) unter Zusatz von durchblutungsfördernden Mitteln (z. B. Salhumin Bad, Leukona Rheumabad) tut gut. Anschließend sollte ein feuchtwarmer Wickel vorbereitet werden.

Was hilft noch?
Günstig sind auch Rotlicht, ABC-Pflaster aus der Apotheke oder Wärmepackungen für zu Hause, zum Beispiel eine »Feuerpackung«: Legen Sie eine Wärmflasche oder ein Heizkissen auf ein großes Badetuch, darüber eine Plastikfolie und schließlich ein mit warmem Wasser angefeuchtetes, nicht zu nasses Frotteetuch. Legen Sie sich mit dem Rücken auf diese Packung und ziehen Sie das Badetuch über dem Bauch so zusammen, dass die Packung eng anliegt. Lassen Sie die Wärme 20 bis 30 Minuten einwirken. Die Beine sollten dabei leicht angewinkelt sein. Um den Wärmeeffekt noch zu verstärken, kann man die schmerzende Stelle vorher mit einer Wärme erzeugenden Salbe (z. B. Physio Balsam W) einreiben. Über Nacht empfiehlt sich zum Beispiel das altbewährte ABC-Pflaster. Alternativ können Sie die schmerzende Stelle auch mit Ostochont flüssig einreiben.

Welche Medikamente können helfen?
Aspirin plus C (3–4 Tabletten täglich), Biomagesin (3x2 bis 3x4 Lutschtabletten täglich), Malton E (2x1 Dragee täglich) sowie Vitamin B (z. B. Medivitan Neuro, 3x1 Tablette täglich).

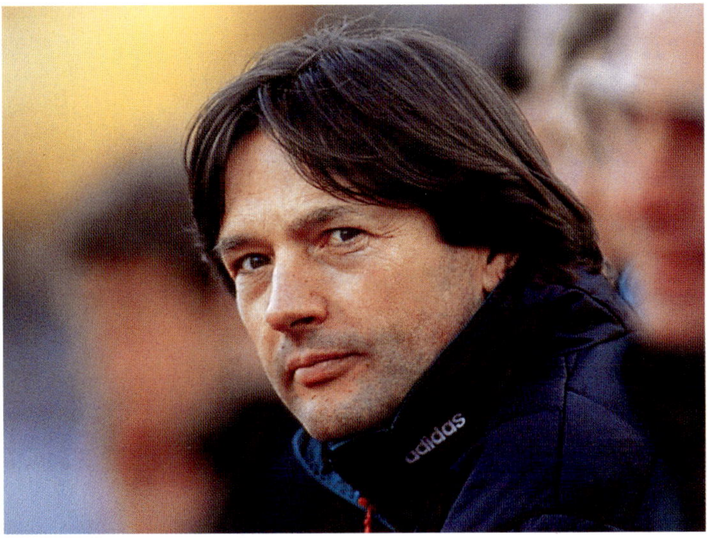

Literatur

Alternative Medicine review, Journal of clinical therapeutics. Thorne research, Idaho, USA, Jahrgänge 1996–2001

Bayer, W.; Schmidt, K.: Vitamine in Prävention und Therapie. Thieme Verlag, Stuttgart 1991

Berg, F. v. d.: Angewandte Physiologie. Thieme Verlag, Stuttgart 2000

Burgerstein, I.: Handbuch der Nährstoffe. Haug Verlag, Heidelberg 1997

Deutsche Gesellschaft für Ernährung (Hrsg.): Referenzwerte für die Nährstoffzufuhr. Umschau Braus Verlag, Frankfurt a. M. 2000

Domschke, W.: Bindegewebe und Innere Erkrankungen. Symposiumsband. Urban & Fischer, München 1996

EHPM: Sicherheit und Nutzen von Vitaminen und Nährstoffen. European Federation of Assoc. of Health Products Manufacturers, 1999

Engels, Dr. T.; Neumann, B.: Optimal trainieren. Südwest Verlag, München 2000

Gleditsch, J. M.: Reflexzonen und Somatotopien als Schlüssel zu einer Gesamtschau des Menschen, WBV Biol.-med. V.-G.

Hänsel, R.; Haas, H.: Therapie mit Phytopharmaka. Springer Verlag, Heidelberg 1984

Halliwell, B.; Gutteridge, J. M. C.: Free Radicals in Biology and Medicine, 3rd ed., University Press, Oxford 1999

Hatje, T.; Denecke, U.: Inlineskaten wie ein Profi. Südwest Verlag, München 2001

Heine, H.: Grundregulation und Immunologie. In: Ganzheitliche Tiermedizin. Heft 13, S. 69–73, 1999

Kraske, E. M.: Säure-Basen-Balance. Gräfe und Unzer Verlag, München 2000

Löhr, J.; Pramann, U.: Einfach mehr vom Leben. Südwest Verlag, München 2000

Lützner, H.: Meine erfolgreiche Rheuma-Diät. Gräfe und Unzer Verlag, München 1996

Morree, J. J. de: Dynamik des menschlichen Bindegewebes. Funktion, Schädigung und Wiederherstellung. Urban & Fischer Verlag, München 2001

Müller-Wohlfahrt, Dr. H.-W.; Montag, H.-J.: Verletzt – was tun? wero press, Pfaffenweiler 1996

Müller-Wohlfahrt, Dr. H.-W.: So schützen Sie Ihre Gesundheit. Verlag Zabert Sandmann, München 2000

Ohlenschläger, G.: Freie Radikale, Oxidativer Stress und Antioxidantien. Reglin Verlag, Köln 1995

Pischinger, A.; Heine, H. (Hrsg.): Das System der Grundregulation. Haug Verlag, Heidelberg 1975

Pollmer, U.; Warmuth, S.: Lexikon der populären Ernährungs-Irrtümer. Eichborn Verlag, Frankfurt 2000

Pramann, U.: Einfach wohlfühlen. Südwest Verlag, München 2000

Pramann, U.: Lauf dich schlank! Südwest Verlag, München 2001

Reglin, F.: Bausteine des Lebens. Reglin Verlag, Köln 1999

Schleicher, P.: Immunkompaß. Mosaik Verlag, München 1999

Schmiedel, V.; Augustin, M.: Handbuch Naturheilkunde. Hüthig Medizin Verlag, Stuttgart 1997

Schönegge, H.: Richtig schöne Muskeln. Südwest Verlag, München 2000

Selby, A.; Herdmann, A.: Das große Buch Pilates. Verlag Gesundheit, Berlin 2000

Spitzbart, Dr. M.; Löhr, J.; Pramann, U.: Mehr Energie vom Leben. Südwest Verlag, München 2001

Steffny, H.; Pramann, U.: Perfektes Lauftraining. Südwest Verlag, München 2001

Traczinski, C.: Das große Buch der Power Yoga. Verlag Gesundheit, Berlin 2000

Wendt, L.: Die Eiweißspeicher-Krankheiten. Haug Verlag, Heidelberg 1987

Worlitschek, M.: Praxis des Säure-Basen-Haushaltes. Haug Verlag, Heidelberg 1991

Wright, J.; Gaby, A. R.: The patients book of natural healing. Prima Health, 1999

Register

C

D

E

L

M

N

O

Wissenschaftliche Mitarbeiter

DR. PETRA THORBRIETZ

Arbeitet als Wissenschaftsjournalistin und ist Reporterin bei der Hamburger WOCHE. Sie hat mehrere Sachbücher und wissenschaftliche Fernsehdokumentationen geschrieben und ist Preisträgerin des Österreichischen Staatspreises für Wissenschaft.

DR. SIEGFRIED SCHLETT

Studierte Medizin und Pharmazie und arbeitet als Apotheker in einer Münchner Apotheke. Er ist Mitglied in der Münchner Gesellschaft zur Förderung der orthomolekularen Medizin und bildet Ärzte und Apotheker im Bereich der orthomolekularen Medizin aus.

ULRICH PRAMANN

Beschäftigt sich seit 25 Jahren mit den Themen Sport, Gesundheit, Fitness und Karriere. War Redakteur (*stern*), Reporter und TV-Moderator (DSF), von 1995 bis 2001 Chefredakteur und Herausgeber des Aktivmagazins *Fit for Fun* und ist erfolgreicher Buchautor, u.a. von *Einfach wohlfühlen* (1997), *Perfektes Lauftraining* (1998), *So haben Sie Erfolg* (1999) und *Lauf dich schlank* (2001).

KLAUS EDER

Arbeitet seit 1978 als selbstständiger Physiotherapeut, seit 1988 betreibt er die Eden Reha Privatklinik für Sport- und Unfallverletzte in Donaustauf. Betreut u.a. seit 1986 die Deutsche Fußballnationalmannschaft und seit 1997 das Deutsche Tennis-Daviscup-Team. Daneben ist er als Dozent an den Universitäten Regensburg und Bayreuth für den Bereich Sport- und Physiotherapie tätig und veröffentlicht regelmäßig in Fachzeitschriften.

HELMUT HOFFMANN

Studierte Sportwissenschaften (Schwerpunkt Biomechanik) und arbeitet seit 1986 als Rehabilitationstrainer im Bereich Sportphysiotherapie. Seit 1990 betreibt er in der Eden Reha Privatklinik in Donaustauf ein Privatinstitut für Leistungsdiagnostik. Er betreut Leistungssportler und unterrichtet seit 1992 im Bereich Trainingstherapie bzw. Aufbautraining. Sein Spezialthema auf dem Gebiet der Biomechanik ist die »funktionelle Bewegungsanalyse«.

Bildnachweis

FOTOS

Umschlag:
Titelfoto und Buchrückseite: H. Rauchensteiner
Innenseiten: H. Rauchensteiner

Innenteil:

Vignetten: S. Hengstenberg

C. v. Alvensleben: S. 188, 191
G. Bohle/StockFood Eising: S. 174
D. Edwards/Images Colour/Premium: S. 138
S. Eising/StockFood Eising: S. 182
T. Frankel/Image bank: S. 5 unten, 122
gettyone bavaria: S. 106, 134, 142, 152 links und rechts, 153 links und rechts, 154 rechts, 155 Mitte, 156 Mitte
gettyone stone: S. 156 links
G. Huglin/Images Colour/Premium: S. 130
F. Joch: S. 220/221, 227
J. P. Kelly/Image Bank: S. 126, 152 Mitte
E. Kiel/Images Colour/Premium: S. 116
K.-U. Nielsen: S. 167 unten
Pictor: S. 136, 154 links
VS Productions/Images Colour/Premium: S. 150
H. Rauchensteiner: S. 4, 5 oben und Mitte, 6/7, 12/13, 15, 17, 18, 30–36, 39, 41, 43, 46/47, 100/101, 110, 140, 144, 146, 148, 153 Mitte, 154 Mitte, 155 links und rechts, 158/159, 163–166, 167 oben, 172–173, 192/193, 223, 229/230, 232, 235
Sven Simon: S. 156 rechts
E. Watt/StockFood Eising: S. 185
A. Zabert: S. 179

GRAPHIKEN UND ZEICHNUNGEN

S. Mills: S. 52
A. Üze mit einem Foto von M. Ley: S. 23
A. Üze: alle übrigen

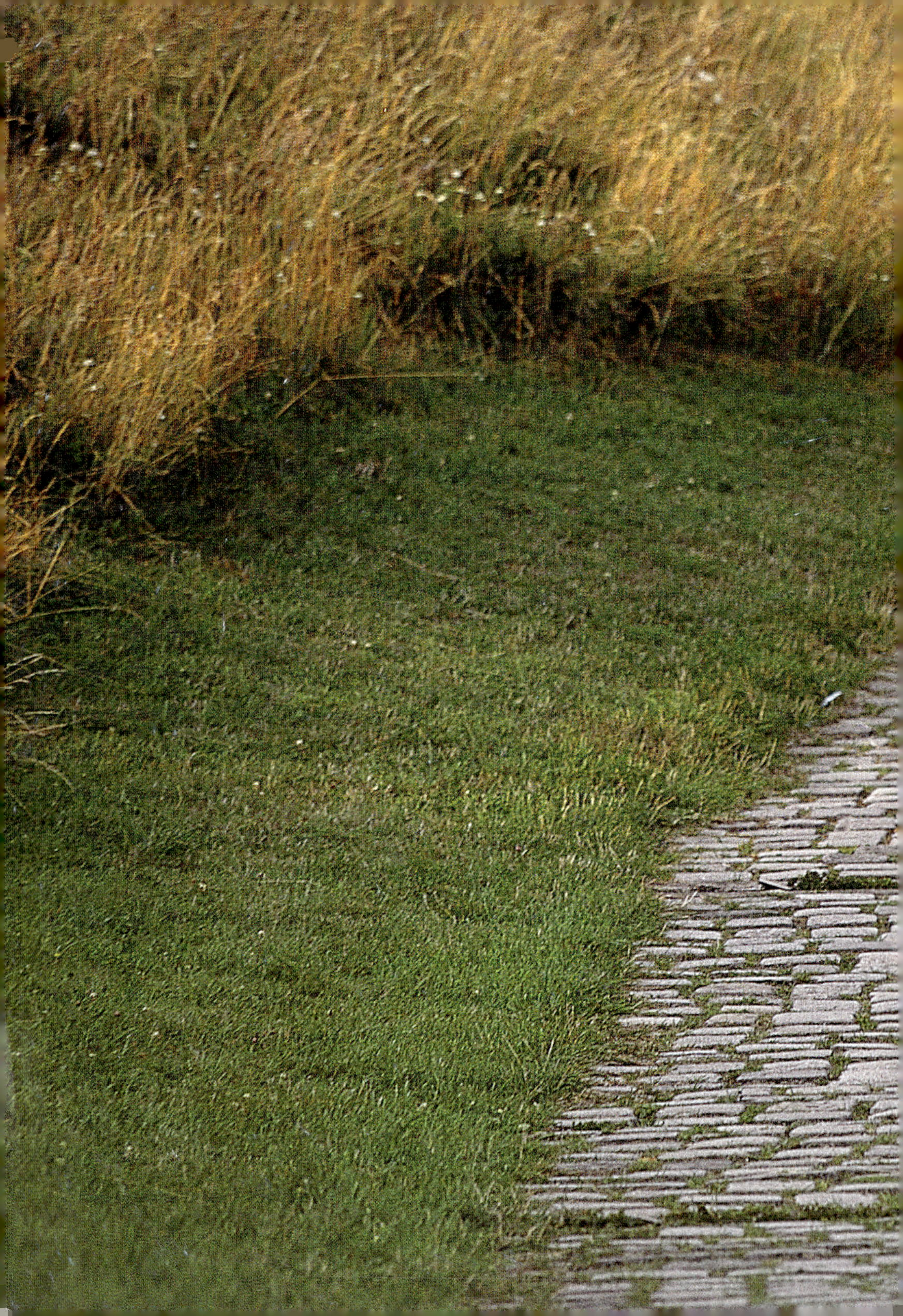